"十二五"职业教育国家规划教材
经全国职业教育教材审定委员会审定
全国高等职业教育药品类专业
国家卫生健康委员会"十三五"规划教材

供中药制药技术、中药学、中草药栽培
技术、中药生产与加工专业用

中药化学实用技术

第 3 版

主　编　杨　红　郭素华

副主编　张雷红　武　莹　刘浩宇

编　者（以姓氏笔画为序）

付　伟（南阳医学高等专科学校）　　　张雷红（广东食品药品职业学院）

朱仝飞（重庆医药高等专科学校）　　　武　莹（北京卫生职业学院）

刘浩宇（江苏省连云港中医药高等职业　罗　兰（福建卫生职业技术学院）
　　　　技术学校）　　　　　　　　　郭素华（福建中医药大学）

杨　红（山西药科职业学院）　　　　　韩晓静（山西药科职业学院）

张　晶（大庆医学高等专科学校）

人民卫生出版社

图书在版编目（CIP）数据

中药化学实用技术/杨红,郭素华主编.—3 版.—北京:人民卫生出版社,2018

ISBN 978- 7- 117- 25279- 9

Ⅰ.①中… Ⅱ.①杨…②郭… Ⅲ.①中药化学-高等职业教育-教材 Ⅳ.①R284

中国版本图书馆 CIP 数据核字（2018）第 020235 号

人卫智网	www. ipmph. com	医学教育、学术、考试、健康，购书智慧智能综合服务平台
人卫官网	www. pmph. com	人卫官方资讯发布平台

中药化学实用技术
第 3 版

主　　编：杨　红　郭素华

出版发行：人民卫生出版社（中继线 010- 59780011）

地　　址：北京市朝阳区潘家园南里 19 号

邮　　编：100021

E - mail：pmph @ pmph. com

购书热线：010- 59787592　010- 59787584　010- 65264830

印　　刷：三河市潮河印业有限公司

经　　销：新华书店

开　　本：850×1168　1/16　印张：17

字　　数：400 千字

版　　次：2009 年 6 月第 1 版　2018 年 5 月第 3 版
　　　　　 2024 年 5 月第 3 版第 13 次印刷（总第 23 次印刷）

标准书号：ISBN 978- 7- 117- 25279- 9/R · 25280

定　　价：48. 00 元

打击盗版举报电话：010- 59787491　E - mail：WQ @ pmph. com
　　（凡属印装质量问题请与本社市场营销中心联系退换）

全国高等职业教育药品类专业国家卫生健康委员会
"十三五"规划教材出版说明

　　《国务院关于加快发展现代职业教育的决定》《高等职业教育创新发展行动计划(2015-2018年)》《教育部关于深化职业教育教学改革全面提高人才培养质量的若干意见》等一系列重要指导性文件相继出台,明确了职业教育的战略地位、发展方向。为全面贯彻国家教育方针,将现代职教发展理念融入教材建设全过程,人民卫生出版社组建了全国食品药品职业教育教材建设指导委员会。在该指导委员会的直接指导下,经过广泛调研论证,人民卫生出版社启动了全国高等职业教育药品类专业第三轮规划教材的修订出版工作。

　　本套规划教材首版于2009年,于2013年修订出版了第二轮规划教材,其中部分教材入选了"十二五"职业教育国家规划教材。本轮规划教材主要依据教育部颁布的《普通高等学校高等职业教育(专科)专业目录(2015年)》及2017年增补专业,调整充实了教材品种,涵盖了药品类相关专业的主要课程。全套教材为国家卫生健康委员会"十三五"规划教材,是"十三五"时期人卫社重点教材建设项目。本轮教材继续秉承"五个对接"的职教理念,结合国内药学类专业高等职业教育教学发展趋势,科学合理推进规划教材体系改革,同步进行了数字资源建设,着力打造本领域首套融合教材。

　　本套教材重点突出如下特点:

　　1. **适应发展需求,体现高职特色**　本套教材定位于高等职业教育药品类专业,教材的顶层设计既考虑行业创新驱动发展对技术技能型人才的需要,又充分考虑职业人才的全面发展和技术技能型人才的成长规律;既集合了我国职业教育快速发展的实践经验,又充分体现了现代高等职业教育的发展理念,突出高等职业教育特色。

　　2. **完善课程标准,兼顾接续培养**　本套教材根据各专业对应从业岗位的任职标准优化课程标准,避免重要知识点的遗漏和不必要的交叉重复,以保证教学内容的设计与职业标准精准对接,学校的人才培养与企业的岗位需求精准对接。同时,本套教材顺应接续培养的需要,适当考虑建立各课程的衔接体系,以保证高等职业教育对口招收中职学生的需要和高职学生对口升学至应用型本科专业学习的衔接。

　　3. **推进产学结合,实现一体化教学**　本套教材的内容编排以技能培养为目标,以技术应用为主线,使学生在逐步了解岗位工作实践,掌握工作技能的过程中获取相应的知识。为此,在编写队伍组建上,特别邀请了一大批具有丰富实践经验的行业专家参加编写工作,与从全国高职院校中遴选出的优秀师资共同合作,确保教材内容贴近一线工作岗位实际,促使一体化教学成为现实。

　　4. **注重素养教育,打造工匠精神**　在全国"劳动光荣、技能宝贵"的氛围逐渐形成,"工匠精神"在各行各业广为倡导的形势下,医药卫生行业的从业人员更要有崇高的道德和职业素养。教材更加强调要充分体现对学生职业素养的培养,在适当的环节,特别是案例中要体现出药品从业人员的行为准则和道德规范,以及精益求精的工作态度。

5. 培养创新意识,提高创业能力 为有效地开展大学生创新创业教育,促进学生全面发展和全面成才,本套教材特别注意将创新创业教育融入专业课程中,帮助学生培养创新思维,提高创新能力、实践能力和解决复杂问题的能力,引导学生独立思考、客观判断,以积极的、锲而不舍的精神寻求解决问题的方案。

6. 对接岗位实际,确保课证融通 按照课程标准与职业标准融通,课程评价方式与职业技能鉴定方式融通,学历教育管理与职业资格管理融通的现代职业教育发展趋势,本套教材中的专业课程,充分考虑学生考取相关职业资格证书的需要,其内容和实训项目的选取尽量涵盖相关的考试内容,使其成为一本既是学历教育的教科书,又是职业岗位证书的培训教材,实现"双证书"培养。

7. 营造真实场景,活化教学模式 本套教材在继承保持人卫版职业教育教材栏目式编写模式的基础上,进行了进一步系统优化。例如,增加了"导学情景",借助真实工作情景开启知识内容的学习;"复习导图"以思维导图的模式,为学生梳理本章的知识脉络,帮助学生构建知识框架。进而提高教材的可读性,体现教材的职业教育属性,做到学以致用。

8. 全面"纸数"融合,促进多媒体共享 为了适应新的教学模式的需要,本套教材同步建设以纸质教材内容为核心的多样化的数字教学资源,从广度、深度上拓展纸质教材内容。通过在纸质教材中增加二维码的方式"无缝隙"地链接视频、动画、图片、PPT、音频、文档等富媒体资源,丰富纸质教材的表现形式,补充拓展性的知识内容,为多元化的人才培养提供更多的信息知识支撑。

本套教材的编写过程中,全体编者以高度负责、严谨认真的态度为教材的编写工作付出了诸多心血,各参编院校对编写工作的顺利开展给予了大力支持,从而使本套教材得以高质量如期出版,在此对有关单位和各位专家表示诚挚的感谢!教材出版后,各位教师、学生在使用过程中,如发现问题请反馈给我们(renweiyaoxue@ 163. com),以便及时更正和修订完善。

人民卫生出版社
2018 年 3 月

全国高等职业教育药品类专业国家卫生健康委员会 "十三五" 规划教材 教材目录

序号	教材名称	主编	适用专业
1	人体解剖生理学（第3版）	贺伟　吴金英	药学类、药品制造类、食品药品管理类、食品工业类
2	基础化学（第3版）	傅春华　黄月君	药学类、药品制造类、食品药品管理类、食品工业类
3	无机化学（第3版）	牛秀明　林珍	药学类、药品制造类、食品药品管理类、食品工业类
4	分析化学（第3版）	李维斌　陈哲洪	药学类、药品制造类、食品药品管理类、医学技术类、生物技术类
5	仪器分析	任玉红　闫冬良	药学类、药品制造类、食品药品管理类、食品工业类
6	有机化学（第3版）*	刘斌　卫月琴	药学类、药品制造类、食品药品管理类、食品工业类
7	生物化学（第3版）	李清秀	药学类、药品制造类、食品药品管理类、食品工业类
8	微生物与免疫学*	凌庆枝　魏仲香	药学类、药品制造类、食品药品管理类、食品工业类
9	药事管理与法规（第3版）	万仁甫	药学类、药品经营与管理、中药学、药品生产技术、药品质量与安全、食品药品监督管理
10	公共关系基础（第3版）	秦东华　惠春	药学类、药品制造类、食品药品管理类、食品工业类
11	医药数理统计（第3版）	侯丽英	药学、药物制剂技术、化学制药技术、中药制药技术、生物制药技术、药品经营与管理、药品服务与管理
12	药学英语	林速容　赵旦	药学、药物制剂技术、化学制药技术、中药制药技术、生物制药技术、药品经营与管理、药品服务与管理
13	医药应用文写作（第3版）	张月亮	药学、药物制剂技术、化学制药技术、中药制药技术、生物制药技术、药品经营与管理、药品服务与管理

序号	教材名称	主编	适用专业
14	医药信息检索(第3版)	陈 燕　李现红	药学、药物制剂技术、化学制药技术、中药制药技术、生物制药技术、药品经营与管理、药品服务与管理
15	药理学(第3版)	罗跃娥　樊一桥	药学、药物制剂技术、化学制药技术、中药制药技术、生物制药技术、药品经营与管理、药品服务与管理
16	药物化学(第3版)	葛淑兰　张彦文	药学、药品经营与管理、药品服务与管理、药物制剂技术、化学制药技术
17	药剂学(第3版)*	李忠文	药学、药品经营与管理、药品服务与管理、药品质量与安全
18	药物分析(第3版)	孙 莹　刘 燕	药学、药品质量与安全、药品经营与管理、药品生产技术
19	天然药物学(第3版)	沈 力　张 辛	药学、药物制剂技术、化学制药技术、生物制药技术、药品经营与管理
20	天然药物化学(第3版)	吴剑峰	药学、药物制剂技术、化学制药技术、生物制药技术、中药制药技术
21	医院药学概要(第3版)	张明淑　于 倩	药学、药品经营与管理、药品服务与管理
22	中医药学概论(第3版)	周少林　吴立明	药学、药物制剂技术、化学制药技术、中药制药技术、生物制药技术、药品经营与管理、药品服务与管理
23	药品营销心理学(第3版)	丛 媛	药学、药品经营与管理
24	基础会计(第3版)	周凤莲	药品经营与管理、药品服务与管理
25	临床医学概要(第3版)*	曾 华	药学、药品经营与管理
26	药品市场营销学(第3版)*	张 丽	药学、药品经营与管理、中药学、药物制剂技术、化学制药技术、生物制药技术、中药制剂技术、药品服务与管理
27	临床药物治疗学(第3版)*	曹 红	药学、药品经营与管理、药品服务与管理
28	医药企业管理	戴 宇　徐茂红	药品经营与管理、药学、药品服务与管理
29	药品储存与养护(第3版)	徐世义　宫淑秋	药品经营与管理、药学、中药学、药品生产技术
30	药品经营管理法律实务(第3版)*	李朝霞	药品经营与管理、药品服务与管理
31	医学基础(第3版)	孙志军　李宏伟	药学、药物制剂技术、生物制药技术、化学制药技术、中药制药技术
32	药学服务实务(第2版)	秦红兵　陈俊荣	药学、中药学、药品经营与管理、药品服务与管理

序号	教材名称	主编	适用专业
33	药品生产质量管理(第3版)*	李　洪	药物制剂技术、化学制药技术、中药制药技术、生物制药技术、药品生产技术
34	安全生产知识(第3版)	张之东	药物制剂技术、化学制药技术、中药制药技术、生物制药技术、药学
35	实用药物学基础(第3版)	丁　丰　张　庆	药学、药物制剂技术、生物制药技术、化学制药技术
36	药物制剂技术(第3版)*	张健泓	药学、药物制剂技术、化学制药技术、生物制药技术
	药物制剂综合实训教程	胡　英　张健泓	药学、药物制剂技术、药品生产技术
37	药物检测技术(第3版)	甄会贤	药品质量与安全、药物制剂技术、化学制药技术、药学
38	药物制剂设备(第3版)	王　泽	药品生产技术、药物制剂技术、制药设备应用技术、中药生产与加工
39	药物制剂辅料与包装材料(第3版)*	张亚红	药物制剂技术、化学制药技术、中药制药技术、生物制药技术、药学
40	化工制图(第3版)	孙安荣	化学制药技术、生物制药技术、中药制药技术、药物制剂技术、药品生产技术、食品加工技术、化工生物技术、制药设备应用技术、医疗设备应用技术
41	药物分离与纯化技术(第3版)	马　娟	化学制药技术、药学、生物制药技术
42	药品生物检定技术(第2版)	杨元娟	药学、生物制药技术、药物制剂技术、药品质量与安全、药品生物技术
43	生物药物检测技术(第2版)	兰作平	生物制药技术、药品质量与安全
44	生物制药设备(第3版)*	罗合春　贺　峰	生物制药技术
45	中医基本理论(第3版)*	叶玉枝	中药制药技术、中药学、中药生产与加工、中医养生保健、中医康复技术
46	实用中药(第3版)	马维平　徐智斌	中药制药技术、中药学、中药生产与加工
47	方剂与中成药(第3版)	李建民　马　波	中药制药技术、中药学、药品生产技术、药品经营与管理、药品服务与管理
48	中药鉴定技术(第3版)*	李炳生　易东阳	中药制药技术、药品经营与管理、中药学、中草药栽培技术、中药生产与加工、药品质量与安全、药学
49	药用植物识别技术	宋新丽　彭学著	中药制药技术、中药学、中草药栽培技术、中药生产与加工

序号	教材名称	主编		适用专业
50	中药药理学(第3版)	袁先雄		药学、中药学、药品生产技术、药品经营与管理、药品服务与管理
51	中药化学实用技术(第3版)*	杨 红	郭素华	中药制药技术、中药学、中草药栽培技术、中药生产与加工
52	中药炮制技术(第3版)	张中社	龙全江	中药制药技术、中药学、中药生产与加工
53	中药制药设备(第3版)	魏增余		中药制药技术、中药学、药品生产技术、制药设备应用技术
54	中药制剂技术(第3版)	汪小根	刘德军	中药制药技术、中药学、中药生产与加工、药品质量与安全
55	中药制剂检测技术(第3版)	田友清	张钦德	中药制药技术、中药学、药学、药品生产技术、药品质量与安全
56	药品生产技术	李丽娟		药品生产技术、化学制药技术、生物制药技术、药品质量与安全
57	中药生产与加工	庄义修	付绍智	药学、药品生产技术、药品质量与安全、中药学、中药生产与加工

说明：* 为"十二五"职业教育国家规划教材。全套教材均配有数字资源。

全国食品药品职业教育教材建设指导委员会
成员名单

主 任 委 员： 姚文兵　中国药科大学

副主任委员： 刘　斌　天津职业大学　　　　　　　　马　波　安徽中医药高等专科学校

冯连贵　重庆医药高等专科学校　　　袁　龙　江苏省徐州医药高等职业学校

张彦文　天津医学高等专科学校　　　缪立德　长江职业学院

陶书中　江苏食品药品职业技术学院　张伟群　安庆医药高等专科学校

许莉勇　浙江医药高等专科学校　　　罗晓清　苏州卫生职业技术学院

昝雪峰　楚雄医药高等专科学校　　　葛淑兰　山东医学高等专科学校

陈国忠　江苏医药职业学院　　　　　孙勇民　天津现代职业技术学院

委　　　员（以姓氏笔画为序）：

于文国　河北化工医药职业技术学院　杨元娟　重庆医药高等专科学校

王　宁　江苏医药职业学院　　　　　杨先振　楚雄医药高等专科学校

王玮瑛　黑龙江护理高等专科学校　　邹浩军　无锡卫生高等职业技术学校

王明军　厦门医学高等专科学校　　　张　庆　济南护理职业学院

王峥业　江苏省徐州医药高等职业学校　张　建　天津生物工程职业技术学院

王瑞兰　广东食品药品职业学院　　　张　铎　河北化工医药职业技术学院

牛红云　黑龙江农垦职业学院　　　　张志琴　楚雄医药高等专科学校

毛小明　安庆医药高等专科学校　　　张佳佳　浙江医药高等专科学校

边　江　中国医学装备协会康复医学装　张健泓　广东食品药品职业学院

　　　　备技术专业委员会　　　　　张海涛　辽宁农业职业技术学院

师邱毅　浙江医药高等专科学校　　　陈芳梅　广西卫生职业技术学院

吕　平　天津职业大学　　　　　　　陈海洋　湖南环境生物职业技术学院

朱照静　重庆医药高等专科学校　　　罗兴洪　先声药业集团

刘　燕　肇庆医学高等专科学校　　　罗跃娥　天津医学高等专科学校

刘玉兵　黑龙江农业经济职业学院　　邴枝花　安徽医学高等专科学校

刘德军　江苏省连云港中医药高等职业　金浩宇　广东食品药品职业学院

　　　　技术学校　　　　　　　　　周双林　浙江医药高等专科学校

孙　莹　长春医学高等专科学校　　　郝晶晶　北京卫生职业学院

严　振　广东省药品监督管理局　　　胡雪琴　重庆医药高等专科学校

李　霞　天津职业大学　　　　　　　段如春　楚雄医药高等专科学校

李群力　金华职业技术学院　　　　　袁加程　江苏食品药品职业技术学院

9

前　言

　　本书是按照建立具有中国特色的职业教育体系的总体要求,由人民卫生出版社组织编写的服务全国高等职业教育药品类专业的国家卫生健康委员会"十三五"规划教材。可供高职院校中药制药技术(590208)、中药学(620302)、中草药栽培技术(510110)、中药生产与加工(590201)及相关专业使用。教材的编写以技能培养为目标,以技术应用为主线,以培养学生的职业能力与职业素养为重点,根据完成职业岗位工作任务所需知识、能力与素质要求,同时考虑学生取得相关职业资格需求,从职业工作出发,构建了将"教、学、做"融为一体的教材模式,确保教材内容贴近一线工作岗位实际,促使一体化教学成为现实。

　　全书共分十二个学习模块,重点介绍中药中各类活性成分提取分离的方法与技术。每个学习模块之下设计 3 个学习性工作任务,加强了理论和实际的联系,使学生能够在"学中做、做中学",充分发挥了学生的主观能动性和创新精神。同时为适应岗位需求,增加了中药现代化生产所必需的新知识和新技术。

　　参加本教材编写的有:山西药科职业学院杨红(绪论至模块二、模块十二)、广东食品药品职业学院张雷红(模块三)、福建卫生职业技术学院罗兰(模块四、模块五)、福建中医药大学郭素华(模块五)、山西药科职业学院韩晓静(模块六)、江苏省连云港中医药高等职业技术学校刘浩宇(模块七)、重庆医药高等专科学校朱仝飞(模块八)、大庆医学高等专科学校张晶(模块九)、南阳医学高等专科学校付伟(模块十)、北京卫生职业学院武莹(模块十一),实训分属于各有关学习模块。

　　本书在编写过程中,得到了编者所在院校的大力支持,在此表示感谢。

　　由于编者水平有限,不足之处在所难免,敬请读者和同行批评指正。

编者

2018 年 3 月

目 录

绪　论

导学情景　∨

情景描述：

　　从中药中提取活性成分始于 19 世纪，第一个天然活性成分是 1806 年由德国药剂师塞图尔（Sertürner）从阿片中提取的吗啡（morphine）。

学前导语：

　　吗啡的发现，开创了从中药中寻找活性成分的先河，也标志着现代意义上的中药化学初级阶段开始形成。此后，更多的中药中的活性成分陆续被人们从中药中提取分离出来，如士的宁（strychnine）、奎宁（quinine）、可卡因（cocaine）等。而且随着中药中活性成分的分离分析技术的不断发展，中药化学的研究内容除发现新的活性成分外，开始关注利用活性成分来揭示物种的自然进化规律，阐明活性成分对于人体的调控规律，从而揭示疾病的发生机制，为人类疾病的诊断与治疗提供新方法和新药物。

一、中药化学的定义及研究内容

　　中药化学是一门应用现代化学理论和方法研究中药中的化学成分（有效成分）的学科。

　　中药中含有多种化学成分，分为有效成分及无效成分。有效成分是指存在于中药中具有生物活性的单体化合物，能用分子式、结构式表示，具有一定的物理常数如：沸点、熔点、溶解度、旋光度等。若生物活性成分是混合物，则称为有效部分或有效部位。一种中药中往往含有多种有效成分，因而具有多种临床用途。例如中药阿片中的吗啡具有显著的镇痛作用，罂粟碱具有较强的解痉作用，而可待因具有显著的止咳作用，阿片中的这三种有效成分，具有不同的临床用途。中药中无生物活性的部分称为无效成分。中药化学主要研究中药中各类化学成分（有效成分）的结构、理化性质、提取分离、检识。需要指出的是有效成分和无效成分的划分必须是相对的和发展的，随着科学技术的发展及对中药中化学成分研究的逐步深入，原先被认为是无效成分的蛋白质、多糖、无机元素等，有的现已被证实具有生物活性。因而进行中药有效成分的研究，必须持系统、全面、缜密的态度，这样才能真实地反映中药固有的生物活性。

二、研究中药化学的目的和意义

　　中药是祖国医药学的重要组成部分。研究中药中有效成分的结构、性质、提取分离及机理将能更好地发挥其治疗作用。研究意义具体体现在以下几个方面：

1. 有利于改进剂型, 提高疗效　传统的中药剂型, 如汤剂、丸剂、散剂等在给药途径、服用量、质量控制、临床疗效等方面存在无法克服的缺点。因此, 有必要在研究中药有效成分的基础上, 将中药经过提取分离后, 去粗取精, 去伪存真, 制备新剂型, 如片剂、胶囊剂、注射剂及缓释制剂, 从根本上提高药物疗效。

2. 有利于控制含量, 确保质量　中药材及其制剂的质量主要取决于其有效成分的含量, 因此可以通过研究中药有效成分来确定药材的最佳产地、采收期、炮制方法。并通过测定有效成分的含量控制其制剂的质量。例如通过研究麻黄中的有效成分麻黄碱的含量变化, 发现麻黄碱在春季含量较低, 8~9 月份含量最高, 随后含量又逐渐降低, 因而确定麻黄的最佳采收期为 8~9 月份; 又如测定不同产地的汉防己中的生物碱含量, 北京产汉防己生物碱含量为 1%, 浙江产汉防己生物碱含量为 2%~3%, 从而确定汉防己的最佳产地。银黄注射液由金银花、黄芩两味中药提取的有效部位配制而成, 运用中药化学的研究手段得出绿原酸为金银花中的主要有效成分, 黄芩苷为黄芩的主要有效成分, 因此可以通过运用高效液相色谱法测定绿原酸和黄芩苷的含量来控制其质量。

3. 有利于扩大药源, 研制新药　中药中的有效成分通常含量较低, 因而药用资源缺乏, 影响临床应用。如果弄清楚有效成分的化学结构和理化性质, 就可以在其他药用资源中寻找, 或根据构效关系改造其结构, 或进行化学合成, 从而扩大药源、研制新药。例如抗菌消炎的小檗碱, 最初是从毛茛科植物黄连中发现的, 但黄连的资源有限, 供不应求。经研究发现小檗属的三颗针、防己科的古山龙、芸香科的黄柏等植物也含有小檗碱, 因而, 三颗针、黄柏、古山龙等是制药工业上提取小檗碱的主要原料。人工合成为扩大中药资源的另一途径, 麻黄中的麻黄碱、洋金花中的阿托品、茶叶中的咖啡因、紫杉中的紫杉醇、天麻中的天麻苷、川芎中的川芎嗪、黄连中的小檗碱等主要有效成分, 都已用人工合成或半合成的方法获得。

知识链接

黄芩炮制原理的研究

黄芩有浸、烫、煮、蒸等炮制方法。过去南方认为"黄芩有小毒, 必须用冷水浸泡至色变绿去毒后, 再切成饮片, 叫淡黄芩"。而北方则认为"黄芩遇冷水变绿影响质量, 必须用热水煮后切成饮片, 以色黄为佳"。中药化学的现代研究表明, 黄芩在冷水浸泡过程中, 其有效成分黄芩苷可被药材中的酶水解成黄芩素, 后者不稳定易氧化成醌类化合物而显绿色。

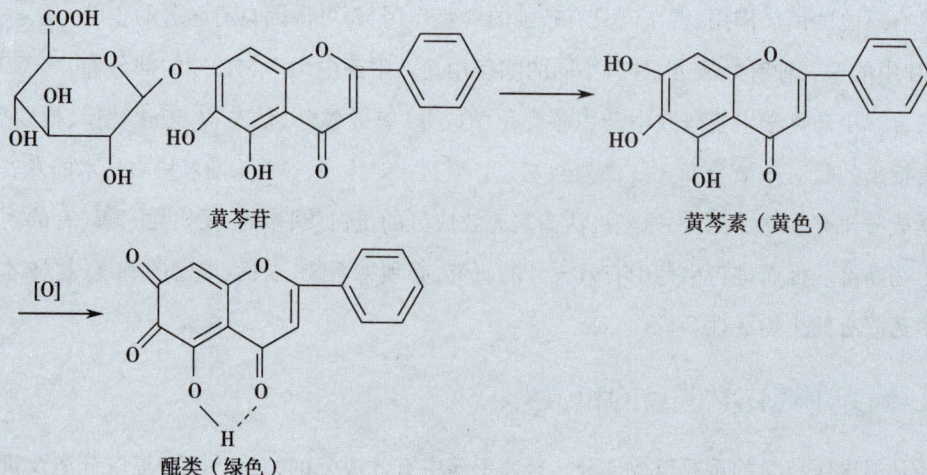

黄芩苷　　　　黄芩素(黄色)

醌类(绿色)

可见用冷水浸泡的方法炮制，使有效成分损失导致抑菌活性降低，而用烫、煮、蒸等方法炮制时，由于高温破坏了酶的活性，使黄芩苷免遭水解，故抑菌活性较强，且药材软化易切片。因此，认为黄芩应以北方的蒸或用沸水略煮的方法进行炮制。

4. 有利于开展临床研究,阐明中医药防病治病的机理 通过提取分离中药中能够代表其疗效的有效成分,进行药理学、生化学、免疫学等方面的研究,从而有利于阐明中医药防病治病的机理。如研究人参的补益作用时,给大鼠腹腔注射人参提取物,能明显促进肝细胞核和胞浆 RNA 及血清蛋白质的生物合成。以药理作用为引导,从人参中分离得到有效部位,包括人参皂苷、糖类及其他成分,具有明显促进血清、肝脏、骨髓、睾丸等核糖核酸、脱氧核糖核酸、蛋白质、脂质和糖的生物合成作用,并能提高机体的免疫能力。

三、中药化学发展概况

我国古代早已有对中药化学研究的一系列的相关记载,如公元前 12 世纪已使用大麦发芽制造饴糖。晋代葛洪所著的《抱朴子》中即有"丹砂烧之成水银,积变又还成丹砂"的中药中化学成分发生化学反应的描述。南朝宋时药学家雷敩(公元 470 年)所著的《雷公炮炙论》,已经运用了丰富的中药化学的基础知识作为炮制的依据。明《本草纲目》中记述五倍子,有"看药上长起长霜,药则成矣"的记载,而"长霜"即没食子酸形成之意,这是世界上最早制得有机酸的记载。《本草纲目》中还详尽记载了用升华法制备樟脑的过程,欧洲直至 18 世纪下半叶才提取得到樟脑的纯品。

从中药中提取活性成分始于 19 世纪,第一个天然活性成分是 1804—1806 年由德国药师塞图尔(Sertürner)从阿片中提取的吗啡碱,但由于当时分析方法落后,只能利用分馏和重结晶来纯化单体成分,研究速度缓慢。从中药中提取、分离、精制到结构确定、人工合成需要很长的时间。因而吗啡碱从 1804—1806 年被发现到 1925 年确定结构,最终于 1952 年人工全合成,历时近 150 年。而利血平从发现到确定结构,到人工合成只用了四年时间(1952—1956 年)。此后数十年从中药中发掘了大量的活性成分,如吐根碱、奎宁、马钱子碱、咖啡因、阿托品、洋地黄毒苷、毒毛花苷 K 等,以生物碱居多,都具有显著的生物活性,多数至今仍作为药物。以生物碱的发现为例,1852—1952 年发现生物碱 950 个;1952—1962 年发现生物碱 1107 种;1962—1972 年发现生物碱 3443 个。现生物碱类新成分以每年大于 1500 个的速度在增长。生物碱的研究可谓是中药化学发展的里程碑。

随着现代科学技术的突飞猛进,我国中医药事业亦得到了迅猛发展。迄今为止在对中药进行较系统的化学药理研究中,发现了众多有生物活性的单体化合物,其中有很多中药化学成分已开发成为新药,广泛应用于临床。如抗肿瘤的有效成分斑蝥素、羟喜树碱、高三尖杉酯碱、莪术醇等;作用于心脑血管系统的有效成分丹参酮 II$_A$、丹酚酸 A、芹菜甲素、蝙蝠葛碱等;作用于中枢神经系统的有效成分山莨菪碱、樟柳碱、罗通定等;作用于免疫系统的有效成分灵芝多糖、雷公藤甲素等。

近 20 年来,由于各种色谱及光谱技术的飞速发展及应用,中药化学的发展取得了很大的进步,无论是研究的速度,还是研究的深度及广度都达到了一个前所未有的新境界。许多过去未涉足的研究领域都提到了研究工作的正式日程,如机体内源性生理活性物质、微量成分、不稳定成分以及大分子物质的研究都已拉开了序幕。另外,由于核磁共振(NMR)、质谱(MS)及 X 射线单晶衍射等分离分析技术的使用,未知成分结构的测定一改以往需要较大样品量才能进行测定的尴尬局面,结构测定所需的样品量大大减少,十几毫克甚至几毫克就可以完成测定工作。

综上所述,基于中药化学成分提取、分离纯化、结构鉴定技术的不断提高,中药化学的发展步伐已大大加快,未来对于国家中医药事业的发展定将做出更大的贡献。

四、中药中各类化学成分简介

中药的化学成分复杂,通常有糖类、氨基酸、蛋白质、酶、有机酸、油脂、蜡、树脂、色素、生物碱、苷类、挥发油、鞣质、无机盐等。其中生物碱、苷类、挥发油、有机酸和氨基酸常为中药中的有效成分,其他则为无效成分。

ER-绪论-2

中药中各类
化学成分简
介

1. **生物碱**　生物碱是中药中的一类含氮的有机化合物。多数游离生物碱溶于三氯甲烷、乙醇、乙醚、苯等有机溶剂,不溶或难溶于水。而多数生物碱盐易溶于水和乙醇,不溶或难溶于三氯甲烷、乙醇、乙醚、苯等有机溶剂。多具显著的生物活性,是中药中一类重要的有效成分。

2. **苷类**　苷是糖或糖的衍生物和另一非糖物质通过糖的端基碳原子连接而成的化合物。包括黄酮苷、蒽醌苷、皂苷、强心苷等。大多数苷类可溶于水、甲醇、乙醇,难溶于乙醚、三氯甲烷、苯等亲脂性有机溶剂。苷元为亲脂性,难溶于水,可溶于乙醇、乙酸乙酯、乙醚、三氯甲烷、苯等亲脂性有机溶剂。是中药中一类重要的有效成分。

3. **挥发油**　挥发油是一类可随水蒸气蒸馏的与水不相混溶的油状物的总称。易溶于乙醚、苯、石油醚等有机溶剂及高浓度的乙醇中,难溶于水。常为有效成分。

4. **糖类**　糖类由碳、氢、氧三种元素组成。主要包括单糖、低聚糖、多糖。通常为无效成分。

单糖是多羟基醛或多羟基酮化合物,通式为 $C_n(H_2O)_m$。易溶于水,可溶于含水乙醇,难溶于无水乙醇,不溶于乙醚、苯、三氯甲烷等亲脂性有机溶剂。

低聚糖是由 2~9 个单糖基通过苷键聚合而成的直糖链或支糖链的聚糖。易溶于水,难溶于乙醇,不溶于其他有机溶剂。

多糖通常是由 10 个以上乃至几千个单糖缩合而成的高聚物。中药中的多糖主要有淀粉、菊糖、果胶、树胶、黏液质及纤维素等。多可溶于热水,不溶于乙醇及其他有机溶剂。

5. **氨基酸、蛋白质和酶**　氨基酸是指分子中同时含有氨基和羧基的物质。可溶于水和稀醇,难溶于有机溶剂。

蛋白质是由 α-氨基酸以肽键的形式结合而成的高分子化合物。多能溶于冷水成胶体溶液,少数溶于稀醇,不溶于浓醇及其他有机溶剂。

酶是生物体内具有催化作用的蛋白质。

6. **有机酸**　有机酸是植物体内的一类含有羧基的化合物。通常为无效成分。小分子有机酸易溶于水、乙醇,难溶于亲脂性有机溶剂;大分子有机酸则易溶于有机溶剂而难溶于水。广泛存在于植物中,如草酸、酒石酸、苹果酸、柠檬酸等。

7. 油脂和蜡　油脂为高级脂肪酸的甘油酯。通常为无效成分。不溶于水和冷乙醇,可溶于热乙醇,易溶于乙醚、三氯甲烷、苯、石油醚等亲脂性有机溶剂。

蜡为饱和及不饱和的高级脂肪酸和高级一元醇结合而成的酯。通常为无效成分。不溶于水和冷乙醇,可溶于热乙醇,易溶于乙醚、三氯甲烷、苯、石油醚等亲脂性有机溶剂。

8. 树脂　树脂是一类复杂的混合物,是植物组织内树脂道分泌的渗出物。通常为无效成分。不溶于水,溶于乙醇、乙醚等有机溶剂。

9. 色素　色素广泛存在于中药中,可分为脂溶性色素和水溶性色素两类。脂溶性色素包括叶绿素、胡萝卜素等,多为无效成分。水溶性色素包括黄酮苷、蒽醌苷、花色素等,多为有效成分。

10. 鞣质　鞣质是一类分子量较大的复杂的多元酚衍生物。在五倍子和地榆中为有效成分,其余多数情况下为无效成分。能溶于水、乙醇、丙酮、乙酸乙酯等溶剂,不溶于乙醚、三氯甲烷、苯、石油醚等极性小的溶剂。

11. 无机盐　中药中的钾、钠、钙、镁等无机成分与有机酸结合而成的盐类。多为无效成分。易溶于水,难溶于有机溶剂。

点滴积累 ∨

1. 有效成分及无效成分的划分不是绝对的,而是相对的和发展的。
2. 中药中的生物碱、苷类及挥发油常为有效成分;其余则常为无效成分。
3. 中药中常见化学成分按溶解性不同可分为亲水性及亲脂性两类。

目标检测

一、选择题

(一) 单项选择题

1. 下列常为有效成分的是(　　)

　　A. 叶绿素　　　　　　　　B. 树脂　　　　　　　　C. 生物碱

　　D. 糖类　　　　　　　　　E. 鞣质

2. 有效部位是(　　)

　　A. 混合物　　　　　　　　B. 单体化合物　　　　　　C. 有一定熔点

　　D. 有结构式　　　　　　　E. 以上均不是

3. 分子式符合$(C_5H_8)_n$通式的衍生物属于(　　)

　　A. 香豆素类　　　　　　　B. 树脂　　　　　　　　　C. 黄酮类

　　D. 萜类　　　　　　　　　E. 树胶

4. 可溶于水的成分是(　　)

　　A. 游离生物碱　　　　　　B. 油脂　　　　　　　　　C. 鞣质

　　D. 挥发油　　　　　　　　E. 树脂

5. 存在于生物体内的一类天然含氮有机化合物,有似碱的性质,能和酸结合成盐,此类化合物为(　　)

    A. 香豆素类　　　　　　　B. 树脂　　　　　　　　C. 黄酮类

    D. 萜类　　　　　　　　　E. 生物碱类

6. 小檗碱属于(　　)

    A. 萜类　　　　　　　　　B. 生物碱类　　　　　　C. 黄酮类

    D. 香豆素类　　　　　　　E. 蒽醌类

7. 下列各类成分中,通式为 $C_n(H_2O)_m$ 的是(　　)

    A. 蛋白质　　　　　　　　B. 多糖　　　　　　　　C. 鞣质

    D. 酶　　　　　　　　　　E. 以上均不是

8. 下列成分中为水溶性色素的是(　　)

    A. 蛋白质　　　　　　　　B. 多糖　　　　　　　　C. 鞣质

    D. 黄酮苷　　　　　　　　E. 挥发油

9. 下列各类成分中,属于分子量较大的复杂的多元酚衍生物的是(　　)

    A. 蛋白质　　　　　　　　B. 多糖　　　　　　　　C. 鞣质

    D. 酶　　　　　　　　　　E. 生物碱

10. 下列各类成分中,属于亲脂性且多为无效成分的是(　　)

    A. 蛋白质　　　　　　　　B. 苷类　　　　　　　　C. 鞣质

    D. 树脂　　　　　　　　　E. 生物碱

(二)多项选择题

1. 下列被认为是有效成分的是(　　)

    A. 生物碱　　　　　　　　B. 苷类　　　　　　　　C. 色素

    D. 挥发油　　　　　　　　E. 树脂

2. 下列成分中为水溶性的是(　　)

    A. 生物碱盐　　　　　　　B. 多糖　　　　　　　　C. 鞣质

    D. 挥发油　　　　　　　　E. 苷类

3. 中药化学研究的主要内容是(　　)

    A. 结构类型　　　　　　　B. 理化性质　　　　　　C. 提取

    D. 纯化　　　　　　　　　E. 分离

4. 根据含糖数目的不同可将糖分为三种类型,分别是(　　)

    A. 单糖　　　　　　　　　B. 低聚糖　　　　　　　C. 二糖

    D. 多糖　　　　　　　　　E. 三糖

5. 含有小檗碱的中药有(　　)

    A. 古山龙　　　　　　　　B. 黄连　　　　　　　　C. 黄柏

    D. 人参　　　　　　　　　E. 三颗针

二、名词解释

1. 有效成分
2. 有效部位
3. 无效成分

三、简答题

1. 中药化学的定义？
2. 学习中药化学的目的和意义？

绪论习题

（杨　红）

模块一

中药中化学成分的常规
提取技术

模块一PPT

导学情景 V ....

情景描述：

《中国药典》2015 年版收录了六味地黄颗粒的制法：熟地黄、茯苓、泽泻加水煎煮两次，滤过，收集滤液，滤液浓缩，备用；酒萸肉、山药、牡丹皮粉碎成细粉，与浓缩液混合，加入填充剂糊精和甜蜜素溶液适量，再加入 75％的乙醇适量，制粒、干燥、即得。

学前导语：

上述处方中熟地黄、茯苓、泽泻主要含有苷类及多糖等水溶性有效成分，采用煎煮法提取。中药中所含化学成分种类繁多，既包括有效成分，也含有无效成分。若要研究和应用其中的有效成分，则必须先将其从中药中提取分离出来。

本模块我们将重点学习中药化学成分的常规提取技术，为中药有效成分研究及中药制剂生产奠定基础。

中药中所含化学成分种类繁多，既包括有效成分，也含有无效成分。若要研究和应用其中的有效成分，则必须先将其从中药中提取分离出来。

目前,中药提取方法有溶剂提取法、水蒸气蒸馏法、升华法及 CO_2 超临界流体萃取法等提取技术。其中溶剂提取法最常用。

一、溶剂提取法

（一）基本原理

溶剂提取法是依据"相似相溶"原理,选择对有效成分溶解度大而对其他成分溶解度小的溶剂,将有效成分从药材组织中溶解出来的方法。其基本原理是溶剂在渗透、扩散作用带动下渗入药材组织细胞内部,溶解可溶解的成分,使细胞内外产生较大的浓度差,从而使得溶剂拥有了继续溶解成分的动力,直至细胞内外溶质的浓度达到平衡,将化学成分提取出来。

（二）操作技术

1. 溶剂的选择

（1）选择原则:依据"相似相溶"原理,根据欲提取成分的亲水性及亲脂性选择对有效成分溶解度大而对其他成分溶解度小的溶剂进行提取;溶剂不能与成分发生化

ER-1-1

常用溶剂的选择、类型及特点

学反应;选择溶剂时应注意价廉、安全、易得、浓缩方便等特点。

溶剂的极性与介电常数有关,介电常数越大,极性越大(见表 1-1)。常用溶剂的极性强弱顺序如下:

水>甲醇>乙醇>丙酮>乙酸乙酯>三氯甲烷>乙醚>苯>石油醚

表 1-1　常用溶剂的介电常数

溶剂名称	介电常数（ε）	溶剂名称	介电常数（ε）
石油醚	1.8	正丁醇	17.5
苯	2.3	丙酮	21.5
无水乙醚	4.3	乙醇	26.0
三氯甲烷	5.2	甲醇	31.2
乙酸乙酯	6.1	水	80.0

(2)常用溶剂:按照极性不同,可将常用溶剂分为水、亲水性有机溶剂、亲脂性有机溶剂三类。

1)水:水的极性强,对细胞壁的穿透力大,提取时间短,提取效率高。中药中如生物碱盐、大多数苷类、鞣质、糖、蛋白质、氨基酸、无机盐等成分均可溶于水。水做提取溶剂有价廉、使用安全、易得等优点;缺点是提出的水溶性杂质多、不易滤过和浓缩、易霉变、保存困难。

2)亲水性有机溶剂:是指甲醇、乙醇、丙酮等极性大并能与水混溶的有机溶剂,其中以乙醇最为常用。由于乙醇分子小、极性大、对细胞的穿透能力强,因此不仅能够溶解亲水性的成分,而且对一些亲脂性的成分也有较好的溶解性。具有提取范围广、提取效率高、易保存等优点;缺点是价高、易燃、有毒。

3)亲脂性有机溶剂:是指三氯甲烷、乙醚、苯、石油醚等与水不能混溶的有机溶剂。中药中如挥发油、游离生物碱、部分苷元、叶绿素、油脂、树脂等成分可被提出。此类溶剂提取具有选择性强、提出杂质少、提取液易浓缩等优点;缺点是提取时间长、提取效率低、毒性大、易燃、价高、设备要求高、使用不安全等。

因此我们可以通过对中药中化学成分的分析来选用适合的溶剂。如欲提取的成分极性较大,则选用亲水性的溶剂进行提取;反之,则选用亲脂性的溶剂进行提取。如欲提取的成分已知,则可依据它的极性大小来选择溶剂;如欲提取的成分未知,则水提取的为水溶性成分;亲脂性的有机溶剂提取的为亲脂性的成分。

2. 提取方法　根据被提取成分的性质及所选溶剂的特点不同,有如下提取方法:

(1)浸渍法:根据溶剂的温度可分为热浸、温浸和冷浸等数种。此法比较简单,可将药粉装入适当的容器中,加入适当的溶剂(多用水或稀醇),以能浸透药材稍有过量为度,时常振摇或搅拌,放置一日以上过滤,药渣另加新溶剂。如此再提 2~3 次。第 2、3 次浸渍时间可缩短。合并提取液,浓缩后可得提取物。

常用溶剂:水、乙醇。

仪器装置:有盖的容器。

操作过程:将药材粗粉置容器中→加入适量的溶剂→常温或加温(40~80℃)浸泡(注:浸泡时应

ER-1-2

溶剂提取法
的五种操作
形式

将容器盖严,并经常搅拌或振摇),一般浸泡3~5日或按规定时间→倾取上清液过滤→提取液。

提取范围:适宜含淀粉、树胶、果胶、黏液质等成分较多的药材以及含挥发性成分、遇热不稳定易分解或破坏成分的提取。

提取优缺点:操作简便。但提取时间长、溶剂用量大,提取效率不高。水为溶剂易发霉、变质,必要时需加适量的防腐剂(如甲苯、甲醛等)。

▶ 课堂活动

——用浸渍法从三颗针中提取小檗碱

具体操作:称取三颗针粗粉500g,用5倍量0.2%(V/V)硫酸水浸渍三次,每次24小时,不断搅拌,滤取浸出液,加石灰粉调pH=9~11,滤取沉淀。滤液加溶液量的10%(W/V)的固体食盐,搅拌使其溶解,放置过夜,滤布吊滤。滤取沉淀加少量水洗1~2次,除去多余的盐。吊干后,80℃干燥得小檗碱粗品。

(2)渗漉法:将中药粗粉装入渗漉筒中,用适当的溶剂润湿膨胀24~48小时,然后不断地添加新溶剂。使其自上而下渗透过药材,自渗漉筒的下口收集提取液。当溶剂渗进药粉溶出成分比重加大而向下移动时,上层的溶液或稀浸液便置换其位置,造成良好的浓度差,使扩散能较好地进行,提取的过程是一种动态的过程,故浸出效果优于浸渍法。但应控制流速(宜成滴不宜成线),在渗漉过程中随时自药面上补充新溶剂,使药材中有效成分充分浸出为止。或当渗漉液颜色极浅或渗漉液的体积相当于原药材重的10倍时,便可认为基本上已提取完全。特别适用于毒性药材、有效成分含量低的药材及贵重药材的浸出。但对新鲜易膨胀的药材,无组织结构的药材不宜应用渗漉法。

常用溶剂:水、乙醇。

仪器装置:渗漉装置(图1-1)。

操作过程:将药材粗粉装于渗漉筒内→上端不断添加新溶剂,使其渗过药粉(溶出可溶性成分)→下端接收→提取液。

提取范围:适宜对热不稳定且易分解的成分的提取。

提取优缺点:由于有较大的浓度差,提取效率较高。但溶剂用量大,提取时间长、操作较繁。

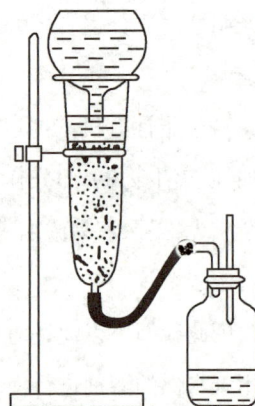

图1-1 渗漉装置

▶ 课堂活动

——用渗漉法从黄柏中提取小檗碱

具体操作:称取黄柏粗粉200g置大蒸发皿中,加入石灰乳搅拌均匀,常法装渗漉筒,加入饱和石灰水浸泡6小时后渗漉(pH在10以上),控制流速5~6ml/min,收集渗漉液2000ml,加入渗漉液体积7%(W/V)的固体食盐,搅拌后放置过夜,过滤,沉淀用热水溶解,趁热过滤。滤液加盐酸调pH=2,放置过夜,过滤,沉淀用蒸馏水洗至中性,抽干后于80℃下干燥,即得盐酸小檗碱粗品。

(3)煎煮法:煎煮法是我国最早使用的传统的提取方法。操作时将中药粗粉放在适当的容器中(如砂锅、金属夹层锅等,应避免用铁器),加水浸过药面,充分浸泡后,直火或蒸气加热煮,一般煮2~3次,每次0.5~1小时,煎煮次数及时间可按投药量及药材质地适当增减。直火加热时最好时常搅拌,以免局部药材受热太高,容易焦糊。

常用溶剂:水。

仪器装置:砂锅、瓷锅、不锈钢锅等。

操作过程:将药材饮片或粗粉加适量水→直火加热煮沸1小时左右→过滤→提取液。

提取范围:适宜易溶于水且对热稳定的成分的提取。不适用于含挥发性及遇热不稳定及含糖较多(提取液黏稠、不易滤过)药材的提取。

提取优缺点:本法简便易行,提取效率比冷浸法高。但水溶性杂质多,水煎液易发霉。

▶ 课堂活动

——从槐米中用水煮提取芦丁

提取原理:利用芦丁在冷热水中溶解度相差较大的性质进行。

具体操作:称取槐米20g,压碎,置500ml烧杯中,加沸蒸馏水200ml,继续加热煮沸30分钟,及时补充失去的水分,趁热倾出上清液,用脱脂棉过滤,药渣再加水重复提取一次,趁热过滤。合并2次提取液,放置过夜。抽滤,沉淀用少量蒸馏水抽洗2~3次,抽干,自然干燥,得粗芦丁。

(4)回流提取法:应用有机溶剂加热提取时,需采用回流加热装置,以免溶剂挥发损失。一般小量操作时,可将药材粗粉装入大小适宜的烧瓶中(药材的量为烧瓶容量的1/3~1/2),加溶剂使其浸过药面1~2cm高,烧瓶上接一个冷凝器,实验室多采用水浴加热,沸腾后溶剂蒸汽经冷凝器冷凝又流回烧瓶中。如此回流1小时,滤出提取液,加入新溶剂重新回流1~2小时。如此再反复2次,合并提取液,蒸馏回收溶剂得浓缩提取物。

常用溶剂:有机溶剂。

仪器装置:回流加热装置。

操作过程:将药材粗粉装于圆底烧瓶中→加入适量溶剂→水浴中加热回流提取1小时→过滤(残渣重复提取2次,合并提取液)→提取液。

提取范围:不适用于对热不稳定及易分解的成分的提取。

提取优缺点:提取效率比冷浸法高。但装置较复杂。

▶ 课堂活动

——回流提取法提取粉防己中的总碱

具体操作:取粉防己粗粉300g,置于2000ml圆底烧瓶中,加95%的乙醇,将药粉淹没为度,水浴上加热回流2~3小时(随时振摇),滤出提取液,药渣再加95%乙醇600ml提取2小时,滤取提取液,合并2次滤液,放冷后如有絮状沉淀析出,过滤除去,澄清液减压浓缩至糖浆状,至无醇味为止,得总碱提取物。

(5)连续回流提取法:应用挥发性有机溶剂提取中药有效成分,不论小型实验或大型生产,均以连续提取法为好,而且需用溶剂量较少,提取成分也较完全。实验室常用索氏提取器。连续提取法,一般需数小时(6~8小时)才能提取完全。

常用溶剂:有机溶剂。

仪器装置:连续回流提取装置(图1-2)。

连续回流提取法

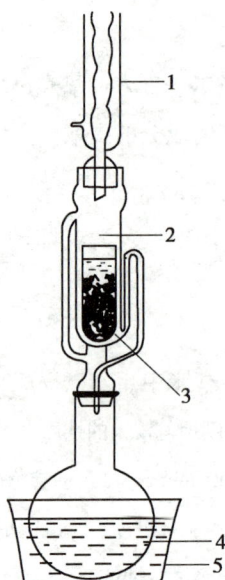

图1-2 连续回流提取装置
1. 冷凝管 2. 索氏提取器 3. 药粉 4. 蒸馏瓶 5. 水浴

操作过程:将药材装于滤纸袋,放入提取器内→连接装置→水浴加热回流提取适当时间→提取液。

提取范围:受热时间较长,不适用于对热不稳定成分的提取。

提取优缺点:溶剂用量少,提取效率高。但装置设备要求高。集提取、过滤、浓缩为一体。

▶ **课堂活动**

——连续回流提取法提取粉防己中的总碱

具体操作:精密称取105℃干燥的粉防己细粉(20~40目)5g,置索氏提取器中加乙醚-三氯甲烷-乙醇-1%氨水(25:8:2.5:1)混合溶液,回流提取至无生物碱反应,将提取液于水浴上回收至干,残留物用少量无水乙醇微热溶解后,小心定量转移到蒸发皿中,蒸干且除尽氨后,即得总提取物。

3. 注意事项

(1)药材的粉碎度:为了增大药材与溶剂的接触面积,提高提取效率,提取时应对药材进行适当的粉碎。具体粉碎的程度要根据药材质地、提取方法及提取溶剂来决定。通常质地坚硬的药材应粉碎较细,而质地轻薄的药材可用粗粉或不用粉碎。含大量黏液质的药材如果粉碎过细,则提出的杂质量增加。以水为溶剂进行提取时药材易膨胀,可用粗粉;以乙醇为溶剂可粉碎较细。用渗漉法提取时,药粉不可过细,否则,会导致渗漉困难。

(2)提取时间:提取需要一定的时间,但当药材组织内外溶液浓度达到平衡后,成分就不再溶出。此时再增加提取时间也无益于提取。通常以水为溶剂提取时,约需 0.5 小时左右;以乙醇为溶剂提取时,约需 1 小时左右。

(3)提取温度:通常升高温度有利于提取。但提取温度升高,杂质的溶出率也相应增大。同时也易导致对热不稳定成分及挥发性成分的损失。

二、水蒸气蒸馏法

1. 原理　水蒸气蒸馏法是将水蒸气通入含有挥发性成分的药材中,使药材中挥发性成分随水蒸气蒸馏出来的提取方法。

2. 适用范围　本法适用于能随水蒸气蒸馏而不被破坏并难溶于水的成分的提取,常用于挥发油的提取,此外挥发性生物碱如麻黄碱和槟榔碱亦可用此法提取。

3. 仪器装置　常用的水蒸气蒸馏装置包括:水蒸气发生器、蒸馏瓶、冷凝器、接收器等几部分(见图 1-3)。

4. 注意事项　操作时水蒸气发生器内的水量不得超过其容积的 2/3,安全玻璃管应插到发生器的底部以调节内压。蒸馏器内的药材要先加水湿润,通蒸气的导管应插入蒸馏器内的药材底部。蒸馏结束后,首先应打开水蒸气发生器与蒸馏器之间三通下口的螺旋夹,放入空气后,再停止加热。

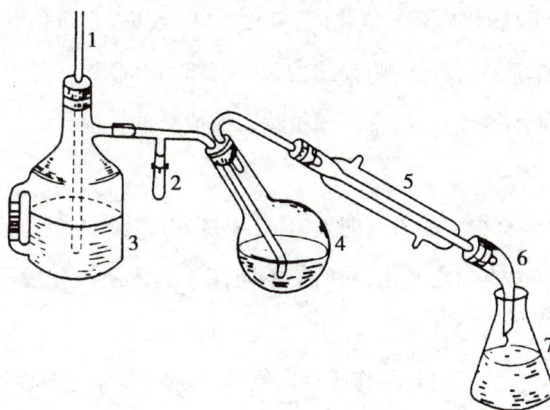

图 1-3　水蒸气蒸馏装置

1. 安全管　2. T 形管　3. 水蒸气发生器　4 蒸馏烧瓶　5. 冷凝器　6. 尾接管　7. 接收器

▶▶ 课堂活动

——白头翁素的水蒸气蒸馏法提取

具体操作:取多被银莲花的干燥根茎粗粉 3kg, 水蒸气蒸馏法提取收集蒸馏液 2000ml, 用乙醚萃取, 回收乙醚, 得到黄棕色油状液体。 稍加放置后, 逐渐析出白色结晶, 用乙醚洗涤后, 再以三氯甲烷重结晶, 得棱柱状晶体, 即为白头翁素。

三、升华法

1. 适用范围　具升华性的成分,如茶叶中的咖啡因、大黄中游离羟基蒽醌类成分、牡丹皮中的丹皮酚。

2. **仪器装置** 升华装置(略)。

3. **注意事项** 升华可使某些成分分解,实际生产中较少用。

▶▶ 课堂活动

——5-羟甲基糠醛的提取

原理:5-羟甲基糠醛是中药狗脊〔金毛狗脊,*Cibotium barometz*(L.)J. Sm.〕炮制品中的刺激性成分。熔点235~238℃,在此温度下大量升华,在茶叶中含量为2%~4%。

具体操作:取生狗脊粉末1g置于铝瓶盖中,盖以载玻片,并在其上放一盛有冷水的小烧杯,于石棉网上加热,当温度升至120℃时停止加热,温度可以达到140~150℃,稍冷后取下载玻片,有白色和黄色油状物,镜检有黄色结晶,进一步纯化,即得纯品。

四、超临界流体萃取法

超临界流体萃取(super critical fluid extraction,SFE)是一种利用某物质在超临界区域形成的流体,对天然药物中有效成分进行萃取分离的新型技术,集提取和分离于一体。

常用作超临界流体(SF)的物质有二氧化碳、氧化亚氮、乙烷、乙烯和甲苯等,由于二氧化碳具有无毒,不易燃易爆、安全、价廉,有较低的临界压力(P_c = 7.37MPa)和临界温度(T_c = 31.4℃),对大部分物质不起反应,可循环使用等优点,故常用于植物有效成分的提取。

(一)基本原理

根据超临界流体对溶质有很强的溶解能力,且在温度和压力变化时,流体的密度、黏度和扩散系数等随之变化,溶质的亲和力也随之变化,从而使不同性质的溶质被分段萃取出,达到萃取、分离的目的。

因压力和温度的不同,自然界的各种物质会以气体、液体、固体等多种形式存在。当气体的温度到达某一数值时,压缩能使它变为液体,此时的温度成为临界温度(T_c)。同样,气体也有一个临界压力(P_c),即在临界温度下,气体能被液化的最低压力。当物质所处的温度高于临界温度、压力大于临界压力时,该物质即处于超临界状态。超临界流体的密度与液体相近,黏度与气体相近,其扩散系数约比液体大100倍,而溶质的溶解性与溶剂的密度、扩散系数成正比,与黏度成反比。因此,SF对很多物质有很强的溶解能力。同时SF的高流动性和扩散能力,有助于所溶解的各成分之间的分离,并能加速溶解平衡,提高萃取效率。

超临界流体萃取的主要设备是萃取器和分离器,按照溶剂和溶质分离方法的不同可将超临界流体萃取法分为3种:

1. **压力变化法** 在一定的温度下,使超临界流体减压、膨胀,从而降低溶剂的密度,进行分离。

2. **温度变化法** 即在恒压下,提高温度或降低温度从而将超临界流体与溶质分离。至于采取升温还是降温,则要根据压力条件决定,一般多采用升温操作。

3. **吸附法** 在分离器内装填能吸附萃取物的吸附剂。

(二) CO₂-SFE 的特点

目前广泛选用二氧化碳作为超临界萃取溶剂,主要因为二氧化碳具有以下特点:

1. 可在低温下提取　CO_2 在接近常温(35～40℃)时达到超临界状态,使天然药物中的化学成分在低温条件和 CO_2 气体笼罩下进行提取,这就防止了"热敏性"物质的氧化和逸散。因此,在萃取物中保持了天然药物的全部成分,如植物中的挥发性成分等,并且能把高沸点、低挥发度、易热解的物质远在其沸点以下萃取出来。

2. 完全没有残留溶剂　由于全过程不用或很少使用有机溶剂(作为夹带剂),因此萃取物无残留溶剂,同时也防止了提取过程对人体的毒害和对环境的污染。

3. 提取效率高,节约能耗　CO_2-SFE 技术集萃取与回收溶剂为一体,当饱含溶解物的 CO_2-SF 流经分离器时,由于压力降低,使得 CO_2 与萃取物迅速成为两相(气液分离)而立即分开,全过程与用有机溶剂的常规方法相比,不仅效率高且耗能少。

(三) 夹带剂的使用

CO_2-SF 对不同成分的溶解能力相差很大,这与成分的极性、沸点和分子量有密切相关。通常脂溶性成分可在低压条件下萃取,如挥发油、烃、酯、内酯、醚、环氧化合物等。当成分的极性基团增多则要在较高的压力下才能被萃取,而高分子物(如蜡、蛋白质、树胶等)则很难萃取。因此近年来对超临界萃取中夹带剂进行了研究。

夹带剂是在萃取物和超临界流体组成的二元系中加入第三组分,可使原来成分的溶解度得以改善。例如:在 $2×10^4$ kPa 和 70℃条件下,棕榈酸在 CO_2-SF 中溶解度是 0.25%(W/W);在同样条件下,于体系中加入 10%乙醇,棕榈酸的溶解度可提高到 5.0%以上。又如罗汉果中的罗汉果苷 V(是一种三萜苷),在 40～45℃,$3×10^4$ kPa 的 CO_2-SF 中不能被萃取出来,使用夹带剂乙醇后则能在萃取液中有一定量罗汉果苷 V。由此可见,夹带剂的研究和应用不但能扩大对天然药物化学成分的提取范围,还可以有效地改变流体的选择性溶解作用。一般来说,具有很好溶解性能的溶剂,也往往是很好的夹带剂,例如甲醇、乙醇、丙酮等。通常夹带剂的用量不超过 15%。

超临界流体萃取法从 20 世纪 50 年代起已开始进入实验阶段,如从石油中脱沥青等。之后不断有大量专利涌现出来,如从咖啡豆中脱咖啡因,烟草中脱尼古丁等。20 世纪 70 年代末,SFE 技术在食品工业中的应用日益广泛,其中从啤酒花中提取酒花精已形成了生产规模。20 世纪 80 年代以来,SFE 技术更广泛地用于香精和香辛料成分的提取。如有人从菊花、梅花、栀子花、米兰花、玫瑰花中提取天然花香剂;从胡椒、肉桂、芫荽、月桂、薄荷中提取香辛料等。从天然药物中提取有效成分,是近些年才开始的。原西德学者利用 SFE 技术从植物原料中提取大麻醇、香豆素和咖啡因。日本学者宫地洋等从药用植物蛇床子、茵陈蒿、桑白皮、甘草根和紫草中萃取有效成分。

五、超声波提取技术

超声波提取技术是利用超声波辅助提取溶剂进行提取的方法。其原理是利用超声波产生的空化现象,瞬间破坏植物药材的细胞壁,使提取溶剂更加快速、彻底地渗入到细胞组织内部溶解成分,从而加速药材中有效成分的溶出,提高提取效率。同时具有不破坏有效成分、提取时间短等优点,为中药有效成分的提取提供了一种快速、简便、效率高的提取新方法。

六、微波辅助提取技术

微波波长在 0.1~100cm，具有吸收性、穿透性、反射性。微波辅助提取是把微波作为一种与物质相互作用的能源，利用其无温度梯度的热效应使被提取物质的里外同时加热，增加了物质的扩散性和溶剂的穿透性，从而加快提取速度的一种提取方法。该法具有提取成分不易分解、提取时间短、耗能低、污染小等优点。现已广泛应用到香料、调味品、天然色素、中草药、化妆品等领域。

点滴积累 ∨

1. 溶剂提取法的五种操作方法包括：浸渍法、渗漉法、煎煮法、回流法及连续回流法。
2. 选择提取溶剂时应遵循"相似相溶"规律。
3. 水蒸气蒸馏法主要适用于挥发油的提取。

目标检测

一、选择题

（一）单项选择题

1. 下列为最常用中药中有效成分提取方法的是（   ）

   A. 沉淀法　　　　　　　　B. 升华法　　　　　　　　C. 水蒸气蒸馏法

   D. 溶剂提取法　　　　　　E. 超临界流体萃取法

2. 提取溶剂选择的关键是（   ）

   A. 易回收

   B. 对有效成分溶解度大，对其他成分溶解度小

   C. 价廉

   D. 使用安全

   E. 以上均不是

3. 水蒸气蒸馏法适合提取下列（   ）成分

   A. 香豆素　　　　　　　　B. 树脂　　　　　　　　　C. 黄酮类

   D. 挥发油　　　　　　　　E. 树胶

4. 可用水提取的成分是（   ）

   A. 游离生物碱　　　　　　B. 油脂　　　　　　　　　C. 苷类

   D. 挥发油　　　　　　　　E. 树脂

5. 下列成分中，常以酸水为溶剂进行提取的是（   ）

   A. 香豆素　　　　　　　　B. 树脂　　　　　　　　　C. 黄酮类

   D. 萜类　　　　　　　　　E. 生物碱

6. 只能以水为提取溶剂的提取方法是（   ）

A. 煎煮法　　　　　　　　B. 回流法　　　　　　　　C. 浸渍法

D. 渗漉法　　　　　　　　E. 连续回流法

7. 用有机溶剂提取化学成分时,提取效率最高的是(　　)

A. 煎煮法　　　　　　　　B. 回流法　　　　　　　　C. 浸渍法

D. 渗漉法　　　　　　　　E. 连续回流法

8. 下列能与水混溶的溶剂是(　　)

A. 三氯甲烷　　　　　　　B. 丙酮　　　　　　　　　C. 乙醚

D. 乙酸乙酯　　　　　　　E. 苯

9. 下列溶剂中,极性最大的是(　　)

A. 三氯甲烷　　　　　　　B. 丙酮　　　　　　　　　C. 乙醚

D. 乙酸乙酯　　　　　　　E. 乙醇

10. 含有遇热不稳定的成分及较多淀粉、黏液质、树胶时,适合用(　　)方法提取。

A. 煎煮法　　　　　　　　B. 回流法　　　　　　　　C. 浸渍法

D. 渗漉法　　　　　　　　E. 连续回流法

(二) 多项选择题

1. 下列溶剂提取法的操作形式中不适于受热易破坏成分提取的是(　　)

A. 煎煮法　　　　　　　　B. 回流法　　　　　　　　C. 浸渍法

D. 渗漉法　　　　　　　　E. 连续回流法

2. 下列溶剂提取法的操作形式中提取效率较高的是(　　)

A. 煎煮法　　　　　　　　B. 回流法　　　　　　　　C. 浸渍法

D. 渗漉法　　　　　　　　E. 连续回流法

3. 下列溶剂提取法的操作形式中不需加热的是(　　)

A. 煎煮法　　　　　　　　B. 回流法　　　　　　　　C. 浸渍法

D. 渗漉法　　　　　　　　E. 连续回流法

4. 下列溶剂中属于亲水性有机溶剂的是(　　)

A. 乙醇　　　　　　　　　B. 丙酮　　　　　　　　　C. 乙醚

D. 苯　　　　　　　　　　E. 甲醇

5. 下列溶剂中属于亲脂性有机溶剂的是(　　)

A. 乙醇　　　　　　　　　B. 三氯甲烷　　　　　　　C. 乙醚

D. 苯　　　　　　　　　　E. 甲醇

二、名词解释

1. 溶剂提取法

2. 超临界流体萃取法

3. 水蒸气蒸馏法

三、简答题

1. 中药化学成分的提取方法有哪些？最常用的提取方法是什么？

2. 溶剂提取法的操作形式有哪些？各自适用范围？哪些不适合受热不稳定成分的提取？哪些提取效率高？

3. 水蒸气蒸馏法的原理及适用范围？

4. 溶剂提取法中提取溶剂的选择原则是什么？最关键的是什么？

5. 何谓"相似相溶"？该规律在中药化学成分提取过程中应该如何运用？

6. 常用提取溶剂的类型？各有何优缺点？

7. 影响溶剂提取法的因素有哪些？最重要的是什么？

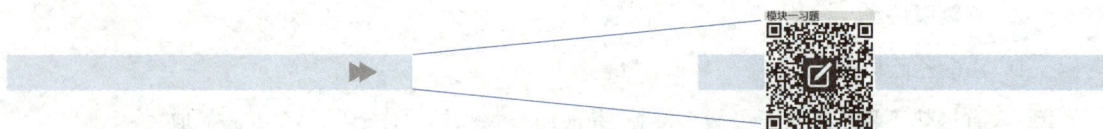

（杨 红）

模块二

中药中化学成分的常规分离技术

导学情景 ∨

情景描述：

中药大黄具有泻热通便、凉血解毒、逐瘀通经的作用。其中所含的化学成分较为复杂，以蒽醌衍生物为主，主要有游离蒽醌、蒽醌苷及二蒽酮苷类。提取分离时首先将大黄粉进行酸水解，将苷类水解为苷元；其次应用 pH 梯度萃取法进行分离；最后精制得到大黄酸、大黄素、大黄酚、芦荟大黄素、大黄素甲醚这几种游离蒽醌的单体。

学前导语：

中药材中的化学成分较为复杂，经过提取之后得到的仍然属于混合物，必须采用适当的分离精制方法才能得到较纯的有效成分单体。本模块重点学习的是包括萃取法、结晶法、沉淀法等在内的中药中化学成分的常规分离技术。

一、溶剂的回收和提取液的浓缩

中药经过各种方法提取后所得的提取液体积较大，需要进行浓缩回收溶剂，才能提高提取液中有效成分的浓度，以便有利于分离精制。浓缩可通过蒸发或蒸馏来完成，所采用的方法视溶剂和有效成分的性质而定，具体的方法有薄膜蒸发、常压蒸馏、减压蒸馏、反渗透法、超滤法等。

（一）蒸发

蒸发是通过液体气化作用除去溶剂，溶剂不再回收。一般水提取液常用蒸发浓缩。

薄膜蒸发法是使溶液以液膜状态迅速通过加热管，加大液体受热气化的表面积，从而缩短了受热时间，提高了浓缩效率。是一种较为理想的浓缩方法，尤其适用于浓缩以水或稀醇作溶剂的提取液。

操作时将待浓缩液体放入贮液瓶内，关闭螺旋夹，打开真空泵抽气，在蒸气管通入蒸气的同时，冷凝管通入冷凝水，缓缓打开螺旋夹，使药液随减压抽气慢慢上升到蒸发器内的一定高度，液体受热沸腾，产生泡沫和液膜，同时气化蒸发，此时蒸气与泡沫、液膜共同进入气液分离器，蒸气冷凝后被回收，提取液被浓缩后流入接收器。在薄膜蒸发过程中，待浓缩液只在通过蒸气导管的短时间内受热，所以液体受热时间短，对遇热不稳定的有效成分提取液的浓缩更为有利。

操作注意事项：如果提取液浓缩到小体积放置后，有固体或结晶析出，可将析出物滤出，供进一步分离。滤液再浓缩,放置,再观察和处理,直到母液蒸干为止。如含叶药材用70%乙醇提取时,在回收乙醇至含醇量近15%~20%时,置于冰箱中,绝大部分叶绿素可沉淀出来。滤除后,可进一步浓缩至近稠膏状时,趁热转移至较小的圆底烧瓶内,水浴加热,直接减压抽气,使提取物发泡成干燥疏松状,待进一步处理。薄膜蒸发装置见图2-1。

图 2-1 薄膜蒸发装置
1. 冷凝器 2. 气液分离器 3. 螺旋夹
4. 回收溶剂 5. 浓缩液 6. 提取液

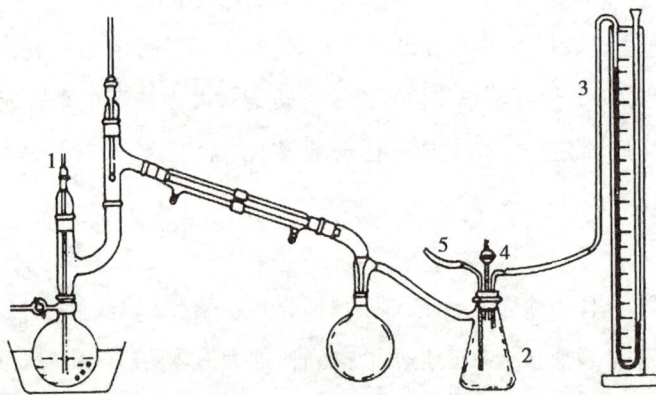

(二) 蒸馏

1. 常压蒸馏法 即是在常压下进行蒸馏。适用于溶剂沸点低、有效成分遇热稳定的提取液的浓缩,如三氯甲烷、乙醚、石油醚等的提取液。

操作注意事项:处理乙醚等低沸点的提取液时,禁止用明火或电炉等火源,需用电热板或没有明火的其他装置水浴加热。

2. 减压蒸馏法 即是在减压下进行蒸馏。原理是利用液体的沸点随压力变化而变化的性质。适用于溶剂沸点高、有效成分受热易分解的提取液的浓缩。一般当溶剂沸点超过70℃,在可能条件下应采用减压浓缩。实验室用的减压蒸馏装置见图2-2,其中常用的抽气减压装置(真空泵)有水泵和油泵。

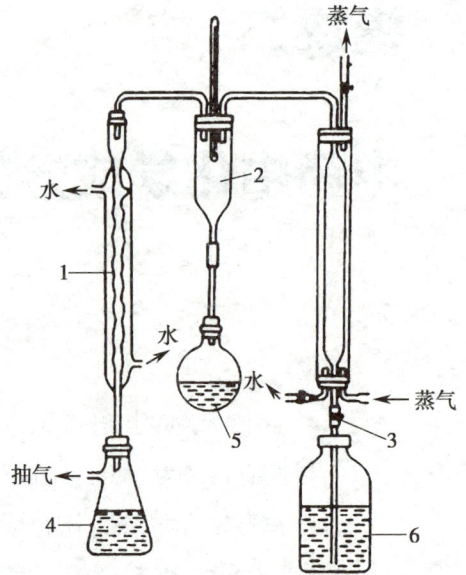

图 2-2 减压蒸馏装置
1. 毛细管 2. 安全瓶 3. 压力表 4. 活塞 5. 接真空泵

操作注意事项:①当真空泵采用水泵时,需在水泵和蒸馏装置间装安全瓶,以防止水压变动引起倒吸;当真空泵采用油泵时,需在油泵和蒸馏装置间装置安全瓶和干燥、吸收装置,以防止挥发性物质及腐蚀性气体侵入油泵。②蒸馏结束后应按顺序先撤热源,关闭压力计活塞、慢慢打开安全瓶活塞,使整个系统与大气相通后,再关上水泵或油泵。③减压蒸馏时会产生大量泡沫的水提液如皂苷、多糖等,需在蒸馏瓶与冷凝器之间装防泡球来消除泡沫。

ER-2-1

减压蒸馏法的操作

　　总之,浓缩过程中应注意尽量避免不必要的损失,防止热敏性成分被破坏。浓缩后的提取液就可以根据中药成分的性质,如溶解度、在两相溶剂中的分配比、分子大小、吸附性、解离程度等的差异选择恰当的方法进行进一步的分离和精制。

　　中药化学成分常规分离精制方法主要有系统溶剂分离法、两相溶剂萃取法、沉淀法、结晶法、盐析法、透析法、分馏法、升华法等。

二、系统溶剂分离技术

(一) 采用从小到大极性不同的溶剂依次提取

　　1. 原理　中药提取液中常含有极性不同的各种化学成分,系统溶剂分离法就是根据它们在不同极性溶剂中溶解度的差异,选用3~4种不同极性的溶剂组成溶剂系统,由低极性到高极性分步对浓缩后的总提取物进行提取分离。

　　系统溶剂分离技术关键是溶剂的选择。依据“相似相溶”原理,中药成分与其较适用的提取溶剂之间的对应关系见表2-1。

表 2-1　中药成分及其较适用的提取溶剂

中药成分的极性		中药成分的类型	适用的提取溶剂
强亲脂性(极性小)		挥发油、脂肪油、蜡、脂溶性色素、甾醇类、某些苷元	石油醚、己烷
亲脂性		苷元、生物碱、树脂、醛、酮、醇、醌、有机酸、某些苷类	乙醚、三氯甲烷
中等极性	小	某些苷类(如强心苷等)	三氯甲烷∶乙醚(2∶1)
	中	某些苷类(如黄酮苷等)	乙酸乙酯
	大	某些苷类(如皂苷、蒽醌苷等)	正丁醇
亲水性		极性很大的苷、糖类、氨基酸、某些生物碱盐	丙酮、乙醇、甲醇
强亲水性		蛋白质、黏液质、果胶、糖类、氨基酸、无机盐类	水

　　此法是早年研究天然产物有效成分的一种最主要的方法,主要用于分离提纯含有极性不同的各种化学成分的提取液。目前仍是作为研究成分不明天然产物的最常用方法之一。但此法对于含量少、结构性质相似成分的分离纯化上受到很大限制。

　　此法操作过程烦琐,对于化学性质不稳定,容易引起分解、异构化的天然产物应特别注意。它对各类化学成分的分离操作往往都是凭经验摸索进行的。

　　2. 应用实例　常用的做法是将中药乙醇或甲醇提取液适当浓缩后,与某种单体(如硅藻土、硅胶等)混合均匀,干燥后,用极性不同的溶剂,极性由小到大分别提取。然后再选择适当的方法进行分离。例如,分别用石油醚、三氯甲烷、乙酸乙酯、丙酮、乙醇或甲醇洗脱,并分别回收溶剂,得到不同的提取部分。

(二) 酸碱分离

　　1. 原理　利用某些成分能在酸或碱中溶解,当加碱或加酸调节溶液的 pH 时,所需成分又沉淀析出,以达到分离的目的。

2. 应用实例 内酯类化合物不溶于水,但遇碱开环生成羧酸盐溶于水,再加酸酸化,又重新形成内酯环从溶液中析出,从而与其他杂质分离;生物碱一般不溶于水,遇酸生成生物碱盐而溶于水,再加碱碱化,又重新生成游离生物碱。

三、两相溶剂萃取技术

又称为"萃取法",是在提取液中加入一种与其不相混溶的溶剂,充分振摇以增加相互接触的机会,使原提取液中的某种成分逐渐转溶到加入的溶剂中,而其他成分仍留在原提取液中。如此反复多次,将所需成分萃取出来的分离方法。

ER-2-2

两相溶剂萃取法的操作

(一)基本原理

两相溶剂萃取法是利用混合物中各成分在两种互不相溶(或微溶)的溶剂中分配系数的不同而达到分离的方法。根据分配定律,在一定的温度和压力下,某物质溶解在两种互不相溶的溶剂中,当达到溶解平衡时,该物质在两种溶剂相中的浓度之比为一常数,称为分配系数(K),可用式 2-1 表示:

$$K = C_U / C_L \qquad\qquad (式\ 2\text{-}1)$$

式中,K:表示分配系数;C_U:表示溶质在上相溶剂中的浓度;C_L:表示溶质在下相溶剂中的浓度。

混合物中各种成分在同一两相溶剂系统中分别有各自不同的分配系数。

分离效果的好坏取决于混合物中各种成分在同一两相溶剂中的分配系数,分配系数相差越大,分离效果越好。分离的难易也可用分离因子 β 表示。分离因子为 A、B 两种溶质在同一溶剂系统中分配系数的比值,用式 2-2 表示:

$$\beta = K_A / K_B\,(注:K_A > K_B) \qquad\qquad (式\ 2\text{-}2)$$

一般来说,当 $\beta > 100$,则达到基本分离只需作一次简单萃取;当 $10 < \beta < 100$,则需萃取 10~12 次才能达到分离;当 $\beta \approx 1$ 时,即表示 $K_A \approx K_B$,两种成分性质非常相近,无法利用此法达到分离目的。

例如,假定某混合物含有 A、B 两种成分,现用三氯甲烷和水等体积配成溶液系统,其中 $K_A = 10$,$K_B = 0.1$,则 $\beta = K_A / K_B = 10/0.1 = 100$,在分液漏斗中对混合物作一次振摇分配平衡后,成分 A 有 90%以上分配在水中,则不到 10%分配在三氯甲烷中,而成分 B 正好相反,说明混合物 A、B 两种成分仅做一次分配就实现了 90%以上程度的分离。

因此在实际分离过程中,选择 β 值大的溶剂系统,可简化操作过程,提高效率;亦可根据 β 值的大小选择适当的萃取方法。

(二)应用实例

用甲醇提取人参皂苷,回收甲醇后将粗提物用水溶解,利用与水不相混溶的乙醚进行萃取,以除去粗提物中含有的亲脂性杂质。

```
                    人参粉末
                      │ 80%甲醇回流提取
                      ↓
                   人参粗提物
                      │ 浓缩，加水溶解
                      ↓
                    水溶液
                      │ 乙醚萃取2次
          ┌───────────┴───────────┐
          ↓                       ↓
        乙醚层                    水层
                                  │ 丁醇萃取4次，溶于水成饱和溶液
                      ┌───────────┴───────────┐
                      ↓                       ↓
                    丁醇层 ──水洗2次──→        水层
                      │ 浓缩                   
                      ↓                       ↓
                    粗皂苷                     糖
```

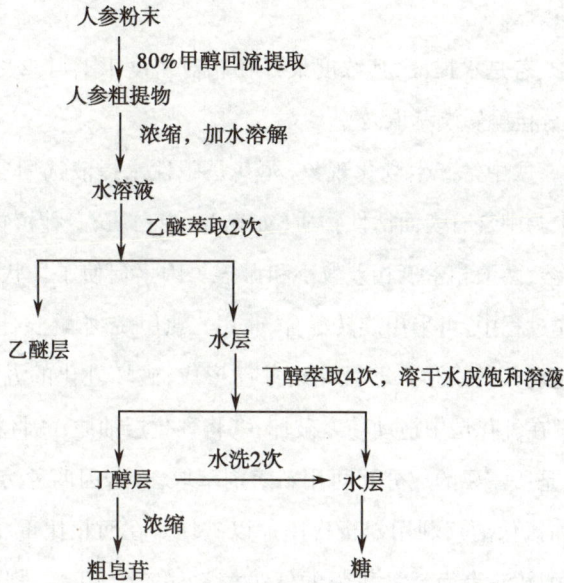

（三）各种萃取技术

1. 简单萃取法 是实验室中常用的一种简便萃取技术。

仪器装置:小量萃取一般在分液漏斗中进行;中量萃取可在较大的下口瓶中进行;工业生产中的大量萃取,多在密闭萃取罐内进行。

操作技术:

(1)操作过程:小量萃取时,首先选择一个容积较液体体积大1~2倍的分液漏斗,将分液漏斗的活塞和玻璃塞用橡皮套扎在漏斗上,然后分别在活塞粗端和活塞的孔道细端内涂好一薄层润滑脂(注意不要抹在活塞的孔中)后,旋转数圈,关好活塞,然后装入待萃取物和萃取剂。盖好塞子,倒转漏斗,开启活塞,排气后关紧,开始轻轻振摇,每振摇几次后,注意打开活塞放出因振摇产生的气体,如此重复数次,最后再用力振摇 2~3 分钟,将分液漏斗放在铁架台上的铁圈中静置,使两液分层,开启活塞使下层液放出,而上层液则从分液漏斗的上层倒出,以免被漏斗颈部残留的下层液污染。此为一次萃取。若要反复萃取数次,保留上层液或下层液需视实际情况而定。

(2)萃取剂的选择:需根据被萃取化合物的性质而定。萃取剂有两类:

1)有机溶剂作萃取剂:如果从水提液中萃取亲脂性成分,一般选用苯、三氯甲烷或乙醚等亲脂性有机溶剂;如果从水提液中萃取中等极性成分,一般选用乙酸乙酯、丁醇等弱亲脂性有机溶剂或在三氯甲烷、乙醚中加入适量乙醇以增大其亲水性。应注意的是,有机溶剂的亲水性越大,与水作两相萃取的效果就越差。

2)用于 pH 梯度萃取法的萃取剂:例如分离某有机溶剂中酸性强弱不同的黄酮苷元,可依次选用 pH 由低到高的碱液如 5%碳酸氢钠、5%碳酸钠、0.2%氢氧化钠、4%氢氧化钠的水溶液作萃取剂进行萃取,使成盐而达分离的目的。又如分离碱性强弱不同的游离生物碱,可用 pH 由高至低的酸性缓冲溶液作萃取剂顺次萃取,使碱性由强到弱的生物碱分别萃取出来。

3)萃取剂的用量:萃取溶剂第一次用量一般为水提液的 1/3~1/2,以后的用量可适当减少为水提液的 1/6~1/4。遵循少量多次的原则,因为总量相同的溶剂,分次萃取的效率要比一次萃取的效率高。

4)水提液的浓度要求:若是水提液,其浓度最好在相对密度 1.1~1.2 之间,过稀则萃取剂用量太大,过浓则两相不易充分接触影响萃取效率。

5)乳化现象的处理:萃取中常产生乳化现象,尤其是碱性水提液选用三氯甲烷萃取时,乳化现象更为严重。这是由于中药中含有表面活性物质(如皂苷、蛋白质、多种植物胶质、鞣质等)、或存在少量轻质的沉淀、溶剂互溶、两液相密度相差较小和振摇等因素促使了乳状液的形成从而使两液相不能清晰地分开。在操作过程中,可采用旋转混合、改用三氯甲烷-乙醚混合溶剂萃取或加大有机溶剂量等措施尽量避免乳化现象的发生。若乳化现象已形成,破坏乳化的方法有:①较长时间放置;②轻度乳化可用一金属丝在乳化层中搅动使之破坏;③将乳化层抽滤;④将乳化层加热或冷冻;⑤分出乳化层(有时乳化层就是所需要的成分),再用新溶剂萃取;⑥若因两种溶剂能部分互溶而发生乳化,可加入少量电解质(如氯化钠),利用盐析作用加以破坏。在两相比重相差很小时,也可加入食盐增加水相的密度;⑦滴加数滴表面活性更强的低级醇类如乙醇、戊醇,把原来的表面活性物质顶替,达到破乳的目的。

(3)适用范围:适用于分配系数差异较大的成分的分离,一般萃取 3~4 次即可。若亲水性成分不易转入有机溶剂层时,需增加萃取次数或更换萃取溶剂。

2. 逆流连续萃取法　逆流连续萃取法是利用两种互不相溶的溶剂相对密度的不同,以相对密度小的溶剂相作为移动相(或分散相),相对密度大的溶剂相作为固定相(或连续相),使移动相逆流连续穿过固定相,以交换溶质而达到分离的一种连续萃取技术。

(1)仪器装置:装置是由一根或数根的萃取管组成(萃取管的数目可根据分配效率的需要来决定),管内用小瓷环或小的不锈钢丝圈填充,以增加液-液萃取时的接触面积。见图 2-3。

(2)操作技术:将相对密度小的溶剂相作为移动相置于高位贮存器中,而相对密度大者则作为固定相置于萃取管内(例如用三氯甲烷从水提液中萃取脂溶性成分时,可将相对密度大的三氯甲烷作为固定相盛于萃取管内。而将相对密度小于三氯甲烷的水提取液贮于高位容器内),开启活塞,则高位贮存器中溶剂相在高位压力下流入萃取管,由于增加液滴上升的路程和在固定相中停留的时间,而且上升的液滴因遇瓷圈撞击分散成细滴,扩大了两相溶剂萃取的接触面积,增大萃取接触面积,两相溶剂在萃取管内可自然分层。最后,判断萃取是否完全,可取试样用色谱、显色反应或沉淀反应等进行检查。

(3)优缺点:逆流连续萃取法操作简便,萃取较完全,适合各种密度的溶剂萃取。此法克服了简单萃取法的操作麻烦,避免了乳化现象的发生。

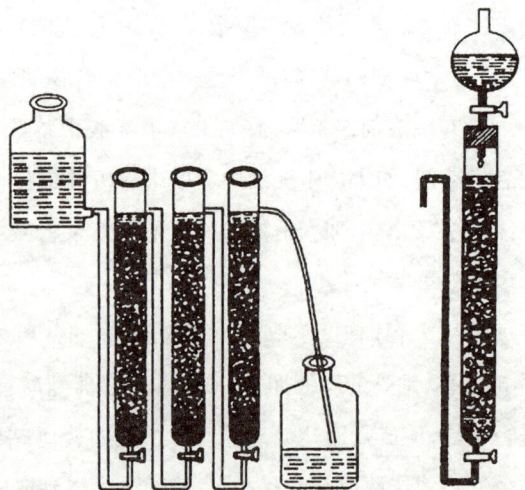

图 2-3　逆流连续萃取装置

3. **逆流分溶法** 逆流分溶法(counter current distribution, CCD) 是以分配定律为基础,将混合物经仪器操作,在两相溶剂系统中进行反复多次的振摇、静置、分离和转移等萃取步骤,使分配系数不同的成分达到分离的一种新型分离方法。CCD 法又称为逆流分配法、逆流分布法或反流分布法。

(1)仪器装置:较少的转移次数就能达到分离目的,可在分液漏斗内进行操作;如需进行多次液体转移时,多采用 Craig 逆流分溶仪。见图 2-4。

(2)工作原理:在多个分液漏斗中装入相对密度小的固定相,然后在 0 号漏斗中加入相对密度大的流动相,振摇使充分混合,静置分层后,分出流动相移入 1 号漏斗,并在 0 号漏斗中重新补加新鲜的流动相,分别充分振摇混合。重复上述操作反复多次,混合物

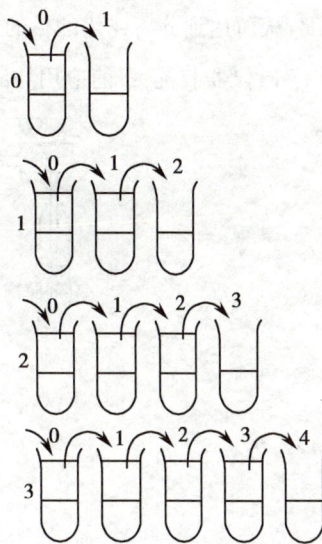

图 2-4 CCD 法的分离过程示意图

中各成分即在两相溶剂相对作逆流移动,由于各成分在两相溶剂中的分配系数不同而不断进行分配,经多次转移后,每一成分都应在某一管中有自己的最高浓度,从而达到分离目的。

(3)操作技术

1)操作技术是影响分离效果的重要因素:①操作前须将选定的两相溶剂系统充分振摇,使之充分混合后,放置,待两相溶剂完全分层后使用;②被分离混合物的浓度不宜过高,因为在稀溶液中其分配系数比较稳定,易达到理想的分离效果;③操作多采用两相溶剂等体积的方式进行;④分离操作结束后,通常可取试样(每管中两溶剂相的液体)用薄层色谱或纸色谱等方法检查,根据各管内两溶剂相中含有成分的情况合并相同部分。

2)溶剂系统的选择:两相溶剂系统的选择直接影响分离效果。适宜的溶剂系统需满足:①两相溶剂不相混溶;②混合物中各单一成分在溶剂系统中的分配系数差别较大;③含有溶质的两相溶剂加入混合物后能很快地分层,不易乳化。常用的溶剂有烷烃、苯、四氯化碳、三氯甲烷、乙醚、丙酮、乙酸乙酯、丁醇、乙醇、水、乙酸、无机酸、缓冲液等。缓冲液是分离酸性、碱性或两性化合物的良好溶剂。

(4)适用范围:CCD 法具有很强的分离混合物各组分的能力,特别适合于分离中等极性、分离因子较小及不稳定的物质,甚至对一些用色谱法不能分离的高分子化合物如多肽、蛋白质等都已进行成功分离。但此法不适于分离微量成分,试样极性过大或过小,以及分配系数受温度或浓度影响过大及易于乳化现象的溶剂系统。

(5)优缺点:CCD 法是一种高效率、多次、连续的两相溶剂萃取分离方法,具有操作条件温和,试样易于回收等优点,但操作较繁,消耗溶剂多,在大体积的溶剂中混合物中的微量成分易损失,而且反复多次振动溶剂系统易产生乳化现象。

4. **液滴逆流分配法** 液滴逆流分配法(droplet counter current chromatography, DCCC)又称液滴逆流色谱法,是在逆流分溶法的基础上改进的两相溶剂萃取法。其原理类似于逆流分溶法,利用混合物中各成分在两液相间的分配系数的差异,让移动相以液滴的形式通过固定相的液柱,实现逆流

分配,从而达到分离纯化的目的。

(1)仪器装置:目前应用的液滴逆流分配装置见图2-5,该装置由三个部分组成:

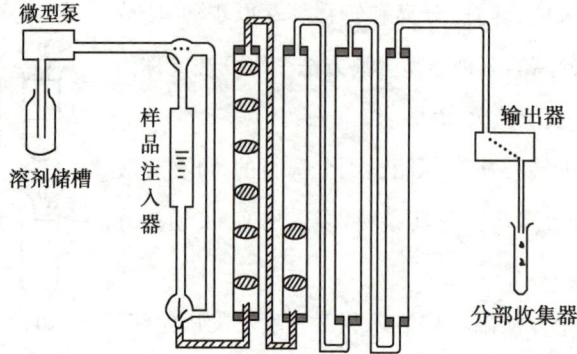

图2-5　液滴逆流层析装置示意图

1)输液部分:包括微型泵、移动相溶剂储槽和样品注入器。

2)萃取部分:由300~500根内径约2mm、长度为20~40cm的萃取管连接而成。

3)收集检出部分:包括输出器及分部收集器。

(2)操作技术

1)操作时,首先将选择好的两相溶剂中的固定相充入全部萃取管内,然后将待分离的样品溶于两相溶剂(1∶1)中,并从加样口注入,再由微型泵注入移动相,移动相在萃取管中形成液滴,固定相在液滴和管壁间形成薄膜与液滴接触,移动相与固定相不断地进行有效接触、摩擦形成新表面,促使溶质在两相溶剂中实现充分的分配,获得很好的分离效果。为避免被分离物质的氧化,在实际操作中可采用氮气驱动流动相。最后从萃取管中流出的移动相通过检出器进行分部收集,完成液滴逆流分配的全过程。

2)影响液滴逆流分配的主要因素:包括溶剂因素、送液速度、输液管口径,因为这些直接影响了能否形成大小适宜的移动相液滴及液滴间的间隔,从而影响分离效果。

3)溶剂系统的选择:与逆流分配法基本相同,但要求能在短时间内分离成两相,并能生成有效的液滴。

(3)适用范围:目前DCCC法已广泛用于皂苷、生物碱、酸性成分、蛋白质、糖类等天然产物的分离与精制,特别适用于皂苷类的分离,并取得良好的效果。并且如用氮气驱动移动相,此法还可用于易被氧化物质的分离。

(4)优缺点:此法使用溶剂较少,可定量回收试样,因不需振荡,故不会产生乳化现象,分离效果较CCD法好。缺点是影响因素较多,操作要求较高。

四、沉淀法

此法是将被分离物溶于某种溶剂中,再加入另外一种溶剂或试剂,使某种或某些成分析出沉淀,而某些成分保留在溶液中经过滤后达到分离的一种方法。可以使杂质沉淀析出,也可使欲得成分沉淀析出。采用沉淀法进行分离,若生成沉淀的是有效成分,则要求沉淀反应必须可逆;若沉淀物为杂质,则沉淀反应可以是不可逆反应。常用的沉淀法有下列几种:

（一）酸碱沉淀法

1.原理　此法是利用某些成分在酸（或碱）中溶解，继而又在碱（或酸）中生成沉淀的性质达到分离的方法。这种沉淀反应是可逆的，可使有效成分与其他杂质分离。此法适用于分离提纯酸性、碱性或两性有机化合物，如黄酮、蒽醌类酚酸性成分、一些生物碱、蛋白质等。

2.应用实例

（1）利用酸溶碱沉法分离某混合物中的游离生物碱。

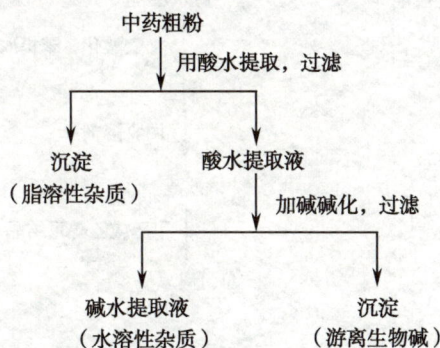

```
               中药粗粉
                 │ 用酸水提取，过滤
         ┌───────┴───────┐
       沉淀           酸水提取液
   （脂溶性杂质）          │ 加碱碱化，过滤
                  ┌───────┴───────┐
             碱水提取液         沉淀
           （水溶性杂质）    （游离生物碱）
```

如：粉防己中各类生物碱的提取分离。

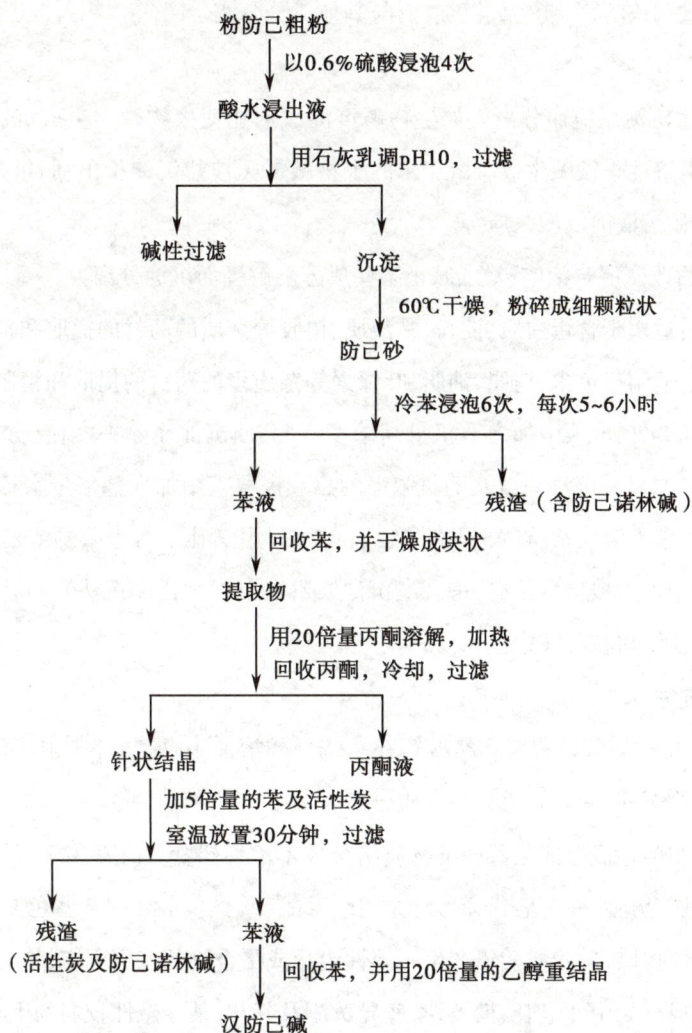

```
            粉防己粗粉
              │ 以0.6%硫酸浸泡4次
            酸水浸出液
              │ 用石灰乳调pH10，过滤
        ┌─────┴─────┐
     碱性过滤        沉淀
                      │ 60℃干燥，粉碎成细颗粒状
                    防己砂
                      │ 冷苯浸泡6次，每次5~6小时
        ┌─────────────┴─────────────┐
      苯液                    残渣（含防己诺林碱）
        │ 回收苯，并干燥成块状
      提取物
        │ 用20倍量丙酮溶解，加热
        │ 回收丙酮，冷却，过滤
    ┌───┴───┐
  针状结晶    丙酮液
    │ 加5倍量的苯及活性炭
    │ 室温放置30分钟，过滤
 ┌──┴──┐
残渣     苯液
（活性炭及防己诺林碱）  │ 回收苯，并用20倍量的乙醇重结晶
                    汉防己碱
```

（2）利用碱溶酸沉法分离某药材中含有的总游离蒽醌。

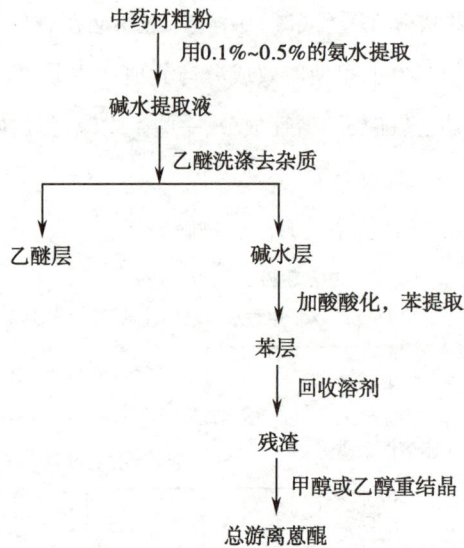

中药材粗粉
　　用0.1%~0.5%的氨水提取
碱水提取液
　　乙醚洗涤去杂质

乙醚层　　　　碱水层
　　　　　　　加酸酸化，苯提取
苯层
　　回收溶剂
残渣
　　甲醇或乙醇重结晶
总游离蒽醌

（二）试剂沉淀法

1. 原理　利用某成分能与某些试剂产生沉淀的性质或利用某些成分在不同溶剂中溶解度的差异，通过加入特定试剂或溶剂，使生成沉淀，而与其他成分分离。

2. 应用实例

（1）与试剂发生沉淀反应而分离。如生物碱沉淀试剂能使生物碱类生成沉淀自酸性溶液中析出；雷氏铵盐可与水溶性季铵碱生成难溶于水的生物碱雷氏铵盐沉淀析出；胆甾醇能与甾体皂苷生成沉淀；明胶、蛋白质溶液能沉淀鞣质等。

（2）加入试剂后改变混合液的极性、减小某些成分溶解度而沉淀分离。

①水提醇沉法：适用于含蛋白质、淀粉、黏液质、树胶等杂质的药材的提取和精制。

②醇提水沉法：适用于色素、树脂、油脂、叶绿素等杂质多的药材的提取和精制。

如在药材浓缩的水提取液中加入数倍量高浓度乙醇，使沉淀而除去多糖（如淀粉）、黏液质、蛋白质等水溶性杂质（水提醇沉法）；或在药材浓缩的乙醇提取液中加入数倍量水稀释，放置使沉淀而除去树脂、叶绿素等水不溶性杂质（醇提水沉法）；再如利用皂苷难溶于丙酮或乙醚的性质，在药材浓缩的乙醇提取液中加入数倍量乙醚（醇提醚沉法）或丙酮（醇提丙酮沉法），可使皂苷沉淀析出，而脂溶性的树脂等杂质则留在母液中。

（三）铅盐沉淀法

1. 原理　利用中性醋酸铅和碱式醋酸铅在水或稀醇溶液中，能与许多中药化学成分生成难溶性的铅盐或铅络合物沉淀，使有效成分与杂质分离。

中性醋酸铅能与酸性成分或某些酚类物质结合成不溶性铅盐。故常用于沉淀有机酸、蛋白质、氨基酸、黏液质、鞣质、树脂、酸性皂苷、部分黄酮苷、蒽醌苷、香豆素苷和某些色素等具有羧基、邻二酚羟基的酸性或酚性物质；碱式醋酸铅产生不溶性铅盐或络合物的范围更广，除上述物质外，还能沉淀某些大分子中性成分如中性皂苷、糖类，某些异黄酮及其苷，某些碱性较弱的生物碱等。

2. 操作过程

第一步：醋酸铅沉淀的形成。

通常将中药的水或醇提取液先加入中性醋酸铅溶液至不再沉淀为止，静置后滤出沉淀；再于滤液中加入碱式醋酸铅饱和溶液至不再发生沉淀为止。这样就得到中性醋酸铅沉淀物、碱式醋酸铅沉淀物及母液三部分。

第二步：脱铅处理。

脱铅的方法有三种，分别为硫化氢法、中性硫酸盐法和阳离子交换树脂法。阳离子交换树脂法脱铅快而彻底，但溶液中某些有效成分的阳离子也可能被交换到树脂上，造成吸附损失，且用于脱铅后的树脂再生困难；中性硫酸盐法常加入硫酸钠等中性硫酸盐，因生成的硫酸铅在水中有一定溶解度，故脱铅不彻底；硫化氢法脱铅最为常用，将铅盐沉淀悬浮于水或稀醇中，通入硫化氢气体，使其分解并使铅转为不溶性的硫化铅沉淀（脱铅），中药成分留在母液中，硫化氢法脱铅彻底，但脱铅液需通入空气或二氧化碳驱除干净剩余的硫化氢。

3. 应用实例

（1）槲树皮中槲皮苷的提取：槲树皮的乙醇提取液，先加入少量中性醋酸铅溶液，搅拌均匀，析出暗棕色沉淀，滤除沉淀（含大量杂质和少量槲皮苷），于滤液中继续加入中性醋酸铅溶液至不再产生橙黄色沉淀。过滤收集沉淀，洗净后，悬浮于乙醇中，通入硫化氢至铅盐全部分解，过滤，蒸干滤液，得黄色残渣，溶于热水中，滤除不溶物，放冷，槲皮苷即结晶析出。

（2）药材中蒽醌苷类的提取。

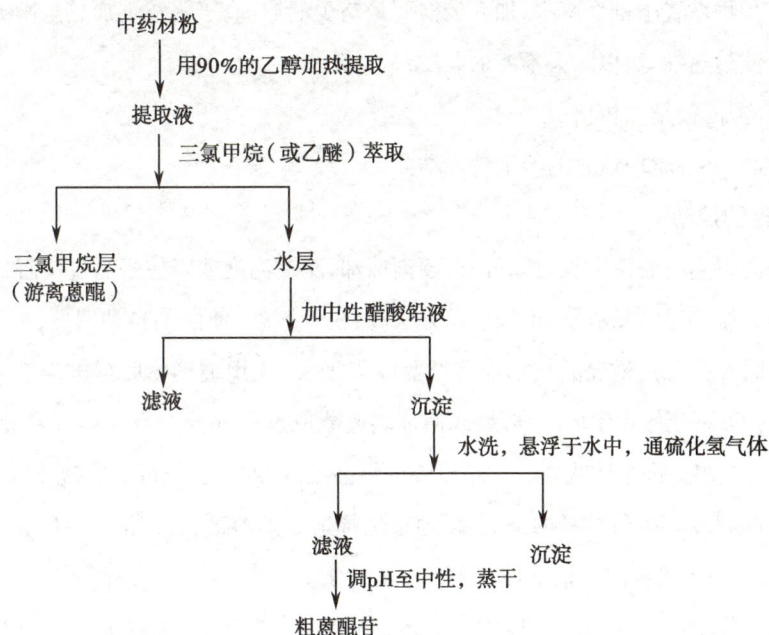

中药材粉
　↓用90%的乙醇加热提取
提取液
　↓三氯甲烷（或乙醚）萃取
├── 三氯甲烷层（游离蒽醌）
└── 水层
　　　↓加中性醋酸铅液
　　├── 滤液
　　└── 沉淀
　　　　　↓水洗，悬浮于水中，通硫化氢气体
　　　├── 滤液
　　　│　　↓调pH至中性，蒸干
　　　│　　粗蒽醌苷
　　　└── 沉淀

五、结晶与重结晶法

一般来说，中药化学成分在常温下多半是固体物质，常具有结晶的通性，因此，可根据溶解度的不同，用结晶法来达到分离、纯化、精制的目的。结晶法是实验室常用的成分纯化方法。但并不能利用结晶法直接进行提取液的分离和纯化,因为过多的杂质会干扰结晶的形成,甚至有时少量的杂质也会阻碍结晶的析出,因此,结晶前应尽可能地除去杂质。

（一）基本原理

结晶与重结晶法是利用混合物中各成分在不同温度溶剂中溶解度的不同来达到分离的方法。将不是结晶状态的固体物质处理成结晶状态的操作称为结晶;此时,形成的晶体一般还含有较多的杂质,将不纯的结晶进一步精制成较纯的结晶的过程称为重结晶。

（二）溶剂的选择

合适的溶剂是结晶的关键。所谓适宜的结晶溶剂,最好是在冷时对所要的成分溶解度小,而热时溶解度又较大的溶剂。溶剂的沸点亦不宜太高。一般常用甲醇、丙酮、三氯甲烷、乙醇、乙酸乙酯等。

制备结晶溶液也常采用混合溶剂。当选择不到适当的单一溶剂时,可选用两种或两种以上溶剂组成的混合溶剂,要求低沸点溶剂对被提纯物的溶解度大、高沸点溶剂对被提纯物的溶解度小,（这样在放置时,沸点低的溶剂较易挥发,比例逐渐减少易达到过饱和状态,利于结晶的形成）。选择溶剂的沸点不宜太高,要适中,可在60℃左右,（沸点太低溶剂损耗大,亦难以控制;太高则不便浓缩,同时不易除去）。一般常用的混合溶剂有乙醇-水、醋酸-水、丙酮-水、吡啶-水、乙醚-甲醇、乙醚-丙酮、乙醚-石油醚、苯-石油醚等。

（三）结晶分离技术

1. 一般操作过程

（1）将需结晶物质置于锥形瓶中,加入较需要量略少的溶剂,于水浴上加热至微沸;

（2）将热溶液趁热抽滤,以除去不溶的杂质;

（3）将滤液冷却,使结晶析出;

（4）滤出结晶,必要时用适宜的溶剂洗涤结晶。

2. 结晶条件的控制

（1）趁热过滤得到的滤液应长时间静置,逐渐冷却,避免温度骤降使析晶过快而带出杂质。

（2）若滤液久置仍无结晶析出,可采取的方法有:松动瓶塞,使溶剂自动挥发,可望得到结晶;或加入少量晶种(同种分子),诱导晶核形成使结晶立即增长;或用玻璃棒摩擦玻璃容器内壁,产生微小颗粒代替晶核,以诱导方式使形成结晶;或用玻璃棒蘸取过饱和液在空气中挥发除去部分溶剂后再摩擦玻璃器壁;或用少许干冰或置于冰箱以降低结晶温度;或加有机可溶性盐类盐析。

（3）因杂质的存在会阻碍结晶的形成,可通过选择适当的溶剂,或用活性炭除去有色杂质,或采用氧化铝、硅胶、硅藻土等吸附色谱法使杂质尽可能除去。

（4）有些化合物本身不易结晶,可将其制备成结晶性衍生物,如生物碱可制成盐,有机酸制成钾、钠、钙、铵盐,羟基化合物制成乙酰化衍生物或苯甲酰衍生物,羰基化合物可以制成脎类或腙类化合物等。分离后,再用化学方法处理使其恢复到原来化合物。

3. 结晶纯度的判断　结晶的纯度可由化合物的晶形、色泽、熔点和熔距、薄层色谱或纸色谱等作初步鉴定。一个单体纯化合物一般都有一定的熔点和较小的熔距,同时在薄层色谱或纸色谱中经

数种不同展开剂系统检定,也为一个斑点者,一般可以认为是一个单体化合物。

知识链接

1. 结晶法纯化甘草甜素

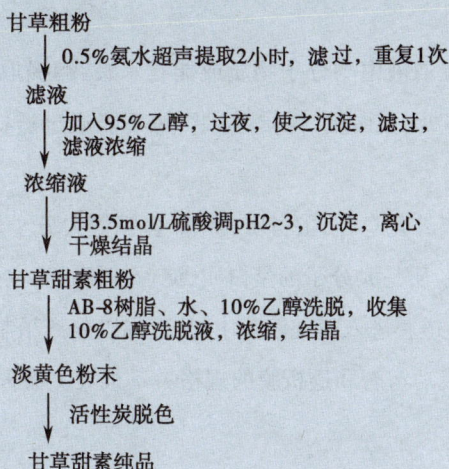

甘草粗粉
↓ 0.5%氨水超声提取2小时,滤过,重复1次
滤液
↓ 加入95%乙醇,过夜,使之沉淀,滤过,滤液浓缩
浓缩液
↓ 用3.5mol/L硫酸调pH2~3,沉淀,离心干燥结晶
甘草甜素粗粉
↓ AB-8树脂、水、10%乙醇洗脱,收集10%乙醇洗脱液,浓缩,结晶
淡黄色粉末
↓ 活性炭脱色
甘草甜素纯品

2. 结晶法提取蛇床子素和欧前胡素　蛇床子粗粉1kg,用5倍量乙醇浸泡3次,合并滤液,减压浓缩至少量,分为油层(深绿色)和水层(浅黄色),油层用石油醚萃取后放置,析出大量结晶,粗结晶反复用乙醇重结晶,得到7g白色块晶——蛇床子素。母液放置凝固后,以少量乙醇加热溶解,放置后析出大量粗晶,用无水乙醇反复重结晶,得到5g浅黄色块晶——欧前胡素。

六、其他分离技术

(一) 盐析法

1. **原理**　盐析法是在中药的水提液中,加入无机盐使之达一定的浓度,或饱和状态,可使提取液中的某些成分在水中溶解度降低而沉淀析出,从而与水溶性大的杂质分离。

2. **常作盐析的无机盐类**　包括氯化钠、硫酸钠、硫酸镁、硫酸铵等。其中,硫酸铵具有盐析能力强、饱和溶液浓度大、溶解度受温度影响小、不引起蛋白质变性等优点而多用于蛋白质等高分子物质的盐析分离。

3. **应用**　例如把硫酸镁加入到三七的水提液中至饱和状态,可使三七皂苷乙成分沉淀析出,从而达到提取分离的目的;从黄藤中提取掌叶防己碱,三颗针中提取小檗碱在生产上都是用氯化钠或硫酸铵盐析制备。有些成分如原白头翁素、麻黄碱、苦参碱等水溶性较大,在提取时,往往先在水提取液中加入一定量的氯化钠,再用有机溶剂萃取。

此法特别适用于分离提纯蛋白质等高分子物质。通过调节硫酸铵的浓度,可达到分离各种蛋白质的目的。

适宜盐析蛋白质的盐析条件有:

(1)需加入较大浓度的盐,才能有效降低蛋白质的溶解度;

（2）适当调节溶液的 pH，使接近蛋白质的等电点；

（3）适当稀释蛋白质溶液至 2.5%～3.0%，避免共沉作用；

（4）当分离对温度敏感的蛋白质和酶时，最好在 4℃进行，并要求操作迅速。

盐析后，滤液和沉淀物均混入无机离子，可用透析法或离子交换法进行脱盐处理。

（二）透析法

1. 原理　透析法是利用提取液中小分子物质或能在水、乙醇提取液中解离成离子的物质可通过透析膜，而大分子物质（如多糖、蛋白质、鞣质、树脂等）不能通过透析膜的性质，来达到分离的一种方法。

2. 应用　此法常用于分离纯化皂苷、蛋白质、多肽、多糖等大分子成分，以除去无机盐、单糖、双糖等小分子杂质。反之，如果杂质是大分子的蛋白质、淀粉、树脂等，也可用此法将其留在半透膜内，而将小分子的所要成分通过半透膜进入膜外溶液中，从而加以分离精制。

3. 常用的透析膜　透析成功与否和透析膜的规格关系很大。需根据欲分离成分的分子量大小来选择。常用的有：

（1）动物膀胱膜：需经水洗涤，乙醚脱脂处理；

（2）火棉胶膜：将火棉胶加乙醚或无水乙醇溶解，铺于玻璃板上，干燥后放入水中制成；

（3）羊皮纸膜：将优质滤纸浸入 50% H_2SO_4 中，15～60 秒后，取出，铺于玻璃板上，水洗净；

（4）再生纤维素膜：将市售玻璃纸铺于平面玻璃板上，用 60% $ZnCl_2$ 溶液浸泡 10 秒后，倾去浸泡液，用稀 HCl 洗，再用水洗净；

（5）玻璃纸膜：市售的玻璃纸可直接使用；

（6）蛋白胶膜：用 20%明胶溶液涂于细布上，阴干后放入水中，加甲醛溶液固化。

4. 操作技术

（1）将浓缩的中药水提液或乙醇提取液缓缓加入透析膜袋中，防止膜破裂，悬于盛有蒸馏水的容器内，水浴加温透析，并保持一定液面。装置见图 2-6。透析过程中经常更换透析袋外的蒸馏水，以保持膜内外有较大浓度差。

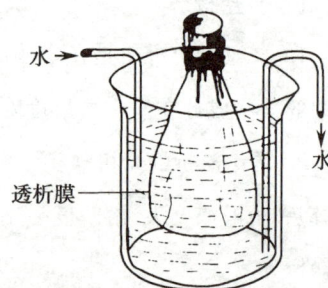

图 2-6　透析法示意图

（2）应用透析法去除鞣质时，可在中药提取液中加入适量明胶溶液，使其与鞣质结合成大分子而不易透过透析膜。但提取液中若含有黄酮、蒽醌类成分，则不宜加入明胶溶液。

（3）透析速度不仅取决于透析膜孔径的大小、溶液的温度及透析膜两侧溶液的浓度差等因素还与溶液的电荷有关。因此为加快透析速度，可采用电透析的方法，即在近透析膜两旁处放置两个电极，通电后使带电荷离子的透析速度增加 10 倍以上。

（4）判定透析是否完全，可用定性反应检查膜内药液有效成分或指标成分。

知识链接

分离纯化发展中的新技术——超滤技术

超滤技术是膜提取分离技术的一种，是根据分子量的差异，选择一定截留分子量的膜除去杂质，富集有效部位或有效成分的分离方法。近年来，以其高效、节能和绿色等特点，在中药提取分离中被广泛应用。超滤技术耗能低，分离效率高，可用于热敏性物质的分离。例如用于注射液、口服液的澄清、不同分子量的截留、有效成分的分离纯化等方面。如超滤技术用于生脉散、生脉饮、丹参、四逆汤、伸筋草、黄芩苷等中药及制剂的分离纯化。

（三）分馏法

1. 原理 分馏法是用以分离液体混合物的一种方法，利用混合物中各成分的沸点不同，在分馏过程中产生高低不同的蒸气压，以收集到不同温度的馏分，从而达到分离的目的。分馏法是将多次蒸馏的复杂操作在一支分馏柱中完成。一般情况下，液体混合物沸点相差100℃以上时，可用反复蒸馏法；沸点相差25℃以下时，需用分馏柱；沸点相差越小，则需要的分馏装置越精细。对于完全能够互溶的液体系统，即可利用各成分沸点的不同而采用分馏法，中药化学成分的研究工作中，挥发油及一些液体生物碱的分离即常用分馏法。

2. 应用 在天然产物有效成分研究中，挥发油及一些液体生物碱的分离常用此法。

3. 仪器装置 其中分馏柱的作用是增加上升蒸气在到达冷凝管以前与回流的冷凝液的接触面积，进行充分的热交换，在分馏柱内可装入特制的填料以提高分馏效率。实验室常用的分馏柱有刺形分馏柱和填充式分馏柱。见图2-7。

4. 操作技术 操作时将待分馏的试样放入圆底烧瓶中，加入沸石，安装好装置后，在分馏柱的外围可用石棉绳或其他保温材料包住，选择合适的热浴加热。当瓶内液体一开始沸腾时，就要注意调节温度，使蒸气缓慢升入分馏柱。当蒸气到达柱顶时，可将热源温度适当调小，使蒸气未进入支管即被全部冷凝回流（使气液热交换进行充分），维持此状态5分钟

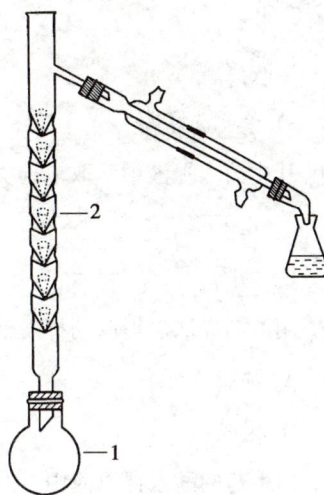

图2-7 简单分馏装置
1. 烧瓶 2. 分馏柱

后，将热源温度调大，使有馏出液滴出，控制速度为每2~3秒钟流出一滴。待低沸点组分蒸完后，再逐渐升温，当有第二个组分蒸出时，会产生沸点的迅速上升。如此进行操作，使不同沸点的组分逐一分馏出来。

知识链接

分子蒸馏技术

　　分子蒸馏也称短程蒸馏，是一种在高真空度条件下进行分离操作的连续蒸馏过程。 由于在分子蒸馏过程中操作系统的压力只有0.133Pa，混合物可以在远低于常压沸点的温度下挥发，另外组分在受热情况下停留时间很短（0.1～1秒），因此，该过程已成为分离目的产物最温和的蒸馏方法。 特别适合分离低挥发度、高沸点、热敏性和具有生物活性的物料。 目前主要用于芳香油的精制和天然维生素 E 的提纯。 例如分子蒸馏技术在桂皮油、玫瑰油、广藿香油的提纯过程中都取得了其他传统技术难以达到的效果。

点滴积累 ∨

1. 常压蒸馏用于低沸点溶剂的回收，减压蒸馏用于高沸点溶剂的回收。

2. 两相溶剂萃取法分离成分时，混合物中各成分的分配系数相差越大，分离效果越好。

3. 水提醇沉沉淀的是淀粉、树胶、黏液质、蛋白质等成分。

4. 结晶法是分离纯化固体成分的重要方法，可获得较纯的单体。

目标检测

一、选择题

（一）单项选择题

1. 从中药水提液中萃取皂苷类成分,常加入下列溶剂中的(　　　)

　　A. 正丁醇　　　　　　　　B. 乙醚　　　　　　　　C. 乙酸乙酯

　　D. 丙酮　　　　　　　　　E. 三氯甲烷

2. 用溶剂提取法提取的挥发油,含的主要杂质是(　　　)

　　A. 油脂　　　　　　　　　B. 黏液质　　　　　　　C. 树胶

　　D. 果胶　　　　　　　　　E. 蛋白质

3. 向中药的酸水提取液中,加入碱水,沉淀出的是(　　　)

　　A. 游离生物碱　　　　　　B. 苷类　　　　　　　　C. 叶绿素

　　D. 树脂　　　　　　　　　E. 鞣质

4. 结晶法分离混合物的原理是利用(　　　)

　　A. 混合物的熔点不同　　　B. 混合物的密度不同　　C. 溶剂的极性不同

　　D. 溶剂的沸点不同　　　　E. 混合物的溶解度不同

5. 下列成分中可被醇提水沉法沉淀的是(　　　)

　　A. 淀粉　　　　　　　　　B. 蛋白质　　　　　　　C. 多糖

　　D. 树脂　　　　　　　　　E. 树胶

6. A、B 两物质在三氯甲烷－水中的分离因子为100,则两者基本分离需要萃取(　　　)

A. 10 次　　　　　　　B. 100 次　　　　　　C. 1 次

D. 20 次　　　　　　　E. 30 次

7. 被提纯的有效成分要求在结晶溶剂中溶解度(　　)

　A. 热时大,冷时小　　　B. 冷热均大　　　　C. 冷热均小

　D. 冷时大,热时小　　　E. 没有规律

8. 下列分离方法中,(　　)不属于常规分离方法

　A. 萃取法　　　　　　　B. 色谱法　　　　　　C. 沉淀法

　D. 结晶法　　　　　　　E. 分馏法

9. 下列成分中可被水提醇沉法沉淀的是(　　)

　A. 淀粉　　　　　　　　B. 生物碱盐　　　　　C. 无机盐

　D. 树脂　　　　　　　　E. 鞣质

10. 利用在两相溶剂中分配系数不同进行分离的方法是(　　)

　A. 萃取法　　　　　　　B. 结晶法　　　　　　C. 沉淀法

　D. 色谱法　　　　　　　E. 分馏法

(二) 多项选择题

1. 可被醇提水沉法沉淀的是(　　)

　A. 淀粉　　　　　　　　B. 油脂　　　　　　　C. 多糖

　D. 树脂　　　　　　　　E. 叶绿素

2. 能用 pH 梯度萃取法进行分离的成分有(　　)

　A. 蒽醌类　　　　　　　B. 黄酮类　　　　　　C. 生物碱类

　D. 糖类　　　　　　　　E. 无机盐

3. 可被水提醇沉法沉淀的是(　　)

　A. 淀粉　　　　　　　　B. 叶绿素　　　　　　C. 多糖

　D. 树脂　　　　　　　　E. 果胶

4. 用溶剂从中药中提取化学成分的方法是(　　)

　A. 升华法　　　　　　　B. 萃取法　　　　　　C. 渗漉法

　D. 回流法　　　　　　　E. 煎煮法

5. 下列属于常规分离技术的是(　　)

　A. 回流法　　　　　　　B. 萃取法　　　　　　C. 沉淀法

　D. 结晶法　　　　　　　E. 系统溶剂分离法

二、名词解释

1. 系统溶剂分离法

2. 分配系数

3. 两相溶剂萃取法

4. 沉淀法

三、简答题

1. 中药中有效成分的分离方法有哪些？其中最常用的方法是什么？

2. 两相溶剂萃取法的原理是什么？如何选择萃取溶剂？

3. 举例说明何谓"碱溶酸沉法"？何谓"酸溶碱沉法"？

4. 醇提水沉法和水提醇沉法的沉淀范围各是什么？

5. 结晶与重结晶技术的关键是什么？怎样选择合适的结晶溶剂？

四、综合题

某中药材粗粉的热水提取液中含有游离生物碱、生物碱盐、叶绿素、皂苷、酚性苷元,试设计萃取流程进行分离(要求用流程图表示)。

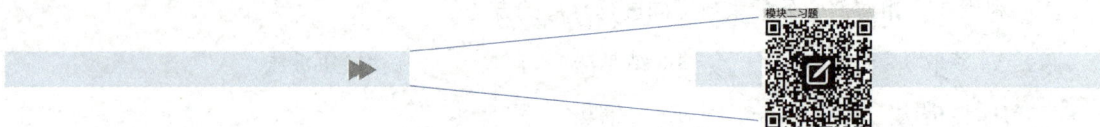

实训一 常规分离技术——萃取

【实训目的】

理解萃取法的原理,熟练掌握萃取法的操作要点。

【实训原理】

萃取法是利用混合物中各种成分在两种互不相溶(或微溶)的溶剂相中分配系数的差异而达到分离的目的。根据分配定律,在一定的温度和压力下,某物质溶解在两种互不相溶的溶剂中,当达到动态平衡时,该物质在两种溶剂相中的浓度之比为一常数,称为分配系数(K),可用下式表示:

$$K = C_U / C_L$$

K:表示分配系数;C_U:表示溶质在上相溶剂中的浓度;C_L:表示溶质在下相溶剂中的浓度。

【实训材料】

分液漏斗、烧杯、玻璃棒、水、三氯甲烷、墨水、对氨基偶氮苯。

【实训步骤】

1. 检查分液漏斗,是否漏气、漏液,在下端玻璃塞上涂布凡士林油。

2. 关闭下端玻璃塞,向分液漏斗中加入 50ml 水,滴加 1~2 滴墨水,关闭上端玻璃塞,同时封闭通气孔,同方向振摇,使溶液混匀。

3. 向烧杯中加入 50ml 三氯甲烷,再加入少许对氨基偶氮苯,用玻璃棒进行搅拌使对氨基偶氮苯溶于三氯甲烷中。

4. 将对氨基偶氮苯的三氯甲烷溶液倒入分液漏斗中,关闭上端玻璃塞,同时封闭通气孔,同方向振摇几次,每次振摇后要旋开下端的玻璃塞,将有机溶剂因振摇产生的蒸汽放掉。如图2-8所示。

5. 将分液漏斗竖起,会看到两种溶剂间有明显界面,且三氯甲烷层因溶有对氨基偶氮苯而显黄色,水层因溶有墨水而显蓝色。

6. 置铁架台上,打开上端通气孔,打开下端活塞,将三氯甲烷层由下端放掉,水层由上端放掉。如图2-9所示。

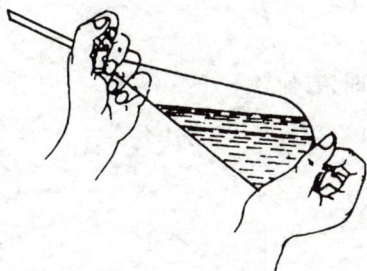

图2-8 萃取示意图(一)

图2-9 萃取示意图(二)

【实训检测】

1. 若用下列溶剂(乙醚、三氯甲烷、丙酮、己烷、苯)萃取水溶液,它们将在上层还是下层?

2. 怎样正确使用分液漏斗?怎样进行萃取?怎样才能使两层液体尽可能分离完全?

实训二 常规分离技术——结晶与重结晶法

【实训目的】

1. 学习利用结晶与重结晶法提纯甘草甜素的原理和方法。

2. 掌握抽滤、热滤操作和滤纸折叠的方法。

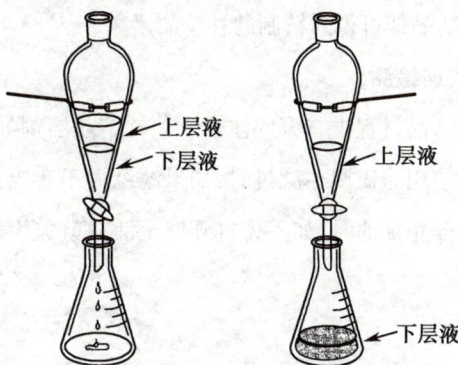

ER-2-3

减压抽滤的操作

【实训原理】

利用混合物中各组分在某种溶剂中的溶解度不同,或在同一溶剂中不同温度时的溶解度不同,而使其相互分离。

【实训材料】

热滤漏斗、烧杯、玻璃棒、普通漏斗、脱脂棉、电炉、95%乙醇、10%乙醇、抽滤瓶、布氏漏斗、滤纸。

【实训步骤】

用水与稀乙醇结晶与重结晶甘草甜素。

（一）甘草甜素的提取

1. 首先将30g甘草切细,然后加100ml的水浸泡2天。将浸泡好的浸提液滤过,分别得到滤液和滤渣。

2. 再往滤渣中加入50ml的冷水浸泡12小时,再次滤过得到滤液。合并两次滤液。

（二）甘草甜素的精制

1. 对所得到的滤液进行蒸发浓缩,冷却后,向浓缩液中加入 95%乙醇 80ml 并在低温下放置 2 天。

2. 然后将乙醇提取液滤过,滤液再次蒸发浓缩,得到黑褐色黏稠状抽提液。

3. 甘草提取液再次浓缩干燥后生成甘草甜素粗结晶,最后将此粗结晶在 10%乙醇 80ml 溶液中进行重结晶即可得到精制的甘草甜素。

【实训检测】

1. 结晶过程中有哪些注意事项? 结晶溶剂如何选择?

2. 使用布氏漏斗滤过时,如果滤纸大于布氏漏斗瓷孔面时,有什么不好?

3. 停止抽滤时,如不先打开安全活塞就关闭水泵,会有什么现象产生,为什么?

（杨　红）

模块三

中药中化学成分的色谱分离技术

模块三PPT

导学情景 ∨

情景描述:

    20 世纪初，俄国植物学家 Tsweet 将碳酸钙固体粉末装入竖立的玻璃管中，从顶端倒入植物色素的石油醚浸出液，并用石油醚连续洗脱，结果在柱中出现了颜色不同的色带，植物色素在碳酸钙中实现分离。因此，Tsweet 将这种方法命名为色谱法（chromatography）。

学前导语:

    色谱法是目前广泛应用的分离纯化和鉴定化合物的一种有效方法。具有试样用量少、分离效率高的特点。用一般方法无法分离的化合物，如中药中结构相似、性质相近的成分，使用色谱法往往能获得很好的分离效果。随着色谱理论的逐渐发展，结合电子学、光学、计算机技术的发展和应用，色谱技术亦日趋仪器化、自动化和高速化，现已逐渐成为化学领域中一个重要的分离、分析工具。本模块将重点学习色谱法的原理、操作技术及实际应用。

    色谱法是一种现代的物理化学分离分析技术，又称为层析法、色层法或层离法。因其具有强大的分离能力、众多的分离模式和灵活的检测手段，色谱技术被广泛应用于化工、医药、生化和环境保护等领域。尤其适用于中药中化学成分的分离、精制、定性和定量检测。近年来，色谱分离技术发展迅速，分离技术也逐步实现仪器化、自动化和高速化，已成为化学领域一个重要的分离、分析工具。

    色谱法按原理不同，可分为吸附色谱、分配色谱、离子交换色谱和凝胶过滤色谱；按操作形式不同，可分为薄层色谱（thin layer chromatography，TLC）、纸色谱（paper chromatography，PC）、柱色谱（column chromatography，CC）；按流动相不同，可以分为液相色谱（liquid chromatography，LC）、气相色谱（gas chromatography，GC）和超临界流体色谱（super critical fluid chromatography，SFC）。根据色谱法分离原理不同，可将其分为以下几类。

一、吸附色谱技术

吸附色谱主要是指以固体吸附剂作为固定相，以液体作为流动相的液-固色谱分离技术。

（一）基本原理

    吸附色谱是利用吸附剂对中药中各种成分吸附能力的差异，以及展开剂对各成分解吸附能力的不同，使各成分实现分离。吸附剂的吸附作用主要有固体表面的作用力、氢键络合、静电引力、范德华力等。吸附剂对各成分吸附能力的大小主要取决于吸附剂本身的结构和性质，被吸附成分的结构和性质以及展开剂的极性大小。

吸附剂对被分离成分的吸附能力越强,被分离成分吸附得越牢固,在色谱中移动的速度越慢,反之移动的越快。若所用的吸附剂和展开剂固定时,吸附力的大小主要取决于被分离成分的性质,被分离成分吸附的越牢固,展开的速度就慢,反之展开的速度快,据此可以将极性不同的化合物分离。

（二）构成要素

吸附色谱构成要素有被分离成分、吸附剂（固定相）及展开剂（流动相或洗脱剂）。

1. 吸附剂 作为吸附剂要有较大的表面积和适宜的活性,与流动相溶剂及被分离各成分不发生化学反应,颗粒均匀,在所用溶剂中不溶解。

吸附剂有亲脂性吸附剂和亲水性吸附剂两类,活性炭属于亲脂性吸附剂;硅胶、氧化铝等属于亲水性吸附剂。亲脂性吸附剂对极性小的化合物吸附能力强,亲水性吸附剂对极性大的化合物吸附能力强。其中硅胶、氧化铝柱色谱在实际工作中用得最多。

(1)硅胶:吸附机制是硅胶中的硅醇基与某些化合物形成氢键,游离硅醇基数目的多少决定了硅胶吸附作用的强弱。硅胶是一种呈微酸性的多孔性物质,常用 $SiO_2 \cdot xH_2O$ 表示,为硅氧烷交联结构,属于极性吸附剂。适用于中性或酸性成分的分离。

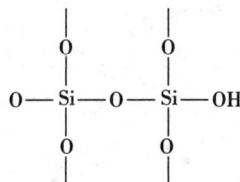

硅氧烷交联结构

常用薄层色谱用硅胶主要有硅胶 H(不含黏合剂)、硅胶 G(含黏合剂煅石膏)、硅胶 GF_{254}(含煅石膏和一种无机荧光剂)。硅胶 GF_{254} 是在 254nm 紫外光照射下呈强烈黄绿色荧光背景,便于斑点的呈现。柱色谱用硅胶通常以 100 目为宜,如采用加压柱色谱,还可以采用更细的颗粒,甚至直接采用薄层色谱规格,其分离效果可以大大提高。

硅胶的吸附能力与含水量关系密切,含水量越大,吸附能力越弱,为提高亲水性吸附剂的吸附能力,必须去除所含水分。在一定温度下加热去除水分提高吸附剂的吸附能力,使其活性增高的过程称为吸附剂的活化。反之,在吸附剂中加入一定量的水分,降低其活性的过程称为去活化。吸附剂的活性根据含水量的多少分为 5 个活性级别（Ⅰ级、Ⅱ级、Ⅲ级、Ⅳ级和Ⅴ级）。活性级别越小,含水量越少,吸附能力越强;活性级别越大,含水量越多,吸附能力就越弱。

硅胶极易吸水,当吸水量超过 17% 时,吸附力极弱,不能用作吸附剂。当硅胶加热到 100～120℃时,即可除去绝大多数硅醇基上吸附的水,重新显示吸附活性。但需注意硅胶加热到 170℃时,有部分硅醇基发生不可逆脱水从而彻底失去吸附活性,因此硅胶的活化不宜在过高温度下进行。

(2)氧化铝:色谱用氧化铝有碱性(pH 9.0)、中性(pH 7.5)和酸性(pH 4.0)三种,属极性吸附剂,吸附能力比硅胶稍强。其中,中性氧化铝适用于醛类、酮类、萜类、生物碱、皂苷等中性或对酸碱不稳定成分的分离;酸性氧化铝适用于有机酸、氨基酸等酸性成分以及对酸稳定的中性成分的分离;碱性氧化铝适用于碱性和中性成分的分离。其中,中性氧化铝应用最为广泛。

2. 洗脱用溶剂(展开剂)　色谱用的洗脱溶剂应具备纯度高,与试样、吸附剂不发生化学反应,对被分离成分有适当的溶解度,黏度小,易挥散等条件。

(1)种类:常用的溶剂均可作为洗脱溶剂使用。如正丁醇、乙酸乙酯、三氯甲烷、甲醇、乙醇等有机溶剂,以及极性溶剂水。洗脱用溶剂通常是一种或两种及两种以上的溶剂组成的溶剂系统。

(2)解吸附能力:洗脱用溶剂的主要作用是解吸附,其解吸附能力的大小与吸附剂和被分离成分的性质有关。当选用硅胶或氧化铝等亲水性吸附剂时,洗脱用溶剂的解吸附能力与极性成正比,即被分离成分的极性大,洗脱用溶剂的极性也要大,否则被分离成分就不能随着洗脱溶剂移动而分离。反之,被分离成分的极性小,就应当选择极性小的溶剂作洗脱溶剂。

3. 被分离成分　若用亲水性吸附剂,对极性大的被分离成分吸附能力强,比较难于洗脱,洗脱的速度慢。反之,对极性小的被分离成分吸附能力弱,比较容易洗脱,洗脱的速度快。

被分离成分极性大小与其结构密切相关。分子中母核相同,极性基团越多,极性越大;分子中双键及共轭双键越多,极性越大;同系物中,分子量越小,极性越大;在同一母核中不能形成分子内氢键的化合物比能形成分子内氢键的化合物的极性大。

常见的取代基极性大小顺序:烷基($—CH_2—$)<烯基($—CH =CH—$)<醚基($R—O—R'$)<硝基($—NO_2$)<二甲胺基$[—N(CH_3)_2]$<酯基($—COO—$)<酮基($—CO—$)<醛基($—CHO$)<巯基($—SH$)<氨基($—NH_2$)<酰胺基($—NHCO—$)<醇羟基($—OH$)<酚羟基($Ar—OH$)<羧基($—COOH$)。

知识链接

洗脱用溶剂的选择

　　硅胶、氧化铝吸附色谱中洗脱用溶剂的极性宜逐步增加,但跳跃不能太大。实践中多用混合溶剂,并通过调节比例以改变极性,达到洗脱分离物质的目的。一般混合溶剂中强极性溶剂的影响比较大,故不可随意将极性差别很大的两种溶剂组合在一起使用。实验室中最常用的极性由小到大的混合溶剂组合,如己烷-苯、苯-乙醚、苯-乙酸乙酯、三氯甲烷-乙醚、三氯甲烷-乙酸乙酯、三氯甲烷-甲醇、丙酮-水、甲醇-水。

(三)操作技术

吸附色谱按照操作方式不同分为薄层色谱法和柱色谱法。

1. 薄层色谱法　吸附薄层色谱可用于化学成分的分离、定性、定量检查,同时为其他的分析手段提供一定的分离依据。其操作步骤如下:

(1)薄层板的制备:吸附薄层板按制备过程中是否加入黏合剂分为硬板和软板。

硬板的制备:又称湿法铺板。将吸附剂、黏合剂等按一定比例混合,均匀铺在一块玻璃板上,铺好的薄层板自然干燥后再活化备用。硬板由于机械强度好而被广泛采用。常用的有硅胶 G 板和硅胶 CMC-Na 板,黏合剂分别为煅石膏(G)、羧甲基纤维素钠(CMC-Na)。

ER-3-1

薄层色谱板
的制备

软板的制备:又称干法铺板。直接将一定规格活化后的吸附剂倒在玻璃板上,用特制的玻璃棒铺成均匀的薄层。软板制备时,吸附剂用量要适量,用玻璃棒推制时用力要均匀,制成表面平整、厚薄均匀的薄层板。

(2)点样:将试样溶于少量溶剂中用毛细管或微量注射器把试样溶液点在薄层板上的操作。操作时需注意,配制样品的溶剂与展开剂极性相近,易挥发,吸取样液的毛细管管口要平整,点样位置距薄层板底 1~1.5cm 处,斑点直径不超过 2~3mm,点样量适中。

(3)展开:待点样溶剂挥散后,将薄层板放入盛有展开剂的密闭容器中,进行展开分离的过程。即将盛有展开剂的容器密闭饱和一段时间后,再放入薄层板,放薄层板时不要浸没原点,溶剂展开至薄层板的 3/4 高度即要取出,标记溶剂前沿,挥干溶剂。展开方法一般用上行法。

(4)显色:将挥去溶剂的薄层板在日光、紫外灯或荧光灯下观察斑点的位置,圈出斑点,喷显色剂使斑点呈色的过程。对于已知类型的成分可选择专属显色剂,未知成分一般可选用碘蒸气熏或喷 5%浓硫酸-乙醇液显色。喷显色剂要细而均匀,具腐蚀性的显色剂只能用在硅胶 G 板上。

(5)计算比移值:比移值(R_f 值)表示的是某一化合物经过展开后在薄层板上的相对位置。计算方法是原点到色斑中心的距离除以原点到溶剂前沿的距离,或为斑点移动的距离与溶剂移动的距离之比。R_f 值越大表示该化合物展开的速度越快;反之,展开速度慢。

ER-3-2

薄层色谱板的操作技术

2. 柱色谱法 柱色谱法是一种将分离材料装入柱状容器中,以适当洗脱液进行洗脱而使不同成分得到分离的色谱分离方法,也是中药化学成分研究中常用的方法。柱色谱法分离样品量大,大多数情况下均为制备性分离(见图3-1)。

其操作步骤如下:

(1)装柱:包括干法装柱和湿法装柱两种。

1)干法装柱:直接用小漏斗将吸附剂均匀装入柱内的方法。

2)湿法装柱:将吸附剂装入盛有洗脱液的柱内;或将吸附剂与洗脱液混合成混悬液再装入柱中。

操作要点:装柱前柱底要垫一层脱脂棉以防吸附剂外漏;干法装柱时要用橡皮槌轻轻敲打色谱柱,使吸附剂装填连续均匀、紧密,然后用洗脱剂洗脱并保持一定液面;湿法装柱时注意打开下端活塞,洗脱剂始终保持有一定的液面高度。

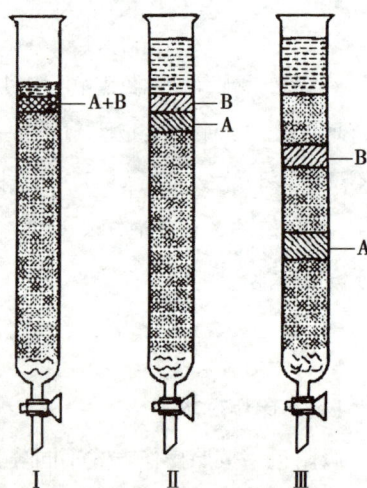

图 3-1 吸附柱色谱分离过程示意图

(2)上样:将试样溶于少量的洗脱剂中加到色谱柱顶端的操作。

操作要点:将试样溶于开始的洗脱剂中制成体积小、浓度高的溶液;加样时注意沿着柱内壁慢慢加入,始终保持吸附剂上表面平整;加样量为吸附剂的 1/60~1/30。

(3)洗脱:将洗脱剂不断加入色谱柱内进行成分分离的操作过程。

操作要点:吸附柱色谱溶剂系统可通过 TLC 进行筛选,一般 TLC 展开时使组分 R_f 值达到 0.2~0.3 的溶剂系统,可选用为柱色谱分离相应组分的最佳溶剂系统。采用梯度洗脱,收集洗脱液。

（4）收集：洗脱液的收集根据具体情况而定，如果试样中各成分为有色带，可分别收集各色带；如果试样中各成分无色，常采用等份收集。

洗脱后所得的各组分洗脱液分别进行适当的浓缩，经薄层色谱或纸色谱检测，合并相同流分，回收溶剂，再做进一步处理。

二、聚酰胺吸附色谱技术

聚酰胺吸附属于氢键吸附，是一种用途十分广泛的分离方法，极性物质与非极性物质均适用，特别适合分离酚类、醌类等化合物。

（一）聚酰胺的性质及吸附原理

色谱用聚酰胺均为高分子聚合物，不溶于水、甲醇、乙醇、三氯甲烷及丙酮等常用有机溶剂，对碱较稳定，对酸（尤其是无机酸）稳定性差，可溶于浓盐酸、冰乙酸及甲酸。一般认为，聚酰胺分子内存在的许多酰胺基能与酚类的羟基、酸类的羧基及醌类的醌基形成氢键而产生吸附（见图 3-2）。

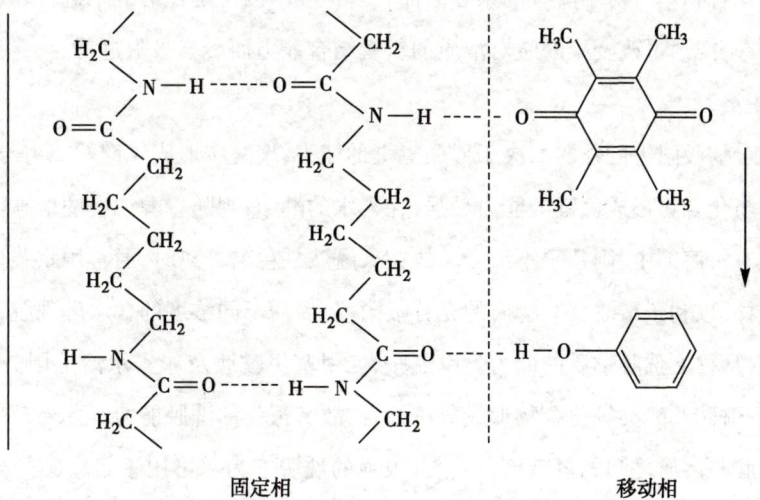

固定相　　　　　　　移动相

图 3-2 聚酰胺吸附色谱的原理

（二）被分离成分

一般认为，聚酰胺色谱是通过分子中的酰胺羰基与酚类化合物的酚羟基，或酰胺键上的游离胺基与醌类、脂肪羧酸上的羧基形成氢键缔合而产生吸附，因此，吸附强弱则取决于被分离成分与之形成氢键缔合的能力。通常在含水溶剂中大致有以下规律：

1. 与聚酰胺形成氢键基团数目越多，则吸附力越强。如：间苯三酚>间苯二酚>苯酚。

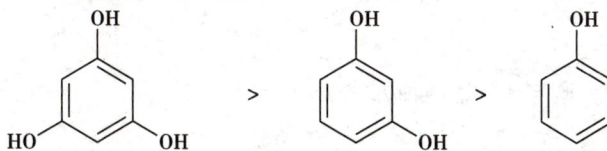

2. 与聚酰胺形成氢键的位置不同，被聚酰胺吸附的强弱也不同。如酚羟基处于对位及间位的吸附力大于邻位。

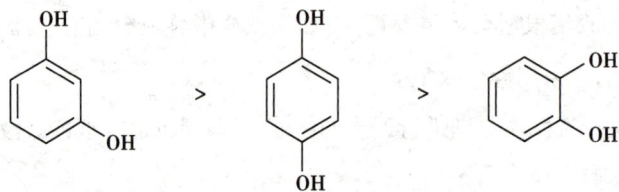

3. 分子中芳香化程度越高,吸附性越强;反之,则减弱。

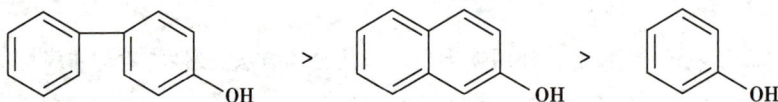

4. 易形成分子内氢键者,其在聚酰胺上的吸附相应减弱。

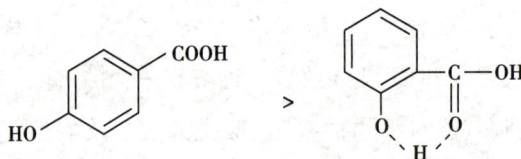

以上是仅就化合物本身对聚酰胺的亲和力而言。但吸附因为是在溶液中进行,故溶剂也会参与吸附剂表面的争夺,或通过改变聚酰胺对溶质的氢键结合能力而影响吸附过程。

(三)洗脱用溶剂

聚酰胺对化合物吸附力的强弱取决于形成氢键的能力,聚酰胺形成氢键的能力与溶剂有关。一般聚酰胺在水中与化合物形成氢键的能力最强;在含水的醇中,则随着醇浓度的增高而相应减弱;在高浓度醇或其他有机溶剂中,则几乎不缔合。故在聚酰胺柱色谱分离时,通常用水装柱,试样也尽可能做成水溶液上柱,以利于聚酰胺对物质的充分吸附,随后用不同浓度的含水醇洗脱,并不断提高醇的浓度,逐步增强从柱上洗脱物质的能力。甲酰胺、二甲基甲酰胺及尿素水溶液因分子中具有酰胺基,可以同时与聚酰胺及酚类等化合物形成氢键缔合,故有很强的洗脱能力。此外,水溶液中加入碱或酸均可破坏酰胺与溶质之间的氢键缔合,也有很强的洗脱能力。可用于聚酰胺的再生处理,常用的聚酰胺再生剂有10%乙酸、3%氨水及5%氢氧化钠水溶液等。

综上分析,各种溶剂在聚酰胺柱上的洗脱能力由弱至强,可大致排列成下列顺序:水→甲醇或乙醇→丙酮→稀氢氧化钠水溶液或稀氨水→甲酰胺→二甲基甲酰胺(DMF)→尿素水溶液。

在中药有效成分的分离上,聚酰胺色谱有着十分广泛的用途。聚酰胺对一般酚类、醌类化合物的吸附是可逆的(鞣质例外),分离效果好,加之吸附容量又大,故聚酰胺色谱特别适合于该类化合物的制备分离。此外,聚酰胺色谱对生物碱、萜类、甾体、糖类、氨基酸等其他极性与非极性化合物的分离有着广泛的用途。另外,因为聚酰胺色谱对鞣质的吸附很强,近乎不可逆,故用于植物粗提物的脱鞣处理特别适宜。

聚酰胺色谱有薄层色谱与柱色谱两种方式。

三、分配色谱技术

分配色谱技术是一种利用混合物中各成分在互不相溶的两相溶剂中分配系数的不同达到分离

的色谱分离技术。

分配色谱按操作形式可分为纸色谱、薄层色谱和柱色谱。按固定相和流动相的极性不同可分为正相色谱和反相色谱。正相色谱是指固定相的极性大于流动相极性的分配色谱,在正相色谱中极性小的成分先被展开或洗脱;反相色谱是指固定相的极性小于流动相极性的分配色谱,在反相色谱中极性大的成分先被展开或洗脱。

(一) 基本原理

分配色谱是利用分配的原理,即混合物中各成分在固定相(s)和移动相(m)之间的分配系数(K)的差异使成分得以分离。分配系数是在一定的温度和压力下,溶质在两相间分配达到平衡时,溶质分别在固定相和移动相中浓度的比值。

$$K = C_s / C_m \qquad\qquad (式3-1)$$

式中,C_s 为某成分在固定相中的浓度,C_m 为某成分在流动相中的浓度。

混合物中某成分在两相间的分配系数越大,说明该成分在固定相中的分配浓度越大;反之,在两相间的分配系数越小,该成分在固定相中的分配浓度越小。分离效果主要取决于分配系数的差异,一般来说,分配系数相差越大,成分分离效果越好。

(二) 构成要素

分配色谱由四个要素构成,包括支持剂、固定相、流动相和被分离成分。

1. 支持剂　又称载体,在分配色谱中仅作为载负固定相的介质。为中性多孔的粉末,无吸附作用,不溶于所用的溶剂中,可吸收一定量的固定相,不影响流动相的通过,不影响溶剂的性质和组成。

支持剂的种类有吸水硅胶、硅藻土、纤维素粉等。其中当硅胶含水量在17%以上时,失去了吸附性而成为载体(最多吸水可达70%以上)。硅藻土也是很好的惰性载体,可吸收其自身重量100%的水,几乎无吸附性能。

2. 固定相和流动相　分配色谱中固定相和流动相是由二元或三元甚至三元以上溶剂按一定比例组成的复合溶剂系统。选择适当的溶剂系统,可提高分离的效率。常用纸色谱进行预试验来寻找最佳的分离条件及合适的溶剂系统。

3. 被分离成分　一般情况下,被分离成分的极性大,选用极性大的固定相和极性小的流动相;被分离成分的极性小,选用极性小的固定相和极性大的流动相。

(三) 操作技术

包括纸色谱、分配薄层色谱和分配柱色谱三种。

1. 纸色谱　以滤纸为支持剂,滤纸上吸着的水(或根据实际分离的需要,经适当处理后滤纸上吸附的溶液)为固定相,用适当的溶剂系统为移动相进行展开,而使试样中各组分达到分离的一种分配色谱法。色谱用滤纸可以分为快速、中速、慢速等规格。此法可用于定性、定量分析,也可用于微量物质的制备性分离。具体操作如下:

(1)点样:纸色谱的点样方法与薄层色谱基本相似。点样量一般是几毫克至几十毫克。

(2)展开:一般纸色谱展开的器具有纸色谱管、市售的色谱圆缸或具盖的标本瓶等。常用上行法展开。

（3）显色：展开结束后，先在日光或紫外灯下观察是否存在有色或荧光斑点，标记其位置，然后再根据所需检查成分喷洒相应的显色剂，显色后再定位。

（4）比移值（R_f值）的计算：方法与薄层色谱相同。

纸色谱对亲水性较强成分如氨基酸、糖类、苷类等分离效果比薄层色谱好。但纸色谱与薄层色谱相比，展开往往需要较长时间，而且不能用腐蚀性强的显色试剂。

2. 分配薄层色谱　以硅胶或硅藻土为载体，与固定相按一定比例混匀后铺在薄层板上，自然干燥（不需活化）即可应用的平面分配色谱。分配薄层色谱的装置和操作与吸附薄层色谱相同，包括制板、点样、展开、显色、计算 R_f 值等步骤，但由于分配薄层色谱所用固定相为液体而非固体吸附剂，需用支持剂吸着固定相，故制板方法与吸附薄层色谱有所不同。

正相分配色谱中，若固定相为水，常可制备纤维素薄层板和硅藻土薄层板；若固定相为水以外的其他溶剂，则可用浸渍法、展开法及喷雾法将固定相涂布于铺有支持剂的薄层板上。而反相分配色谱中，固定相常选用脂肪族碳氢化合物，可用含 5%～10% 正十一烷的石油醚液或 1% 液体石蜡的乙醚溶液及 5% 硅酮油的乙醚溶液进行涂布制板，挥去有机溶剂后即得。

3. 分配柱色谱　将吸附有固定相的支持剂装入色谱柱中，用适当固定相溶解试样后上样，然后以固定相饱和后的移动相进行洗脱，使试样中各组分因分配系数的不同而达到分离的方法。其装置与吸附柱色谱相同，具体操作如下：

（1）装柱：将所选的固定相与支持剂以（0.5～1）∶1 的用量比置于一定容器内，充分搅拌均匀使支持剂吸着固定相，多余的固定相则抽滤除去，然后倒入所用的移动相溶剂中，剧烈搅拌使移动相与固定相互相饱和平衡。装柱时先将固定相饱和后的移动相溶剂加入色谱柱内，再按湿法装柱操作装入吸着固定相的支持剂。

（2）上样：在分配柱色谱中，一般支持剂的用量为试样量的 100～1000 倍，其载样量较吸附柱色谱少。根据试样溶解性能的不同，有三种加样方式可供选择。对于易溶于固定相者，将试样溶于少量固定相后，加入少量支持剂拌匀，装入柱顶；对于可溶于移动相者，则直接溶于移动相溶剂后加入柱顶；对于在两相中均难溶者，则使用低沸点溶剂溶解后，加入干燥的支持剂拌匀，挥去溶剂，再用一定量的固定相拌匀，装入柱顶。

（3）洗脱：洗脱所用的移动相均需先用固定相饱和。洗脱方法与吸附柱色谱相同。

（4）收集：分段定量收集洗脱液，每份洗脱液应始终用薄层色谱或纸色谱作定性检查，合并相同成分的洗脱液。

分配色谱中正相分配色谱常用于分离极性较大的成分，如生物碱、糖类、苷类、有机酸等；反相分配色谱常用于分离极性小的脂溶性化合物，如油脂、高级脂肪酸、游离甾体等。

四、离子交换色谱技术

离子交换色谱（ion exchange chromatography，IEC）是以离子交换树脂作为固定相，使混合成分中离子型与非离子型物质，或具有不同解离度的离子化合物得到分离的一种色谱操作技术，装置见图 3-3。

（一）基本原理

离子交换色谱是以离子交换树脂作为固定相,用水或含水溶剂装柱。当流动相流过交换柱时,溶液中的中性分子及不与离子交换基团发生交换的化合物将通过色谱柱从柱底流出,而具有可交换的离子则与树脂上的交换基团进行离子交换并被吸附到柱上,随后改变条件,并用适当溶剂从柱上洗脱下来,即可实现分离。

（二）构成要素

离子交换色谱的构成要素有固定相、流动相和被分离成分。

1. 固定相　为离子交换剂,是一类含有解离性功能基团的特殊高分子化合物,一般呈球状或无定形粒状。有离子交换树脂和硅胶化学键合离子交换剂两类。常用的是离子交换树脂。

图 3-3　离子交换色谱装置
1. 玻璃丝　2. 树脂层
3. 玻璃丝

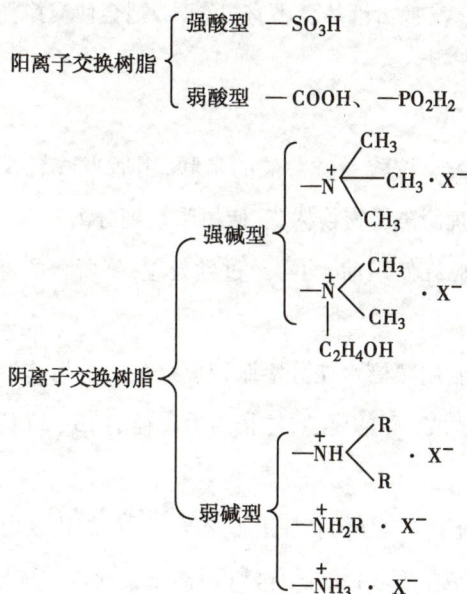

（1）种类:根据交换离子的性能不同,离子交换树脂可分为阳离子交换树脂和阴离子交换树脂两大类。每类树脂又根据功能基不同分为强酸、弱酸、强碱、弱碱等类型。商品树脂的类型是钠型(阳离子型)和氯型(阴离子型),而交换时用的是氢型和氢氧型。

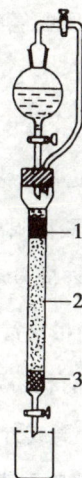

$$
\text{阳离子交换树脂}
\begin{cases}
\text{强酸型} & -SO_3H \\
\text{弱酸型} & -COOH、-PO_2H_2
\end{cases}
$$

$$
\text{阴离子交换树脂}
\begin{cases}
\text{强碱型}
\begin{cases}
-\overset{+}{N}(CH_3)_3 \cdot X^- \\
-\overset{+}{N}(CH_3)_2 \cdot X^- \\
\quad\quad C_2H_4OH
\end{cases}\\
\text{弱碱型}
\begin{cases}
-\overset{+}{N}H(R)_2 \cdot X^- \\
-\overset{+}{N}H_2R \cdot X^- \\
-\overset{+}{N}H_3 \cdot X^-
\end{cases}
\end{cases}
$$

在水溶液中,阳离子交换树脂能通过—SO_3H、—$COOH$ 或酚羟基中解离的 H^+ 与溶液中的阳离子进行可逆性交换,阴离子交换树脂能通过伯、仲、叔、季铵基中解离的 OH^- 与溶液中的阴离子进行可逆性交换。而其本身却不溶于水、酸、碱和有机溶剂。若是以 R 代表离子交换树脂的母体,则其色谱分离的交换过程如下:

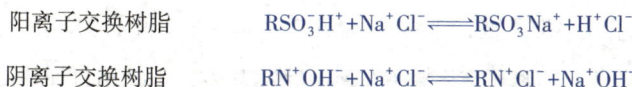

阳离子交换树脂　　　　$RSO_3^-H^+ + Na^+Cl^- \rightleftharpoons RSO_3^-Na^+ + H^+Cl^-$

阴离子交换树脂　　　　$RN^+OH^- + Na^+Cl^- \rightleftharpoons RN^+Cl^- + Na^+OH^-$

（2）组成:离子交换树脂是由树脂母体和交换基团组成。以聚苯乙烯树脂为例,它是以苯乙烯为单体,二乙烯苯为交联剂,聚合而成的球形网状结构为母体,然后在母体上再连接许多活性交换基

47

团。这些基团的氢离子可被其他离子置换。

(3)离子交换树脂的性能:交联度是表示离子交换树脂中交联剂的百分含量,离子交换树脂用交联度表示,交联度越大,则网孔越小,质地越紧密,在水中越不容易膨胀;交联度越小,则网孔越大,质地疏松,在水中易于膨胀。不同交联度适于分离不同大小的分子。如产品型号为732(强酸1×7)聚苯乙烯强酸型阳离子交换树脂,其中1×7即表示交联度是7%。一般商品树脂的交联度有10%~16%。交换容量表示离子交换树脂的交换能力。

2. 流动相　常用的有酸、碱、盐的水溶液或各种不同离子浓度的缓冲溶液等,如磷酸盐缓冲液。有时也使用有机溶剂如甲醇或乙醇同缓冲溶液混合使用,以改善被分离成分的溶解度。

3. 被分离成分　被分离成分必须具有一定的离子强度。

(三)影响因素

1. 交换离子的影响　只要能形成离子均可与离子交换树脂进行交换。离子化程度越高越容易交换。

2. 温度的影响　一般来说,温度越高,离子交换越快,越容易交换;反之,不易交换。

3. 溶剂的影响　在水或含水溶剂中容易进行交换,在极性小的溶剂中离子交换困难。

4. 交换溶液浓度的影响　交换溶液浓度不宜过高,否则会使交换能力大大降低;交换溶液浓度越低交换速度越快。

(四)操作技术

根据分离试样中离子的性质,按酸→碱→酸的步骤,用适当试剂处理阳离子交换树脂;按碱→酸→碱的步骤,用适当试剂处理阴离子交换树脂,使树脂达到分离要求。

1. 预处理　离子交换树脂在使用前,均需经过预处理,将所含的可溶性小分子有机物和铁、钙等杂质除去。

2. 装柱　装柱前先将树脂用蒸馏水充分溶胀,赶尽气泡,然后将溶胀后的树脂加少量水搅拌,连续倒入色谱柱(色谱柱要求耐酸、碱的腐蚀,柱长约为直径的10~20倍)中,打开活塞,缓缓放出水液,使树脂均匀下沉。

3. 上样　将试样溶液通过离子交换树脂柱进行交换。试样的用量由所选择树脂的交换容量来决定。将试样溶于适当溶液中配成浓度较稀的试样液(对离子交换剂的选择性大,利于分离),按柱色谱的上样方法将试样液加入柱内,打开活塞,当试样溶液流经离子交换树脂柱时,溶液中的离子与树脂上的解离性基团进行交换,被吸附于树脂上,至试样溶液流出后,用蒸馏水冲洗树脂柱,将残液洗净。

4. 洗脱　交换后的树脂,再选择适当溶剂洗脱,洗脱的原则是选择比已交换的离子更活泼的离子溶液把交换的离子替换下来。随着洗脱剂的移动,试样的离子成分在柱上反复进行着交换→洗脱→再交换→再洗脱的过程,从而使交换能力不同的离子化合物按先后顺序流出。

5. 收集　分段定量收集洗脱液,定性检查合并含有单一成分化合物的洗脱液,再进一步精制。

6. 再生　树脂的再生是指离子交换树脂在使用后失去交换能力,通过处理恢复交换能力的过程。

离子交换色谱是20世纪70年代发展起来的一种新的分析技术。主要用于能产生离子型的成分如氨基酸、肽类、生物碱、有机酸、酚类等成分的分离,广泛应用于医药、环保(如水质的测定)、食品等多种行业。如用阳离子交换树脂分离去除生物碱酸水液中非生物碱部分等。

五、凝胶色谱技术

凝胶色谱(gel filtration chromatography,GFC)又称为分子排阻色谱、凝胶过滤色谱、分子筛色谱、凝胶渗透色谱等,是一种以多孔凝胶为固定相分离大小不同成分的液相柱色谱技术。因其具有设备简单、操作方便、结果准确、凝胶可反复使用等优点,成为天然药物化学和生物化学等研究中的常规分离分析方法。

凝胶色谱的分离原理

(一)基本原理

凝胶色谱是利用分子筛的原理进行分离的。因凝胶颗粒具有三维空间的网状结构,在水中不溶但可膨胀,并有许多一定大小的网眼。当试样混合物通过凝胶颗粒并用同一溶剂洗脱时,由于凝胶网孔半径的限制,大分子物质将不能渗入凝胶颗粒内部(即被排阻在凝胶粒子外部),故在颗粒间隙移动,并随溶剂一起从柱底先行流出;小分子因可自由渗入并可扩散到凝胶颗粒内部,故通过色谱柱时阻力增大,流速变慢,将较晚流出。即溶液中分子直径小于网眼的成分可进入凝胶颗粒内部,而分子直径大于网眼的成分则被排阻在凝胶颗粒之外,分子按由大到小的顺序流出,见图3-4。

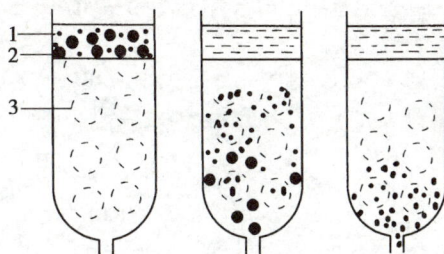

图3-4 凝胶色谱原理图
1. 小分子物质 2. 大分子物质
3. 凝胶颗粒

(二)构成要素

凝胶色谱的基本构成要素有固定相、流动相以及被分离成分。

1. 固定相 固定相是多孔凝胶(G),常用的有葡聚糖凝胶(Sephadex G)和羟丙基葡聚糖凝胶(Sephadex LH-20)。

(1)葡聚糖凝胶:系由平均分子量一定的葡聚糖及交联剂(如环氧氯丙烷)交联聚合而成。其部分结构式如图3-5所示。

葡聚糖分子内含有大量羟基而具有极性,在水中即膨胀成凝胶粒子,是一种水不溶性的白色球状颗粒,由于醚键的不活泼性,因而具有较高的稳定性。不溶于水和盐溶液,在碱性和弱酸性溶液中性质稳定,但在酸性溶液中高温加热能促使糖苷键水解,和氧化剂接触会分解,长期不用宜加防腐剂。

葡聚糖凝胶(Sephadex G)的商品型号用吸水量(干凝胶每1g吸水量×10)来表示。如Sephadex G-25,表示每克干凝胶的吸水量为2.5ml。G型凝胶用于流动相为水的色谱分离,商品型号有G-10、G-15、G-25、G-50等。Sephadex G型只适合在水中应用,且不同规格适合分离不同分子量的物质。

(2)羟丙基葡聚糖凝胶(Sephadex LH-20):为Sephadex G-25经羟丙基化处理后得到的产物。由于分子中引入了亲脂性基团,不仅可在水中应用,也可在极性有机溶剂或它们与水组成的混合溶剂中膨润使用。Sephadex LH-20除了保留有Sephadex G-25原有的分子筛特性、可按分子量大小分离物质外,在由极性与非极性溶剂组成的混合溶剂中常常起到反相分配色谱的效果,适用于不同类型有机物的分离,在天然药物分离中得到越来越广泛的应用。

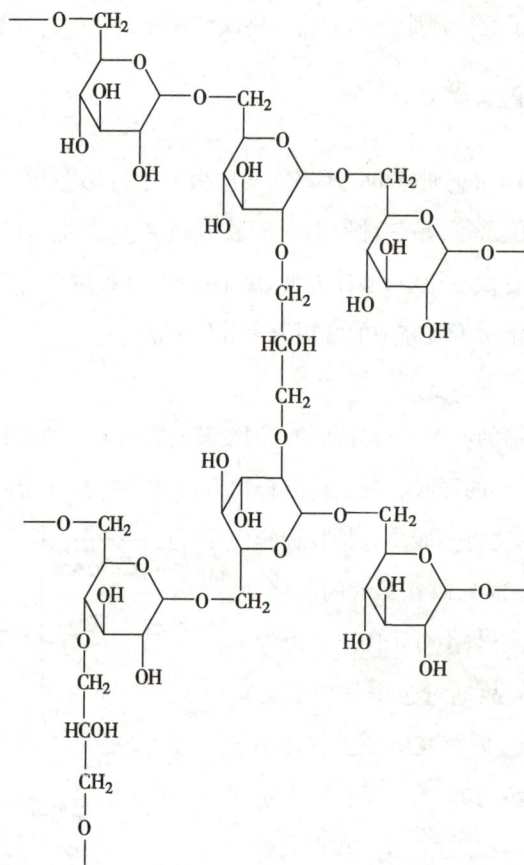

图 3-5　交联葡聚糖凝胶

2. 流动相　流动相必须是能够溶解试剂的溶剂;不能破坏凝胶的稳定性;能润湿凝胶使其膨胀;黏度要低,能保持一定的流动性。常用的极性溶剂有水、各种水溶液或不同比例的甲醇水等;亲脂性溶剂有三氯甲烷、四氢呋喃、甲苯或不同比例的混合溶剂等。分离水溶性成分选择极性溶剂,分离脂溶性成分选择亲脂性溶剂。

凝胶色谱一般按选用的流动相不同分为两类,以水溶液为流动相的叫凝胶过滤色谱(GFC);以有机溶剂为流动相的叫凝胶渗透色谱(gel permeation chromatography,GPC)。

(三)操作技术

1. 预处理　将干凝胶用选好的流动相(溶剂)充分浸泡膨胀后备用。

2. 装柱　采用湿法装柱,选择合适类型的凝胶经预处理装入柱中后,放出溶剂,使凝胶沉集,柱床稳定,并始终保持一定的液面。

3. 上样　把被分离的成分溶于选好的溶剂中,用滴管沿柱壁缓缓注入柱中,加完后将活塞打开,使试样完全渗入柱内,再关闭活塞。

4. 洗脱　根据被分离成分性质的不同,选择不同洗脱剂。如固定相为 Sephadex LH-20 的凝胶色谱,洗脱剂可选用有机溶剂,如甲醇、三氯甲烷-甲醇(1∶1)等。适当控制洗脱的速度,若固定相颗粒细或交联度大,则流速可稍快。

5. 收集　洗脱液等体积收集,每一流份经检测后,合并相同组分,再做进一步处理。

6. 再生　当凝胶经多次使用后,通常在 50℃ 左右用含 2% 氢氧化钠和 4% 氯化钠的混合液浸泡,再用水洗净,使其再生。

凝胶色谱不仅在分离大分子化合物方面广泛应用,在分离小分子化合物或其他如脱盐、除热源及粗略测定高分子物质的分子量等方面均可应用。如用凝胶色谱分离多糖,先选用孔隙小的凝胶如 G-25、G-50 等,脱去无机盐及其他小分子化合物,再选用孔隙大的凝胶如 G-150、G-200 等分离大分子多糖类,洗脱液为各种浓度的盐溶液及缓冲液。

六、大孔吸附树脂色谱技术

大孔吸附树脂(macroporous adsorption resin)一般为白色球形颗粒状,通常分为非极性和极性两大类。因其理化性质稳定,不溶于酸、碱及有机溶剂中,所以在天然化合物的分离和富集工作中被广泛应用。对有机物选择性好,不受无机盐等离子和低分子化合物的影响。

(一) 基本原理

大孔吸附树脂色谱是吸附性和分子筛性原理相结合的分离材料。它的吸附性主要来源于范德华引力和氢键作用力;分子筛性是由于其本身多孔性结构的性质所决定。被分离成分常根据其被吸附的能力及分子量大小的不同,在大孔吸附树脂上经一定的溶剂洗脱而达到分离的目的。影响大孔树脂的吸附因素有吸附剂的表面性质、洗脱剂、被吸附化合物的结构、pH 以及温度等。

(二) 构成要素

大孔吸附树脂的构成要素有大孔树脂、洗脱剂以及被分离成分。

1. 大孔树脂　是一种不含交换基团,具有大孔网状结构的固体高分子吸附剂,不溶于水、酸、碱及有机溶剂。大孔树脂的吸附性能主要取决于吸附剂的表面性质,如比表面积、表面电性、能否与化合物形成氢键,即树脂的极性(功能基)和空间结构(孔径、孔容)等。一般非极性化合物在水中易被非极性树脂吸附,极性物质在水中易被极性树脂吸附。

大孔吸附树脂根据其骨架材料连接的功能基团,可分为非极性、中等极性和极性三类,每一类又根据孔径、比表面积、性质及构成等不同而分为许多型号,应用时需根据具体情况加以选择。大孔吸附树脂在溶剂中可溶胀,室温时对稀酸、稀碱稳定。

通常根据被分离成分的极性和分子大小来选择具有不同极性大小的大孔吸附树脂,以及决定大孔吸附树脂膨胀体积大小不同的溶剂。如分离大分子的物质选择能使大孔吸附树脂膨胀体积大的溶剂;反之,选用使其膨胀体积小的溶剂。

2. 洗脱液　常用的洗脱液有甲醇、乙醇、丙酮、乙酸乙酯等。根据吸附作用的强弱选用不同的洗脱液或不同浓度的同一溶剂,如不同浓度的乙醇水溶液。对非极性大孔吸附树脂,选择洗脱液的极性越小,洗脱能力越强。对于中等极性的大孔吸附树脂和极性较大的化合物来说,则选用极性较大的洗脱液为宜。

3. 被分离成分　一般来说,极性大的化合物和分子体积小的化合物在极性大孔吸附树脂上吸附力强,解吸附力弱,洗脱困难;而极性小的化合物和分子体积大的化合物在非极性大孔吸附树脂上吸附力强,解吸附力弱,洗脱困难。

（三）操作技术

1. **预处理** 市售大孔树脂一般含有未聚合的单体、致孔剂、分散剂和防腐剂等,使用前必须经过处理。一般选用甲醇、乙醇或丙酮连续洗涤数次,至洗出液加水无白色浑浊产生时,再用蒸馏水洗至无醇味即可。必要时还要用酸碱液洗涤,最后用蒸馏水洗至中性。

2. **装柱** 将浸泡过夜的树脂采用湿法装柱,然后用95%的乙醇流洗柱床,至流出液与水混合无白色浑浊为止。再用去离子水洗至无醇味。

3. **上样** 将试样溶液加到树脂床中的操作。

4. **洗脱** 选择合适的洗脱液进行洗脱。实际工作中,常采用水、浓度由低到高的含水甲(乙)醇溶液依次洗脱。

5. **收集** 分段收集洗脱液,将混合物分为若干组分,定性检查,合并同一组分。

6. **再生** 当树脂使用一定周期后,其吸附性能降低,此时即需再生处理才可反复利用。再生时用1mol/L盐酸和1mol/L氢氧化钠溶液顺次浸泡洗涤,最后用蒸馏水洗至中性,浸泡于甲醇或乙醇中贮存,临用前用蒸馏水洗尽醇即可使用。

大孔吸附树脂具有吸附容量大、选择性好、收率高、预处理和再生方便等优点,所以在医药工业及工业废水、废液的净化处理等方面都得到广泛应用。在中药化学成分研究开发方面,主要用于水溶性成分的分离纯化,尤其是大分子的亲水性成分(如多糖、皂苷等)。在实际应用中,根据被分离成分的特性和树脂的结构和性能,选择合适的树脂及分离条件,达到最佳的分离效果。目前大孔吸附树脂在多糖、皂苷、黄酮、生物碱、三萜类化合物的分离方面都得到了很好的应用。如利用大孔吸附树脂分离甜叶菊苷,甜叶菊苷提取液通过 GDX-101(D 型非极性)树脂床,先用碱液洗脱,再用水洗脱,最后用95%乙醇洗脱,洗脱液处理后可得结晶。

▶▶ **课堂活动**

膜分离技术（membrane separation technique）是以选择性透过膜为分离介质，当膜两侧存在某种动力时，原料侧组分选择性地透过膜，以达到分离、提纯的目的。 膜分离技术特别适用于中药中热敏性物质的分离、浓缩；分离不消耗有机溶剂（尤其是乙醇），可以缩短生产周期，降低有效成分的损失，且有利于减少环境污染；分离选择性高，选择合适的膜材料进行过滤可以截留中药提取液中的鞣质、淀粉、树脂和一些蛋白质，而且不损失有效成分，可以提高制剂的质量；膜分离适用范围广，从热源、细菌等固体微粒的去除到溶液中有机物或无机物的分离；可实现连续化和自动化操作，易与其他生产过程匹配，满足中药现代化生产的要求。

七、高效液相色谱技术

高效液相色谱(high performance liquid chromatography,HPLC)又称高压液相色谱或高速液相色谱,是采用高效填充剂,利用加压手段加快流动相流速的一种高效能液相色谱。

（一）分类

按分离原理不同可分为分配色谱、吸附色谱、离子交换色谱和凝胶色谱等;按固定相和流动相极性不同分为正相色谱和反相色谱;按固定相和流动相的状态不同可分为液-固色谱(LSC)和液-液色谱(LLC)。

（二）组成

高效液相色谱的基本装置包括有贮液器、高压泵、进样器、色谱柱及高灵敏度的检测器、数据处理器等,见图3-6。

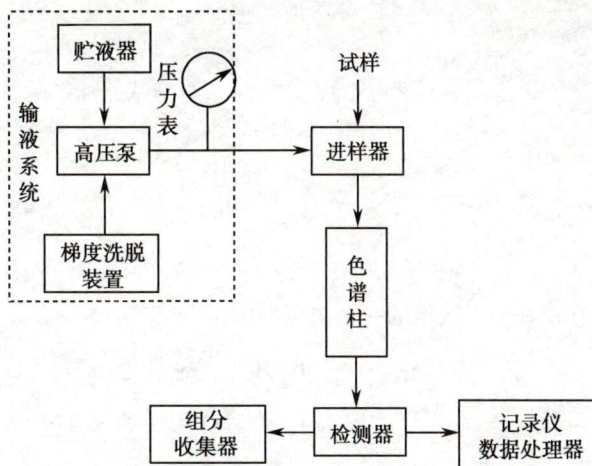

图3-6　高效液相色谱装置示意图

（三）特点

高效液相色谱除具有速度快、效能高、仪器化等优点外,而且试样用量少,不需要气化,只需制成溶液即可进样,柱温不需太高,所以对难气化、或遇热不稳定的成分及分子量较大的成分均可应用。制备型的高效液相色谱还能用于较大量分离制备纯度较高的样品,因而在中药化学成分的分离、定性检识和定量分析等方面占有越来越重要的地位。

知识链接

结构研究法

从天然药物中分离得到的单体化合物若结构不清楚,则无法开展药学相关的工作,更不可能进行结构修饰、改造或人工合成,其学术及应用价值也会大大降低。结构研究法是天然药物有效成分研究的一项重要内容。

对天然化合物,未知因素较多,很难用经典的化学方法（如化学降解、衍生物合成等）进行结构研究。自20世纪60年代起,化合物结构研究主要依赖各种波谱技术进行综合解析。在化合物结构分析中,波谱技术因其用量少、可回收、省时省力等优点,克服了经典结构研究中耗时长、准确性差、消耗样品量大及不可回收等缺点。通过波谱解析,或与已知化合物的谱学数据对照,把各官能团或结构片段连接起来形成整体结构,再进一步通过 X-ray 单晶衍射、旋光谱、圆二色谱或^{2}D-NMR 等方法进一步确定其立体结构。常用于结构研究的波谱技术有紫外吸收光谱（ultraviolet absorption spectrum, UV）、红外吸收光谱（infrared absorption spectrum, IR）、质谱（mass spectrum, MS）和核磁共振谱（nuclear magnetic resonance, NMR）。

点滴积累 ∨

1. 吸附色谱的构成要素包括：吸附剂、展开剂及被分离成分。

2. 薄层色谱的操作步骤包括：薄层板的制备、点样、展开、显色、计算比移值。

3. 分配色谱是一种利用混合物中各成分在固定相和流动相中分配系数的不同达到分离的色谱分离技术。

目标检测

一、选择题

（一）单项选择题

1. 高效液相色谱具有较好分离效果的一个主要原因是（　　）

    A. 吸附颗粒小   B. 压力比常规色谱高

    C. 流速更快   D. 有自动记录装置

    E. 有不同检测器

2. 纸上分配色谱，固定相是（　　）

    A. 纤维素   B. 滤纸所含的 5%～7% 的水

    C. 展开剂中极性较大的溶剂   D. 醇羟基

    E. 其他

3. 通常要应用碱性氧化铝色谱分离，而硅胶色谱一般不适合分离的化合物为（　　）

    A. 香豆素类化合物   B. 生物碱类化合物   C. 酸性化合物

    D. 酯类化合物   E. 黄酮类化合物

4. 根据色谱原理不同，色谱法主要有（　　）

    A. 硅胶色谱和氧化铝色谱

    B. 聚酰胺色谱和硅胶色谱

    C. 正相色谱和反相色谱

    D. 分配色谱、吸附色谱、离子交换色谱、凝胶色谱

    E. 以上均不是

5. 可根据化合物分子大小进行分离的色谱有（　　）

    A. 凝胶色谱   B. 硅胶色谱   C. 氧化铝色谱

    D. 聚酰胺色谱   E. 高效液相色谱

6. 正相色谱常用的固定相是（　　）

    A. 三氯甲烷   B. 甲醇   C. 乙醇

    D. 水   E. 乙醚

7. Sephadex LH-20 的分离原理是（　　）

    A. 吸附   B. 分配比   C. 分子大小

D. 离子交换　　　　　　　E. 氢键

8. 现代高效的分离方法是(　　)

A. 萃取法　　　　　　　B. 色谱法　　　　　　C. 沉淀法

D. 结晶法　　　　　　　E. 盐析法

9. 纸色谱的缩写符号为(　　)

A. PC　　　　　　　　　B. TLC　　　　　　　C. CC

D. HPLC　　　　　　　　E. CMC-Na

10. 分离纯化水溶性成分最有效的手段是(　　)

A. 凝胶色谱法　　　　　B. 大孔吸附树脂法　　C. 离子交换法

D. 聚酰胺色谱法　　　　E. 硅胶色谱法

(二) 多项选择题

1. 不宜用离子交换树脂法分离的成分是(　　)

A. 生物碱　　　　　　　B. 生物碱盐　　　　　C. 有机酸

D. 强心苷　　　　　　　E. 皂苷

2. 大孔吸附树脂色谱分离原理是(　　)

A. 氢键　　　　　　　　B. 吸附性　　　　　　C. 分子筛

D. 解离度　　　　　　　E. 分配系数大小

3. 高效液相色谱法具有以下优点(　　)

A. 灵敏度高　　　　　　B. 效率高　　　　　　C. 速度快

D. 仪器化　　　　　　　E. 样品易气化

4. 离子交换树脂包括(　　)

A. 强酸性阳离子交换树脂　　　　　B. 强碱性阴离子交换树脂

C. 大孔吸附树脂　　　　　　　　　D. 弱酸性阳离子交换树脂

E. 弱碱性阴离子交换树脂

5. 常用的吸附剂包括(　　)

A. 活性炭　　　　　　　B. 氧化铝　　　　　　C. 聚酰胺

D. 纤维素　　　　　　　E. 硅胶

二、名词解释

1. 吸附色谱法

2. 分配色谱法

3. 大孔吸附树脂色谱

三、简答题

1. 简述吸附色谱的分离原理。

2. 硅胶薄层色谱操作过程是什么?

3. 色谱法按原理可分为哪几类？按操作形式又可分为哪几类？

实训三　薄层色谱、纸色谱和柱色谱

【实训目的】

1. 掌握硅胶薄层色谱板的制备方法。

2. 掌握薄层色谱、纸色谱及柱色谱的基本操作。

【实训原理】

硅胶薄层色谱、纸色谱和柱色谱是常用于分离、检识中药化学成分的基本方法。

1. 硅胶薄层色谱属于吸附色谱,利用吸附剂对化合物吸附能力的不同而达到分离。吸附剂吸附能力的大小与化合物极性的大小有关,化合物极性大,被吸附剂吸附较牢固,R_f 值小;反之化合物极性小,R_f 值大。一个化合物在某种已选定的吸附剂所表现的 R_f 值大小,主要取决于展开剂的极性大小,即所使用的展开剂极性大,所得的 R_f 值大;展开剂极性小,所得的 R_f 值也小。

2. 纸色谱是一种分配色谱,利用化合物在固定相和流动相中分配系数的不同而达到分离。一般在流动相中分配系数大的化合物,其 R_f 值要比在流动相中分配系数小的化合物的 R_f 值大。

3. 柱色谱可根据情况采用分配或者吸附原理进行操作。

【实训内容】

（一）材料

1. 设备　电炉、托盘天平、量筒、玻璃棒、移液管、滴管、研钵、新华色谱滤纸、紫外灯、玻璃棒、层析缸、层析槽、点样毛细管、酒精灯、直尺、铅笔、烘箱。

2. 药品　中性氧化铝、硅胶、四氯化碳、三氯甲烷、对甲氧基偶氮苯、对氨基偶氮苯、5%CMC-Na 溶液。

（二）步骤

1. 薄层色谱板的制备

（1）硅胶 G 薄层板的制备:取硅胶 G 1 份,置乳钵中加水约 4 份研磨均匀,随即倒在一定大小的玻璃板上（或倒入涂铺器中,推动涂铺）,均匀涂铺成 0.25~0.5mm 厚度,用手轻轻振动玻璃板,使薄层表面平整均匀。然后在室温下水平放置,至薄层发白晾干。

硅胶 G 吸附薄层板的处理:于烘箱中 110℃烘干活化 1~2 小时,冷却后贮于干燥器内备用。

硅胶 G 分配薄层板的处理:铺好的薄层板只需在空气中自然干燥,不经活化即可贮存备用。

（2）硅胶（H-CMC-Na）薄层板的制备:取 300 目硅胶 H 细粉 8g,加入 0.5%羧甲基纤维素钠水溶液 20ml,在乳钵中研磨均匀,按照硅胶 G 薄层涂铺法制备薄层。

同样如用分配色谱薄层板不需活化,用吸附色谱薄层板活化方法同上。

2. 硅胶薄层色谱法检查挥发油

吸附剂:硅胶 H-CMC-Na 薄层。

样品:薄荷油及薄荷脑的乙醇溶液(需新鲜配制)

展开剂:石油醚;乙酸乙酯;石油醚∶乙酸乙酯(85∶15)

显色剂:香草醛-60%硫酸试剂

操作:取硅胶 H-CMC-Na 薄层板 1 块,在距底边 1.5~2cm 处用铅笔绘一条起始线及原点,用毛细管点适量的样品溶液于原点上,待溶剂挥发后,迅速将薄层板置于密闭的盛有展开剂的展开容器中,进行上行法展开,当展开剂接近薄层的上端时取出,用铅笔绘下溶剂前沿,挥去展开剂,立即喷洒显色剂,必要时可适当加热促使显色。计算各斑点的 R_f 值,并比较三种展开剂哪一种最适合分离薄荷油。

3. 纸色谱法检识氨基酸

支持剂:新华色谱滤纸(中速、20cm×7cm)

样品:10%板蓝根的 5%乙醇溶液

标准品:精氨酸、脯氨酸、亮氨酸 1%水溶液

展开剂:正丁醇∶冰醋酸∶水(7∶3∶1)

显色剂:0.2%茚三酮乙醇溶液

操作:取色谱滤纸条,在距底边 1~2cm 处用铅笔画一直线,并做 4 个等分点,分别用毛细管点上适量样品或对照品溶液,待溶剂挥干后(可用电吹风吹干),将滤纸用线悬吊在盛有展开剂的色谱缸中,使滤纸下端与展开剂接触,上行法展开,至展开剂前沿离起始线 15cm 左右时取出,并用铅笔画下前沿位置。吹热风挥去展开剂后,喷显色剂,用电吹风加热至 100℃左右显色。计算各斑点的 R_f 值,并与标准品作对照。

4. 柱色谱法分离胡萝卜素

支持剂:色谱用氧化铝

样品:胡萝卜的石油醚提取液

流动相:石油醚

操作:取色谱柱一根,柱底垫一层脱脂棉,装入在空气中自然暴露 2 小时以上的氧化铝至 30cm 高度左右,装柱时用橡皮槌轻轻敲打柱体使装填均匀、紧密。装完柱后,在氧化铝表面均匀覆盖一层处理洁净的细沙,然后用石油醚流洗柱体,等到下面开关有液体流出时,上面液面的液体快要流完即可上样。上样后不断用石油醚洗脱可见柱内出现不同的色带。按色带接收洗脱液,回收溶剂。

【实训注意】

1. 进行色谱操作时,样品原点直径不宜超过 0.5cm,斑点以圆而小为佳;展开时起始线不能浸在展开剂中;色谱操作前色谱缸应加入展开剂密闭一段时间,以保证展开条件上下一致,减少拖尾。

2. 羧甲基纤维素钠溶液常用的浓度一般为 0.5%~1%。硬板的铺制过程要迅速,以防硬化难以铺匀。

3. 纸色谱的显色不能选择腐蚀性的显色剂。

4. 进行柱色谱操作时注意装柱要均匀紧密,否则溶剂洗脱时容易产生断流和裂隙现象,影响分离效果。为提高分离速度,可在柱面覆盖一层细沙起到助滤作用。细沙一定要用水和洗脱溶剂处理干净,防止带入色素等杂质干扰分离结果。

【实训检测】

1. 吸附薄层色谱中怎样选择合适的展开剂?选择原则是什么?

2. 纸色谱中的滤纸的作用是什么?纸色谱中的固定相是什么?

(张雷红)

模块四

中药中苷类化学成分的提取分离技术

导学情景 ∨

情景描述：

2014年11月，肺癌患者王女士了解到民间偏方：苦杏仁能抗癌，于是坚持吃了一段时间，后感身体不适，最终抢救无效死亡。事后医生诊断，王女士因食用大量苦杏仁导致中毒。

学前导语：

苦杏仁中具有镇咳作用的有效成分为苦杏仁苷。苦杏仁苷经过胃酸或酶水解后，释放出易引起中毒的氢氰酸。故服用过量可致中毒。

本模块将重点学习苷的结构分类、理化性质及提取分离方法。

苷类化合物在植物界中广泛存在，具有多种生物活性。如黄花夹竹桃中的强心苷具有强心作用，大黄中的番泻苷具有致泻作用。

苷类亦称配糖体或糖苷。从化学结构上看，苷类是由糖或糖的衍生物与另一非糖物质通过糖的端基碳原子上所连半缩醛（酮）羟基脱水连接而成的一类化合物，水解后生成糖和非糖两部分。苷类化合物的共性是糖部分，而非糖部分包含了各类型的中药化学成分，因此，苷类化合物因苷元的不同，结构特点不尽相同，生物活性也各异，在后续各模块中将详细介绍。

苷中的非糖部分称苷元，又称配糖基、甙元。连接苷元与糖之间的化学键称为苷键。组成的苷键的原子称为苷键原子。因此，苷的组成可以用以下结构表示，其中糖用 β-D 葡萄糖作为代表。

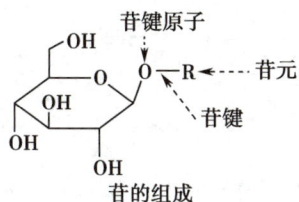

苷的组成

知识链接

糖

　　糖类是多羟基醛（或酮）类化合物及其分子间脱水而形成一系列缩聚物的总称。中药中的糖类包括单糖、低聚糖和多糖。单糖是糖的最小单位。单糖主要包括五碳醛糖、甲基五碳醛糖（6-去氧糖）、六碳醛糖、六碳酮糖、氨基糖、α-去氧糖（2，6-去氧糖）、糖衍生物（如糖醛酸、糖醇、支碳链糖）等。

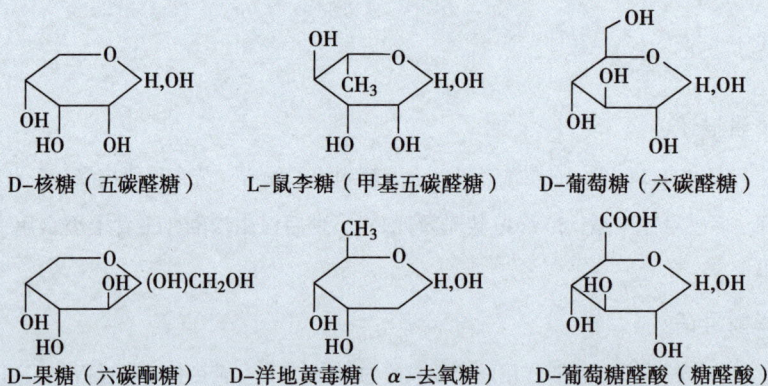

D-核糖（五碳醛糖）　　L-鼠李糖（甲基五碳醛糖）　　D-葡萄糖（六碳醛糖）

D-果糖（六碳酮糖）　　D-洋地黄毒糖（α-去氧糖）　　D-葡萄糖醛酸（糖醛酸）

　　低聚糖一般是由 2～9 个单糖分子通过苷键结合而成的直链或支链的缩聚物。按是否含有游离的半缩醛羟基（糖 Haworth 结构式中端基碳原子上的羟基）又可分为还原糖和非还原糖。具有半缩醛羟基的糖称为还原糖，如芸香糖等；不具有半缩醛羟基的糖称为非还原糖，如蔗糖等。

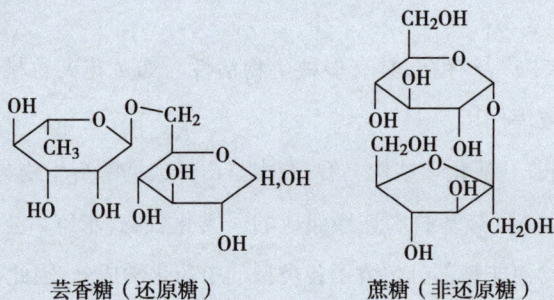

芸香糖（还原糖）　　　　　蔗糖（非还原糖）

　　多聚糖，简称多糖。是由 10 个以上的单糖聚合而成，多数多糖是由数百至数千个单糖聚合而成。如淀粉、纤维素等。多糖一般无甜味，无还原性。很多中药中含有多糖，如香菇多糖、人参多糖等。多糖通常具有抗肿瘤、抗炎、抗病毒等多种活性作用。

一、苷的结构分类、理化性质

（一）苷的结构及分类

　　根据苷键原子的不同，可以分为氧苷（O-苷）、硫苷（S-苷）、氮苷（N-苷）和碳苷（C-苷）四类，见表 4-1。

ER-4-1

苷的结构与分类

表 4-1　苷的结构及分类

结构类型	组成特点	代表成分	主要来源及生物活性
氧苷（O-苷）	**醇苷** 苷元的醇羟基与糖端基碳原子上的半缩醛羟基脱水缩合而成	毛茛苷	中药毛茛中的有效成分，具有杀虫、抗菌作用
	酚苷 苷元的酚羟基与糖端基碳原子上的半缩醛羟基脱水缩合而成	红花苷	中药红花中的有效成分，能显著提高耐缺氧能力，对缺血乏氧性脑病有保护作用
	氰苷 由糖的羟基与氰醇衍生物分子中的羟基脱水形成的苷，且多为α-羟氰苷	R=H　野樱苷 R=β-D-葡萄糖　苦杏仁苷	中药苦杏仁中的有效成分，具有止咳化痰的作用。在自身水解酶的作用下，生成野樱苷，因释放少量氢氰酸，不可使用过量
	酯苷 苷元的羧基与糖端基碳原子上的半缩醛羟基脱水缩合而成	山慈菇苷A	中药山慈菇中的有效成分，有抗真菌的作用
	吲哚苷 苷元为羟基吲哚，与糖的羟基脱水缩合而成	靛苷	中药板蓝根的主要成分，有显著的抗菌作用
硫苷（S-苷）	由糖的端基半缩醛羟基与苷元上的巯基（—SH）脱水缩合成的苷，但其水解后的苷元却不含巯基	萝卜苷	存在于植物萝卜中，具有抗菌、抗肿瘤作用

续表

结构类型	组成特点	代表成分	主要来源及生物活性
氮苷（N-苷）	由糖的端基半缩醛羟基与苷元上的氨基脱水缩合形成的苷	虫草素	冬虫夏草中分离得到的一个核苷类抗生素,具有抗肿瘤、抗衰老等作用
碳苷（C-苷）	由糖的端基半缩醛羟基与苷元碳上的氢原子脱水缩合形成的苷,是糖基直接连在苷元碳原子上的苷	芦荟苷	中药芦荟的一种有效成分,具有致泻作用

苷的分类方式很多,从不同的角度作不同方式的分类。根据苷类在植物体内的存在形式分为原生苷和次生苷,原存在于植物体内的苷称原生苷,水解后失去一部分糖的苷称为次生苷;根据苷元的结构不同可分为蒽醌苷、香豆素苷、木脂素苷、黄酮苷、氰苷、吲哚苷等;根据苷的特殊性质及生理作用可分为皂苷、强心苷等;根据苷元连接的单糖个数分为单糖苷、二糖苷、三糖苷等;依据苷元上连接糖链的位置多少,可分为单糖链苷、二糖链苷等。

（二）苷的理化性质

1. 性状

（1）形态:苷类多为固体,糖基少的易形成结晶,糖基多的多呈无定形粉末。有吸湿性。

（2）颜色:大多数苷类为无色或白色,个别因苷元具有发色团或助色团而呈一定颜色,如黄酮苷、蒽醌苷呈深浅不同的黄色、橙色或其他颜色。

（3）味:一般无味,少数具苦味、甜味或辛辣味,如具苦味的龙胆苦苷和具甜味的甜菊苷。

2. 旋光性和还原性 苷类多有旋光性,且多呈左旋,当苷类水解后,产生糖,多数由左旋变为右旋。苷一般无还原性,但水解后生成的单糖却有还原性。故比较苷类水解前后旋光性和还原性的改变,均有助于检识苷类的存在。

3. 溶解性 与苷元和糖的结构有关。因为苷类结构中含糖,苷类具有一定的亲水性。可溶于极性较大的有机溶剂如水、甲醇、乙醇等溶剂中,不溶于乙醚、苯、石油醚等极性小的有机溶剂。苷的水溶性随着苷中糖基数目的增加而增大。

苷元上极性基团少或糖基数目少的苷类脂溶性增大,反之,苷元上极性基团多,糖基数目多,则水溶性增大,脂溶性减少。但 C-苷较为特殊,在所有溶剂中溶解度均较小。

一般苷元具有亲脂性,不溶或难溶于水,可溶于亲水性有机溶剂如甲醇、乙醇、丙酮,易溶于亲脂性有机溶剂如三氯甲烷等。

4. 苷键的裂解　苷键的裂解反应是研究苷类和多糖结构的重要方法。苷键为缩醛(酮)结构,在一定的条件下,易发生裂解,通过苷键的裂解反应切断苷键,了解苷元的结构及糖的种类,确定苷元与糖及糖与糖之间的连接方式。苷键裂解常用的方法有:酸水解、碱水解、酶水解、氧化开裂法等。

(1)酸水解:苷键属于缩醛结构,易被酸催化水解。反应在水或稀醇溶液中进行。苷在酸水解条件下,生成苷元(或脱水苷元)和单糖。酸水解的机理简单来说,可以描述为苷键原子接受酸中的质子,首先质子化,使得苷键断裂,生成苷元与糖的中间体,糖的中间体在水中转化形成单糖分子。酸水解难易与苷键原子上的电子云密度及其所处空间环境有密切关系。苷键原子上的电子云密度越高或其附近的空间位阻越小,则苷键原子越易质子化,也就越易水解。故水解难易有如下规律:

1)苷键原子不同,水解难易不同。水解由易到难为:N-苷>O-苷>S-苷>C-苷。

2)糖的环状结构大小不同,水解难易不同。呋喃糖苷较吡喃糖苷易水解,因吡喃糖为六元的椅式结构较稳定,因而较难水解。由于酮糖多为呋喃环结构,醛糖多为吡喃环结构,故酮糖苷较醛糖苷易水解。

3)糖的 C_2 位取代基的性质不同,水解难易不同。水解由易至难为:2-去氧糖苷、2-羟基糖苷、2-氨基糖苷。因为羟基、氨基对酸中质子产生竞争性吸引,使苷键原子接受质子的几率变小,不利于水解进行。

4)吡喃糖苷中,C_5 上的取代基越大,越会阻碍酸中质子攻击苷键,因此越难水解。故水解由易至难为:五碳糖苷、甲基五碳糖苷、六碳糖苷、七碳糖苷,若 C_5 接—COOH 则最难水解。

一般苷类在稀酸条件下即可发生酸水解,对某些难水解的苷往往需较剧烈的水解条件(如长时间在酸中加热),但这样又易使苷元发生结构变化生成脱水苷元。为避免此现象,可采用二相水解反应,即在反应混合液中加入与水不相混溶的有机溶剂(如三氯甲烷),使水解释放出的苷元能迅速转溶于有机溶剂层,从而避免其在酸水中停留时间过长而被破坏。

(2)碱水解:一般苷键对稀酸不稳定,对稀碱稳定,但苷键具有酯的性质时,如苷元为酸、酚、有羰基共轭的烯醇类或成苷的羟基 β-位有吸电子基取代的,遇碱就能水解。

(3)酶水解:酶水解具有反应条件温和,专属性强的特点,某种酶往往只能水解某一种或某一类苷键。如转化糖酶可水解 β-果糖苷键;麦芽糖酶可水解 α-葡萄糖苷键;苦杏仁酶专属性较低,可水解 β-葡萄糖苷和有关六碳醛糖苷。对于某些含糖基较多的苷类,若组成糖链的糖的种类不同,用单一酶往往不能使其所有苷键断裂,则可用混合酶,如粗柑橘苷酶、粗橙皮苷酶、高峰淀粉酶、纤维素酶或它们的混合物。用酶水解苷键可以得知苷键的构型,保持苷元结构不变,还可保留部分苷键得到次生苷和低聚糖或单糖。

(4)氧化开裂法:Smith 裂解法是常用的氧化开裂法。多用于苷、糖的鉴定和结构研究中。具有选择性高,反应温和、能获得真正的苷元的特点。Smith 裂解法适于苷元结构不太稳定的苷或难水解的 C-苷,能避免采用剧烈酸水解导致苷元结构遭破坏,对苷元的结构研究有重要意义。

知识链接

Smith 裂解法

　　Smith 裂解法是一种苷键的氧化开裂法。　首先用过碘酸氧化糖部分,氧化开裂为二元醛和甲酸;经过四氢硼钠还原后,将二元醛还原成二元醇;最后酸水解反应,室温下与稀酸反应水解形成苷元、多元醇和羟基乙醛。　反应式如下:

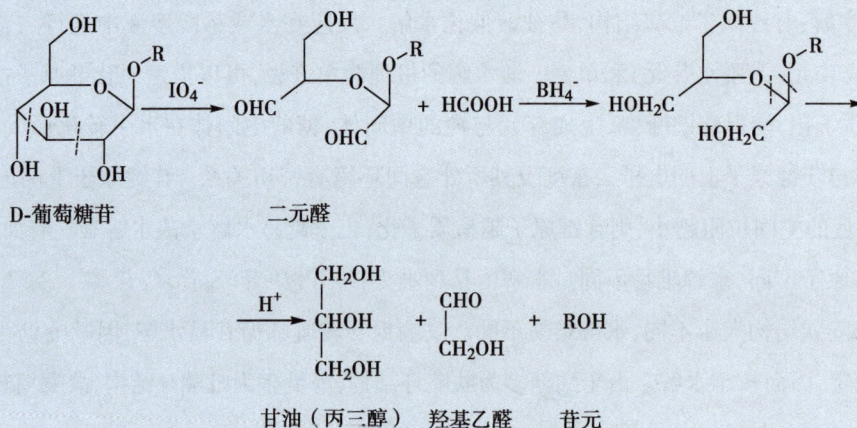

D-葡萄糖苷　　　　　　　二元醛

　　　甘油（丙三醇）　羟基乙醛　　苷元

---

5. 化学检识　苷类化合物能发生相应的苷元和糖的各种化学反应。苷元结构多种多样,化学检识在后续项目中再加以介绍。对糖和苷的检识,常用的试剂与反应现象如表4-2所示。

还原糖的化　　　　Molisch 反
学检识　　　　　　应

表 4-2　糖和苷的化学检识方法

试剂名称	操作及反应现象	备注
碱性酒石酸铜 （Fehling 反应）	供试液加碱性酒石酸酮试剂,产生砖红色的氧化亚铜	①用于还原糖的检识 ②试剂应新鲜配制 ③多糖、苷水解后产生还原糖有反应
氨性硝酸银 （Tollen 反应）	供试液与氨性硝酸银试剂反应,产生金属银,呈银镜或黑色沉淀	①用于还原糖的检识 ②也称为银镜反应 ③多糖、苷水解后产生还原糖有反应
α-萘酚浓硫酸 （Molisch 反应）	供试液加 3% α-萘酚乙醇溶液,沿管壁滴加浓硫酸,出现两液层,交界面处呈紫红色环	①用于糖或苷的检识 ②滴加浓硫酸后勿振摇

二、苷的提取分离技术

（一）苷的提取技术

苷的种类较多,性质各异,需根据苷的性质及提取要求综合考虑。提取方法需具体分析苷类共性及个性,还需明确提取原生苷、次生苷还是苷元。苷类在植物体内常与能够水解它的相应的酶共存,因而很容易被酶所水解。

在生产实践中,很多中药的有效成分是原生苷。提取的若是原生苷,须抑制或破坏酶的活性,防止酶解。使酶变性或抑制酶活性常用的方法有:用甲醇、乙醇或沸水提取;在药材中加入一定量的碳酸钙。其次在提取过程中要尽量避免与酸或碱接触,以防酸或碱破坏欲提取成分的结构。若药材本身呈一定的酸碱性,可采用适当方法中和,尽可能在中性条件下提取。

提取的若是次生苷,可根据要求有目的地控制和利用酶、酸或碱的水解作用,采取如发酵、选择性部分水解的方法处理药材,以提高欲提取物的产量。如利用酶的活性进行酶水解,在 30~40℃ 提取(大多数酶在此温度下活性较强),使原生苷水解变成次生苷后,再进行提取。

提取苷元时,通常需要用水解方法把糖基部分去掉,但同时要尽量避免破坏苷元结构。苷元多属脂溶性成分,可用极性小的溶剂提取。一般方法是先将药材用酸水解,水解液用碱中和至中性,然后用三氯甲烷(或乙酸乙酯、石油醚)提取苷元。有时也可先提取出总苷,再将总苷水解为苷元。

（二）苷的分离技术

经初步提取得到的苷类往往混有其他成分,需进一步分离纯化。苷的结构上因为有糖,呈现不同程度的水溶性。采用溶剂萃取法,利用待分离各成分极性差异将浓缩所得的提取物选用合适的溶剂萃取出各类苷类成分;又如某些酸性苷类如黄酮苷、蒽醌苷,可用酸碱沉淀法进行分离;还可采用铅盐沉淀法,利用其能将酚性物质与非酚性物质分离以及能将具邻二酚羟基或羧基的成分与具一般酚羟基的成分分离的特点来分离纯化苷类。

另外,大孔吸附树脂法近年广泛用于苷类成分分离纯化。大孔吸附树脂法是除去苷类成分提取液中的糖和其他水溶性杂质的有效方法,尤在皂苷的分离纯化中应用更广。

对经初步纯化所得的苷类混合物还可借助柱色谱进行最后分离来获得单体苷,可利用混合物的不同性质选用合适的色谱如硅胶、聚酰胺、活性炭等进行分离。对某些组分复杂的混合物,用一种色谱法难以分离时,也可几种色谱和分离技术相互配合使用。

点滴积累 ╲ ⋯⋯

1. 根据苷键原子的不同,苷分为 O-苷、S-苷、N-苷和 C-苷。

2. 苷类化合物苷键裂解包括酸水解、碱水解、酶水解和氧化开裂法。

3. 苷的通用显色反应:Molisch 反应、Fehling 反应、Tollen 反应等。

目标检测

一、单项选择题

1. 苷元又称为(　　)

   A. 配糖体　　　　　　　　B. 单糖　　　　　　　　C. 双糖

   D. 低聚糖　　　　　　　　E. 配糖基

2. 属于酚苷的是(　　)

A. 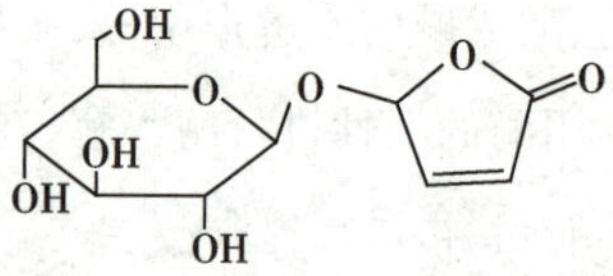　　　　　　　　　　　　　　　　　　B.

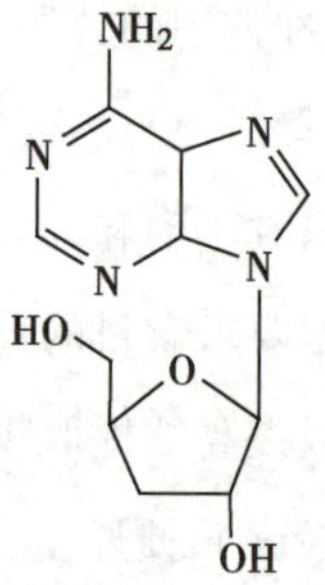

C. 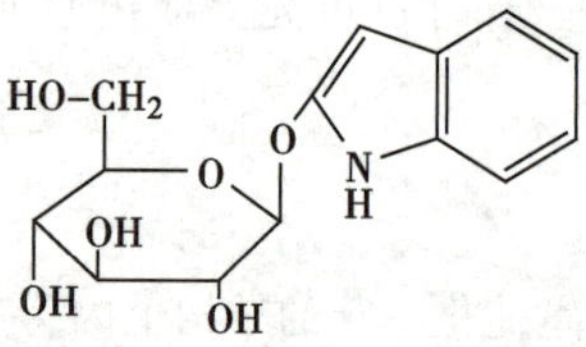　　　　　　　　　　　　　　　　　　D.

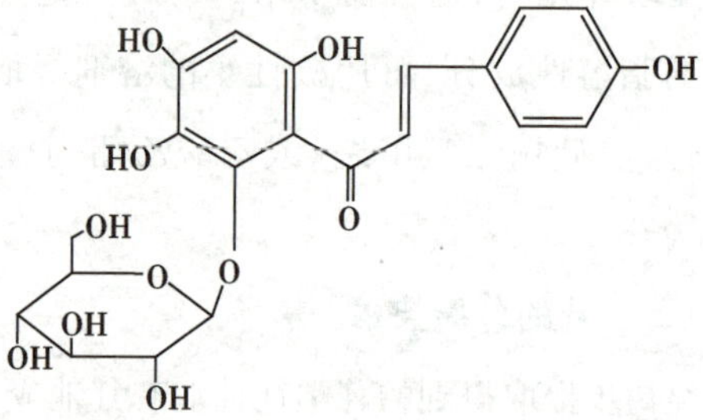

E.

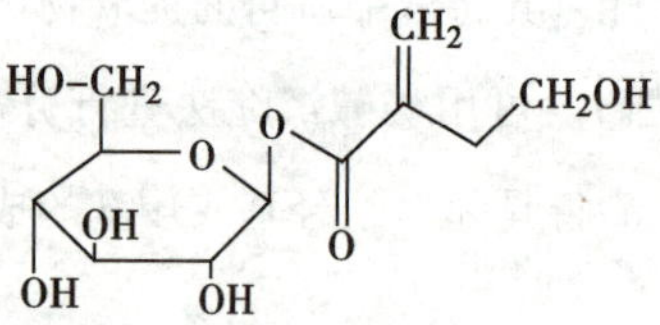

3. 毛茛苷属于(　　)

   A. 醇苷　　　　　　　　　B. 酚苷　　　　　　　　C. 碳苷

   D. 氧苷　　　　　　　　　E. 酯苷

4. 下列吡喃糖苷最容易被酸水解的是(　　)

   A. 七碳糖苷　　　　　　　B. 五碳糖苷　　　　　　C. 六碳糖苷

   D. 甲基五碳糖苷　　　　　E. 葡萄糖醛酸苷

5. 天然产物中,不同的糖和苷元所形成的苷中,最难被酸水解的苷是(　　)

   A. 糖醛酸苷　　　　　　　B. 氨基糖苷　　　　　　C. 羟基糖

   D. 2,6-二去氧糖苷　　　　E. 2-去氧糖苷

6. 用0.02~0.05mol/L盐酸水解时,下列苷中最易水解的是(　　)

   A. 2-去氧糖苷　　　　　　B. 6-去氧糖苷　　　　　C. 葡萄糖苷

   D. 葡萄糖醛酸苷　　　　　E. 2-羟基糖苷

7. 在水和其他溶剂中溶解度都很小的苷是(　　)

    A. O-苷　　　　　　　　B. S-苷　　　　　　　　C. N-苷

    D. C-苷　　　　　　　　E. 酯苷

8. 比较酸水解难易程度(难→易)(　　)

    A. O-苷<S-苷<N-苷<C-苷　　　　　　B. S-苷<O-苷<N-苷<C-苷

    C. C-苷<S-苷<O-苷<N-苷　　　　　　D. O-苷<S-苷<C-苷<N-苷

    E. C-苷<S-苷<N-苷<O-苷

9. β-果糖苷只能被(　　)水解

    A. 麦芽糖酶　　　　　　B. 转化糖酶　　　　　　C. 苦杏仁苷酶

    D. 胃蛋白酶　　　　　　E. 芥子酶

10. α-葡萄糖苷只能被(　　)水解

    A. 苦杏仁苷酶　　　　　B. 芥子酶　　　　　　　C. 胃蛋白酶

    D. 麦芽糖酶　　　　　　E. 转化糖酶

二、简答题

1. 解释下列名词含义：

苷、苷元、苷键、原生苷、次生苷

2. 什么是苷类化合物？如何正确提取原生苷和次生苷？

三、实例分析题

通过化学反应,鉴别 A 和 B 两种成分,写出选择的试剂和反应现象。

1. 芦丁(A)和槲皮素(B)(注意:槲皮素为芦丁的苷元)

2. 葡萄糖(A)和蔗糖(B)

(罗 兰)

模块五

中药中黄酮类化学成分的提取分离技术

导学情景 ∨

情景描述：

第二次世界大战中，日本被美国投下两颗原子弹伤亡惨重。因核辐射，导致日本居民在战后多年陆续患放射病死亡。但在当地，与茶叶有紧密接触的人患病率低，存活率较高。经研究发现，茶叶中的茶多酚具有抗辐射作用，被称为"辐射克星"。

学前导语：

茶多酚是茶叶中多酚类物质的总称，包括黄烷醇类、花色苷类、黄酮类、黄酮醇类和酚酸类等。其中以黄酮类化合物中的黄烷醇类物质（儿茶素）最为重要。茶多酚是形成茶叶色香味的主要成分之一，也是茶叶中有抗辐射、抗氧化等保健功能的主要成分之一。国家标准对茶饮料的茶多酚含量有明确规定。

本模块将重点学习黄酮类成分的结构性质、提取分离及应用实例。

黄酮类化合物在自然界中分布广泛，是一类非常重要的多酚类化合物。由于最早发现的黄酮类化合物都具有一个酮基，且大多数呈现黄色或浅黄色，故而称为黄酮。大多数黄酮类化合物存在于高等植物中，主要分布于被子植物，如唇形科、玄参科、菊科、芸香科、豆科等。在裸子植物中也有存在，如银杏科。在菌类、藻类、地衣类等低等植物中较少见。在植物中黄酮类化合物多和糖结合成苷或以游离态存在。在植物的花、果实、叶中，多以苷的形式存在；在坚硬的木质部中，多以游离的苷元形式存在。

黄酮类化合物生物活性是多种多样的。主要有：

1. **对心血管系统的作用**　研究发现葛根总黄酮、银杏叶总黄酮、芦丁、槲皮素以及人工合成的立可定等均有明显的扩冠作用，降低心肌耗氧量的作用，临床上可用于治疗冠心病；槲皮素、芦丁、橙皮苷、(+)-儿茶素等成分具有降低毛细管脆性及异常通透性的作用，可用作防治高血压及动脉硬化的辅助治疗剂。

2. **保肝活性**　水飞蓟素对中毒性肝损伤、急慢性肝炎、肝硬化等有良好的治疗作用；淫羊藿黄酮、黄芩素、黄芩苷能抑制肝组织脂质过氧化、提高肝脏 SOD 活性、减少肝组织脂褐素形成，对肝脏有保护作用；甘草黄酮可保护乙醇所致肝细胞超微结构的损伤等。

3. **抗菌及抗病毒活性**　黄芩苷、黄芩素、木犀草素等均有一定的抗菌作用；槲皮素、二氢槲皮素、桑色素、山奈酚等具有抗病毒作用;从菊花、獐牙菜中分离得到的黄酮单体对 HIV 病毒有较强抑制作用。

4. 抗肿瘤　牡荆素、d-儿茶素等具有抗肿瘤作用。

5. 抗氧化作用　如银杏总黄酮、甘草黄酮、大豆异黄酮等都有明显的清除自由基、较强的抗氧化作用。

此外,大量研究表明黄酮类化合物还具有镇痛、降压、降血脂、抗衰老、提高机体免疫力、泻下、镇咳、祛痰、解痉及抗变态等药理活性。

一、黄酮类成分的结构类型

黄酮类化合物以前指的是基本母核为 2-苯基色原酮的一类化合物。现在泛指两个苯环(A 环与 B 环)通过中央三碳原子联结而成,具有 C_6—C_3—C_6 基本碳链骨架的一系列天然产物(其中 C_6 表示苯环,C_3 表示连接两个苯环的中央三碳链)。

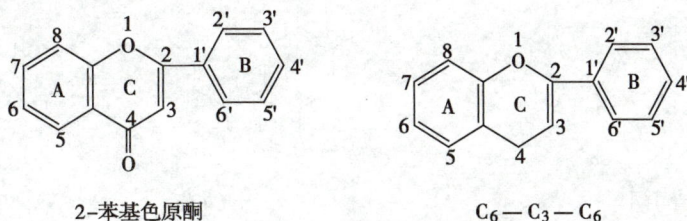

2–苯基色原酮　　　　　　　　C_6—C_3—C_6

根据两个苯环之间中央三碳链的氧化程度(2,3 位是否为单键)、是否形成 C 环、B 环的连接位置(2 位或 3 位)、3 位有无羟基、4 位有无酮基等情况,将主要的黄酮类化合物分为以下几类(见表5-1)。

表 5-1　黄酮类化合物的主要结构类型

结构类型与特点	代表成分	来源及生物活性
黄酮类 2-苯基色原酮为基本母核	R=H,　　　黄芩素 R=　　　　,黄芩苷	中药黄芩的有效成分。具有抗菌抗炎、降压、解痉等活性
黄酮醇类 黄酮基本母核的3位上有羟基或含氧基团	R=H,槲皮素 R=芸香糖基,芦丁(芸香苷)	中药槐米中有效成分,具有祛痰、止咳、降压、增加冠脉血流量等活性

结构类型与特点	代表成分	来源及生物活性
二氢黄酮(醇)类 C 环 C_2、C_3 上的双键被氢化饱和,由双键变成单键 二氢黄酮　　R=H 二氢黄酮醇　R=OH	 R=H,橙皮素 R=芸香糖基,橙皮苷	中药陈皮、佛手、柠檬中的主要有效成分,具有兴奋心脏、抗炎、抗病毒等活性
(二氢)查耳酮类 C 环开环,碳原子编号也与其他黄酮类不同 查耳酮 二氢查耳酮	 红花苷 梨根苷	中药红花的有效成分,具有显著提高耐缺氧能力等活性 中药界分布极少,苹果种仁中含有梨根苷
(二氢)异黄酮类 B 环连接在 C_3 位上,为3-苯基色原酮,C_2、C_3 以单键相连的为二氢异黄酮 异黄酮 二氢异黄酮	 $R_1=R_2=R_3=H$,大豆素 $R_1=R_3=H$,$R_2=glc$,大豆苷 $R_2=R_3=H$,$R_1=glc$,葛根素 $R=CH_3$,紫檀素 $R=glc$,三叶豆紫檀苷 $R=H$,高丽槐素	中药葛根的有效成分,具有扩冠、增加冠脉流量及降低心肌耗氧量等活性 中药广豆根的有效成分,具有抗癌活性

续表

结构类型与特点	代表成分	来源及生物活性
橙酮类 黄酮的 C 环分出一个碳原子变成五元环，其余部位不变。是黄酮的同分异构体，属于苯骈呋喃的衍生物，又名噢，呀。 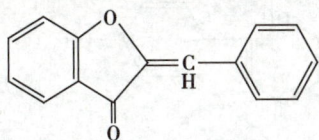	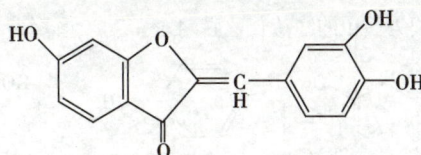 硫黄菊素	存在硫黄菊中，是细胞碘化甲腺氨酸脱碘酶抑制剂
花色素类 又称花青素，是一类以离子形式存在的色原烯衍生物 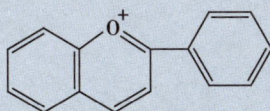 2-苯基色原烯 （花色素母核）	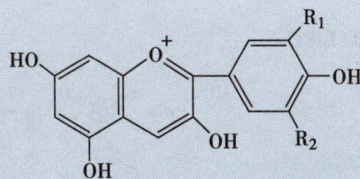 $R_1=R_2=H$，天竺葵素 $R_1=R_2=OH$，飞燕草素 $R_1=OH$，$R_2=H$，矢车菊素	存在于植物的花、果、叶、茎等，如毛茛科植物飞燕草的干燥花中，主要形成植物蓝、红、紫色的色素
黄烷醇类 生源上是由二氢黄酮醇类还原而来，可看成是脱去 C_4 位羰基氧原子后的二氢黄酮醇类 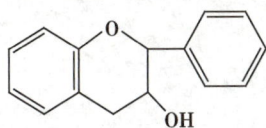 黄烷-3-醇	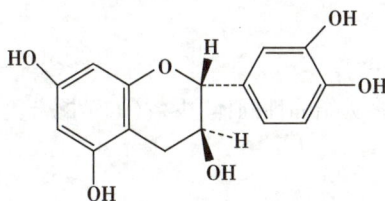 （＋）-儿茶素	中药儿茶、罗布麻叶的有效成分，具有止泻、解毒等活性
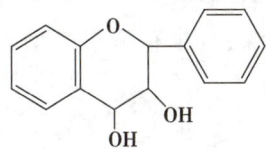 黄烷-3，4-二醇	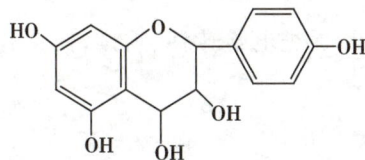 无色天竺葵素	一种无色花色素，植物界分布很广
双黄酮类 二分子黄酮衍生物通过 C—C 键或 C—O—C 键聚合而成的二聚物 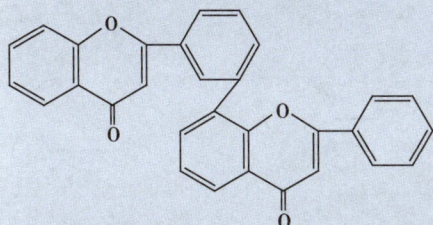	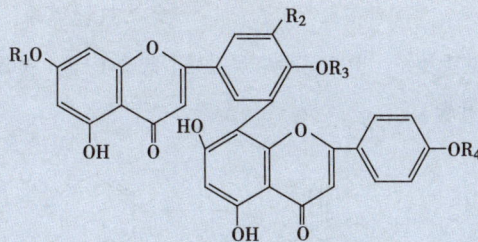 $R_3=CH_3$，$R_1=R_2=R_4=H$， 去甲银杏双黄酮（白果素） $R_1=R_3=CH_3$，$R_2=R_4=H$， 银杏双黄酮（银杏素）	中药银杏的有效成分，具有敛肺平喘、活血化瘀、扩张冠状血管等活性

知识链接

红花为何呈现黄红相间的颜色?

中药红花呈现红黄色或红色,因其主要含有红花苷、新红花苷以及醌式红花苷。 红花在开花初期时的花冠呈现淡黄色,中期花冠为深黄色,后期为红色。 这是因为,初期主要含无色的新红花苷及微量的红花苷,中期主要为黄色的红花苷,后期为红色的醌式红花苷。

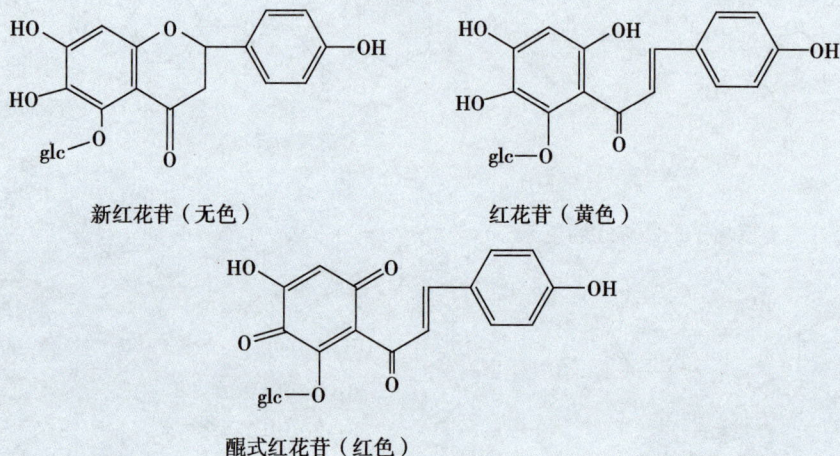

新红花苷（无色）　　　　　　　红花苷（黄色）

醌式红花苷（红色）

二、黄酮类化学成分的理化性质

(一) 性状

黄酮类化合物多为结晶性固体,少数(如黄酮苷类)为无定形粉末。

(二) 颜色

黄酮类化合物多为黄色,其颜色深浅与分子结构中是否存在交叉共轭体系及助色团(如—OH、—OCH$_3$)的类型、数目以及位置有关。在 4′ 或 7-位引入助色团后,因形成 p-π 共轭,具有推电子作用,促进电子转移、重排,使化合物的颜色加深,其他位置引入助色团则影响较小。

知识链接

交叉共轭体系

所谓交叉共轭体系,指的是两组双键互不共轭(1,2 双键不共轭),但分别与第 3 组双键共轭(1,3 与 2,3 分别共轭)。

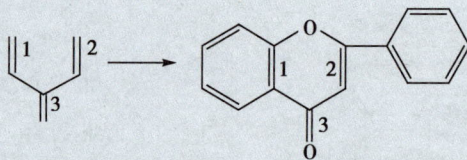

通常,在可见光下,黄酮、黄酮醇及其苷类多显灰黄~黄色,查耳酮为黄~橙黄色,异黄酮类因交叉共轭体系的一组共轭链短显微黄色,而二氢黄酮、二氢黄酮醇因不具有交叉共轭体系不显色。花色苷及其苷元的颜色随 pH 不同而发生颜色改变,一般显红(pH<7)、紫(pH=8.5)、蓝(pH>8.5)等颜色。

(三)旋光性

因含有手性碳原子,二氢黄酮、二氢黄酮醇、二氢异黄酮及黄烷醇中均具有旋光性,其他黄酮类化合物的苷元不具有旋光性。因糖基上有手性碳原子,黄酮苷具有旋光性,且多为左旋光性。

(四)溶解性

黄酮类化合物因结构及存在状态(苷或苷元)不同,溶解性有很大差异。

1. 游离黄酮苷元 难溶或不溶于水,易溶于甲醇、乙醇、乙酸乙酯、乙醚等有机溶剂及稀碱液(如黄酮具有酚羟基)中。其中黄酮、黄酮醇、查耳酮等平面型分子,因堆砌较紧密,分子间引力较大,故更难溶于水;二氢黄酮及二氢黄酮醇等,因系非平面型分子,有利于水分子进入,因而对水的溶解度稍大;异黄酮类化合物因空间位阻也不是平面型分子,故亲水性也稍大;至于花色素虽也为平面型结构,但因以离子形式存在,具有盐的通性,故亲水性较强,水溶度较大。在游离黄酮的母核上引入羟基后,则水溶性增加、脂溶性降低,羟基引入越多,水溶性增加越大;引入甲氧基后,脂溶性增加、水溶性降低。

2. 黄酮苷 游离黄酮和糖结合成苷类后,极性显著增大,一般易溶于热水、甲醇、乙醇等强极性溶剂中,而难溶或不溶于苯、乙醚、三氯甲烷、石油醚等有机溶剂中。黄酮苷分子中的糖基数目的多少对溶解度有一定的影响,一般而言,多糖苷比单糖苷水溶性大。

(五)酸碱性

1. 酸性 黄酮类化合物因分子中具有酚羟基,故显酸性,可溶于碱性水溶液和吡啶、甲酰胺等碱性有机溶剂中。其酸性强弱与酚羟基数目的多少和位置有关。以黄酮为例,各位置酚羟基酸性由强到弱的顺序是:

ER-5-1

黄酮的酸性

$$7,4'-二羟基>7 或 4'-羟基>一般酚羟基>5-羟基$$

在 p-π 共轭效应的影响下,使 7,4'-二羟基酸性增强而可溶于 5%碳酸氢钠水溶液中;7 或 4'-羟基能溶于 5%碳酸钠水溶液;一般酚羟基溶于 0.2%氢氧化钠;仅 5 位有羟基者,因形成分子内氢键使酸性最弱,可溶于 4%氢氧化钠。

2. 碱性 黄酮分子中 γ-吡喃酮环上的 1-氧原子有微弱的碱性,能同酸性强的无机酸(浓硫酸、浓盐酸)形成镁盐而溶解,同时伴有颜色的显著改变,如黄酮、黄酮醇类显黄至橙色,二氢黄酮显橙色(冷时)或紫红色(加热时)等。但生成的镁盐不稳定,遇水即分解。

(六)显色反应

1. 还原反应 黄酮类成分常见的还原反应如表5-2所示。

ER-5-2

盐酸镁粉反应

表 5-2　黄酮类化合物的还原反应

名称	操作方法	反应现象	备注
盐酸-镁粉（锌粉）反应	将少许黄酮类样品溶于甲醇或乙醇中，加入少许镁粉（锌粉）振摇，滴加几滴浓盐酸，1~2分钟内（必要时微热）即可显色	黄酮、黄酮醇、二氢黄酮及二氢黄酮醇类化合物显橙红~紫红色，少数显紫~蓝紫色	①鉴别黄酮类化合物的最常用的显色反应。②查耳酮、橙酮、儿茶素类则不显反应；异黄酮除少数例外，均不显色；③花色素在浓盐酸中也会发生色变，须先作空白对照实验
四氢硼钠（NaBH₄）反应	将样品溶于甲醇或乙醇中，再加等量2% NaBH₄的甲醇液，1分钟后，加浓盐酸或浓硫酸数滴即可显色	二氢黄酮类或二氢黄酮醇类产生红~紫红色	此反应可用于二氢黄酮类、二氢黄酮醇类专属性较高的一种还原反应。其他黄酮类均无此现象

2. 与金属盐类试剂的络合反应　黄酮分子中若具有 C_3-羟基、C_5-羟基或邻二酚羟基结构，则可以与许多金属盐类试剂如三氯化铝、二氯氧锆、氨性氯化锶等反应，生成有色的络合物，详见表 5-3。

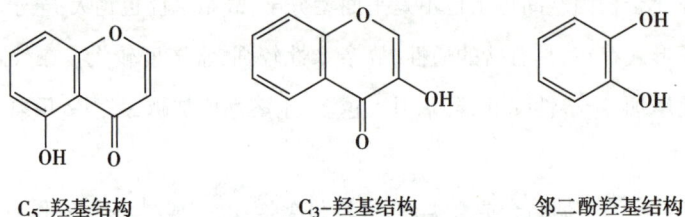

C_5-羟基结构　　　　C_3-羟基结构　　　　邻二酚羟基结构

表 5-3　黄酮类与金属盐类试剂的反应

名称	操作方法	反应现象	备注
三氯化铝反应	取上述取代基黄酮样品的乙醇溶液和1%三氯化铝乙醇溶液反应	多数生成黄色络合物，紫外灯下显黄绿色荧光	此反应可在试管、滤纸或薄层上进行，常用于黄酮类化合物的定性和定量分析
锆盐-枸橼酸反应	取样品适量，用甲醇溶解，加2%二氯氧锆（ZrOCl₂）甲醇溶液，观察颜色变化，继之再加入2%枸橼酸甲醇溶液，观察之	加入 ZrOCl₂ 出现黄色，说明含有 C_3-OH 或 C_5-OH；加入枸橼酸后，如黄色不减退，示有 C_3-OH 或 C_3,C_5-OH；如果黄色减退，示无 C_3-OH，但有 C_5-OH	①鉴别黄酮类化合物分子中 C_3-OH 或 C_5-OH 存在与否；②反应也可在滤纸上进行，得到的锆盐合物斑点多呈黄绿色并有荧光
乙酸镁反应	反应多在滤纸上进行。滴加样品液，喷以乙酸镁的甲醇液，加热干燥后紫外灯下观察纸斑点现象	二氢黄酮、二氢黄酮醇类显天蓝色荧光；黄酮、黄酮醇、异黄酮类等则显黄至橙黄至褐色	用于二氢黄酮、二氢黄酮醇类与其他黄酮类化合物的区别检识
氨性氯化锶反应	将样品的甲醇液置小试管中，加入3滴0.01mol/L氯化锶甲醇液，再加3滴已用氨蒸气饱和的甲醇溶液，观察有无沉淀生成	生成绿~棕色及至黑色沉淀	具有邻二酚羟基结构的黄酮类成分有此反应

3. 碱性试剂反应　反应多在滤纸上进行。将黄酮类化合物溶液滴于滤纸上,干后喷以碳酸钠水溶液或暴露于氨气中,观察颜色变化,化合物类型不同,显色不同。例如在碱液中,黄酮醇类先呈黄色,通入空气后变为棕色。氨熏放置后,颜色因氨挥发而褪色,故变色是可逆的;碳酸钠显色的颜色则较稳定。二氢黄酮在碱液中能开环转变成相应异构体查耳酮而呈现橙或黄色。具有邻二酚羟基或 3,4'-二羟基结构的黄酮在碱液中不稳定,易氧化产生黄~深红~绿棕色絮状沉淀。

4. 硼酸显色反应　黄酮类化合物分子中 C_5-羟基,C_4-羰基黄酮或 C_6-羟基查耳酮存在时,在酸性条件下,可与硼酸反应,生成亮黄色,借以同其他黄酮相区别。

▶▶ **课堂活动**

　　1. 对某一药材进行成分研究,如何初步证明该药材中含有黄酮类化合物?

　　2. 区别二氢黄酮(醇)可用哪些方法?

三、黄酮类化学成分的提取分离

黄酮类化合物在植物组织中,以黄酮苷和游离黄酮苷元存在。提取方法主要根据黄酮类化合物的存在形式及理化性质选择。

(一)黄酮类化合物的提取

黄酮类化合物的提取一般采用溶剂提取法,黄酮苷类以及极性稍大的苷元(如羟基黄酮、双黄酮、橙酮、查耳酮等),一般采用热水、乙醇、甲醇、丙酮、乙酸乙酯或某些极性较大的混合溶剂进行提取。在提取花色素时,可加入少量酸(如 0.1%盐酸)进行。大多数游离黄酮苷元宜用高浓度甲醇、乙醇或极性较小的溶剂,如三氯甲烷、乙酸乙酯、乙醚等,而对含有多甲氧基黄酮的游离苷元,可用苯进行提取。

1. 醇提取法　此法是提取黄酮类化合物最常用的方法,高浓度的甲醇或乙醇溶液(90%~95%)适于提取黄酮苷元,60%左右浓度的甲醇、乙醇溶液适于提取黄酮苷类。提取方法可采用冷浸法、渗漉法和回流法等。

2. 热水提取法　热水仅限于提取黄酮苷类,如槐米中提取芦丁。此法成本低、安全;但缺点是水溶性杂质较多,大多数易发生霉变。

3. 碱溶酸沉法　利用黄酮类化合物多数具有酚羟基,显酸性而易溶于碱水,故可用碱水提取。碱水提取液加酸酸化,黄酮类化合物游离即可沉淀析出。此法应用广泛,具有经济、安全、方便等优点。适用于具有酸性而又难溶于冷水的黄酮类化合物,如芦丁、橙皮苷、黄芩苷的提取。常用的碱水有饱和石灰水溶液、5%碳酸钠水溶液或稀氢氧化钠溶液。当药材为花、果实类时,宜用石灰水提取,使其中含羧基的果胶、黏液质等水溶性杂质生成钙盐沉淀,更有利于黄酮类化合物的纯化处理。

用碱溶酸沉法提取时,应当注意所用的碱液浓度不宜过高,以免在强碱性条件下,尤其加热时破坏黄酮母核。在加酸酸化时,酸性也不宜过强,以免生成𨫡盐而溶解,降低产品的得率。

（二）黄酮类化合物的分离

黄酮类化合物的分离主要根据极性大小、酸性强弱、相对分子质量大小的差异和有无特殊结构等，采用适宜的分离方法。

1. 溶剂萃取法　用水或不同浓度的醇提取得到的浸出液成分复杂，往往不能直接析出黄酮类化合物，需尽量蒸去溶剂，然后用不同极性的溶剂相继萃取。如用石油醚可除去叶绿素、胡萝卜素等脂溶性杂质，用乙醚可萃取出黄酮苷元，用乙酸乙酯可萃取出黄酮苷，而分离黄酮苷及苷元，萃取液回收后，进一步用极性不同的溶剂分步重结晶，可分离出不同极性的苷及苷元。

2. pH 梯度萃取法　pH 梯度萃取法适合分离酸性强弱不同的游离黄酮苷元混合物。将混合物溶于有机溶剂（如乙醚），依次用 5% 碳酸氢钠（萃取出 7,4′-二羟基黄酮）、5% 碳酸钠（7-羟基黄酮或 4′-羟基黄酮）、0.2% 氢氧化钠（萃取出一般酚羟基黄酮）、4% 氢氧化钠（萃取出 5-羟基黄酮）萃取而使其分离。

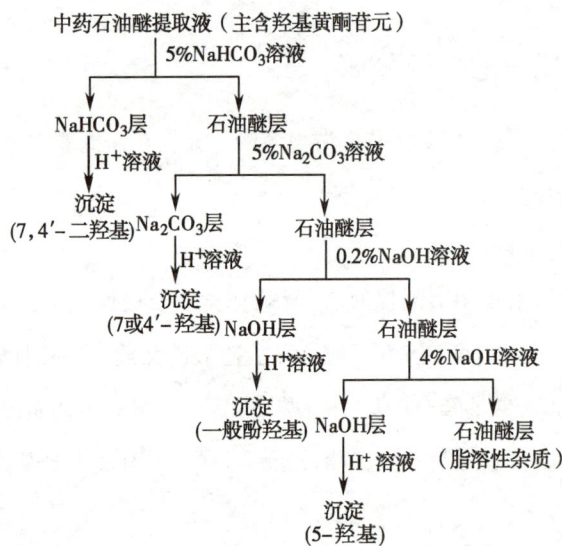

中药石油醚提取液（主含羟基黄酮苷元）
5%NaHCO₃溶液

NaHCO₃层　石油醚层
H⁺溶液　5%Na₂CO₃溶液

沉淀
(7,4′-二羟基)Na₂CO₃层　石油醚层
H⁺溶液　0.2%NaOH溶液

沉淀
(7或4′-羟基)NaOH层　石油醚层
H⁺溶液　4%NaOH溶液

沉淀
(一般酚羟基)NaOH层　石油醚层
H⁺溶液　（脂溶性杂质）

沉淀
(5-羟基)

3. 柱色谱法　分离黄酮类化合物所用的柱填充剂以聚酰胺、硅胶最常用。

（1）硅胶柱色谱：此法分离范围较广，主要适于分离黄酮、二氢黄酮、二氢黄酮醇及高度甲基化（或乙酰化）的黄酮及黄酮醇类。在分离黄酮苷元时，可用三氯甲烷-甲醇混合液做洗脱剂；分离黄酮苷时用三氯甲烷-甲醇-水（80∶20∶1 或 65∶20∶2 或 80∶18∶2）做洗脱剂，可获得较好的分离效果。

（2）聚酰胺柱色谱：聚酰胺色谱主要依据黄酮类化合物中羟基与聚酰胺的酰胺基形成氢键缔合数目的多少而产生的。黄酮类化合物在聚酰胺柱上洗脱的先后顺序，取决于分子中糖基的多少、羟基数目和位置、洗脱剂的种类与极性大小等。聚酰胺对各种黄酮类化合物（包括苷及苷元）有较好的分离效果，且分离量比较大，适合于制备性分离。

黄酮类化合物从聚酰胺柱上洗脱的先后顺序有如下规律：

1）苷元相同，洗脱先后顺序一般是：三糖苷>二糖苷>单糖苷>苷元。

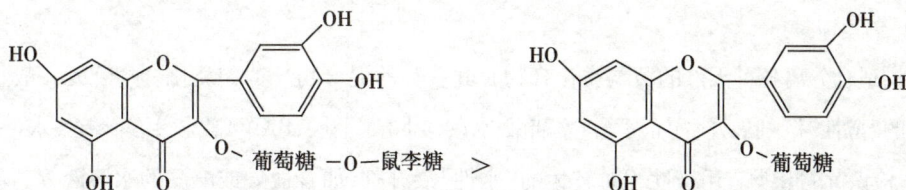

2) 母核上增加酚羟基,洗脱顺序减慢。洗脱先后顺序是:

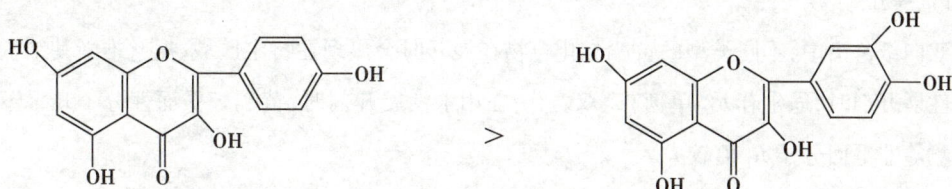

3) 分子中酚羟基数目相同时,酚羟基位置也有影响:邻位先被洗脱,对位、间位后被洗脱。

4) 分子中芳香核、共轭双键多者较难被洗脱,如查耳酮往往比相应的二氢黄酮难于洗脱。

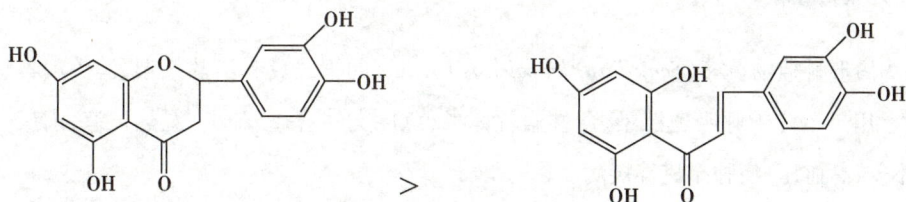

5) 不同类型黄酮类成分,先后洗脱顺序一般为:异黄酮>二氢黄酮醇>黄酮>黄酮醇。

四、黄酮类化学成分的检识

黄酮化合物的检识包括物理检识、化学检识和色谱检识,物理检识和化学检识在理化性质中已有叙述,此部分主要涉及色谱检识。

(一) 薄层色谱鉴定

黄酮类化合物的薄层色谱常采用硅胶或聚酰胺薄层色谱。

1. 硅胶薄层色谱　用于分离检识弱极性黄酮类化合物较好。分离检识黄酮苷常用的展开剂有甲苯-甲酸甲酯-甲酸(5∶4∶1),也可根据待分离检识的成分极性小,适当调整甲苯和甲酸的比例。

2. 聚酰胺薄层色谱　适用范围较广,特别适合分离检识含游离酚羟基的黄酮及其苷类。由于聚酰胺对黄酮类化合物吸附能力较强,因而展开剂需要较强的极性。在大多数展开剂中含有醇、酸或水。鉴定苷元常用的展开剂有三氯甲烷-甲醇(94∶6)、三氯甲烷-甲醇-正丁醇(12∶2∶1)等。鉴定黄酮苷类需要极性更强的展开剂,常用的展开剂有甲醇-水(1∶1)、丙酮-水(1∶1)、丙酮-95%乙醇-水(2∶1∶2)等。

（二）纸色谱

纸色谱适合分离各种天然的黄酮类化合物及其苷类的混合物。黄酮类化合物苷元一般宜用极性相对较小的"醇性"溶剂展开，如正丁醇-冰醋酸-水（4:1:5上层，BAW）或叔丁醇-醋酸-水（3:1:1，TBA）等。检识黄酮苷类宜用极性相对较大的"水性"展开剂，如含盐酸或醋酸的水溶液等。黄酮苷和苷元混合物的分离和检识常用双向纸色谱法，第一向通常用"醇性"展开剂展开，第二向用极性大的"水性"展开剂展开。

在双向纸色谱中，不同类型的黄酮类化合物在展开时会出现在特定区域，据此推断其结构类型。当用醇性展开剂时，通常苷元＞单糖苷＞双糖苷；在用水性展开剂时，黄酮等平面性分子几乎不动，而二氢黄酮等非平面分子 R_f 值较大。

黄酮类化合物大多具有颜色，并在紫外光下出现不同荧光或有色斑点，氨蒸气处理后常产生明显的颜色变化，可用于斑点位置的确定。此外亦可用2%三氯化铝甲醇液，10%碳酸钠水溶液等显色剂。此法同样也适用于黄酮类化合物的薄层色谱。

任务 5-1　黄芩中黄酮类化学成分的提取分离技术

一、必备知识

黄芩为唇形科植物黄芩（*Scutellaria baicalensis* Georgi）的根。具有清热燥湿、泻火解毒、止血、安胎的功能。用于治疗上呼吸道感染、急性扁桃体炎、急性支气管炎、肺炎、湿热黄疸、痢疾、咯血、目赤、胎动不安、高血压、痈肿疔疮等疾病。

（一）黄芩苷和黄芩素的结构类型

从黄芩中分离出来的黄酮类化合物有黄芩苷、黄芩素、汉黄芩苷、汉黄芩素等20种成分。其中含有的黄芩苷对革兰阳性和阴性细菌有抑制作用，是中药黄芩中抗炎的主要活性成分。《中国药典》以黄芩苷为指标成分进行定性鉴定和含量测定，药材测定黄芩苷不得少于9.0%，饮片测定黄芩苷不得少于8.0%。黄芩苷是中成药"注射用双黄连冻干粉"及"银黄片"的主要成分。此外，黄芩苷还有利尿、利胆及抗病毒等作用。黄芩素的磷酸酯钠盐可用于治疗过敏、喘息等疾病。黄芩苷和黄芩素的结构如下：

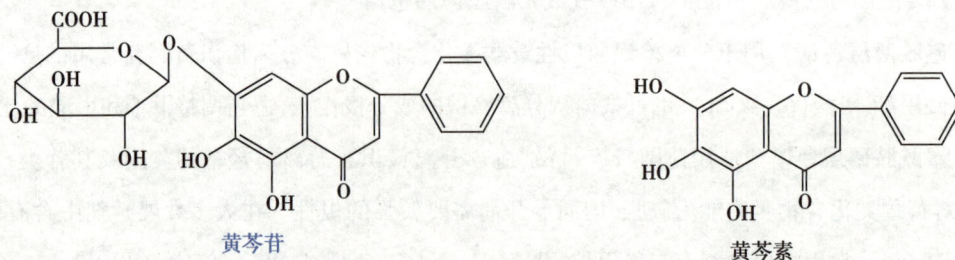

黄芩苷　　　　　　　　　　　　　黄芩素

（二）黄芩中主要有效成分的理化性质

黄芩苷为淡黄色针晶，分子式为 $C_{21}H_{18}O_{11}$，分子量为446.35，熔点222~223℃，几乎不溶于水,难溶于甲醇、乙醇、丙酮,可溶于热醋酸,易溶于二甲基甲酰胺、吡啶等碱性溶液。黄芩素为黄色针状结晶,分子式为 $C_{15}H_{10}O_5$,分子量为 270. 23,熔点 268~272℃,易溶于甲醇、乙醇、丙酮、乙酸乙酯,微溶于乙醚、三氯甲烷。遇三氯化铁显绿色,遇乙酸铅生成橙红色沉淀。溶于碱及氨水中初显黄色,不久则变为黑棕色。经水解后生成的黄芩素分子中具有邻三酚羟基,易被氧化转为醌类衍生物而显绿色,这是保存或炮制不当的黄芩能够变绿色的原因。黄芩变绿后,有效成分遭到破坏,质量随之降低。所以在贮藏、加工炮制及提取过程中应注意防止黄芩苷的酶解、氧化。

二、黄芩中黄芩苷的提取分离技术

黄芩苷为黄芩素结构中的 C_7 位羟基与葡萄糖醛酸结合成的苷,分子中同时有酚羟基和羧基,具有很强酸性,在植物体内往往以镁盐形式存在,水溶性较大,故用水煎煮提取,可以提出。再将提取液酸化使黄芩苷盐变成有游离羧基的黄芩苷类沉淀析出,经进一步碱溶酸沉,可除去杂质得到黄芩苷粗制品。黄芩苷的提取分离流程如下:

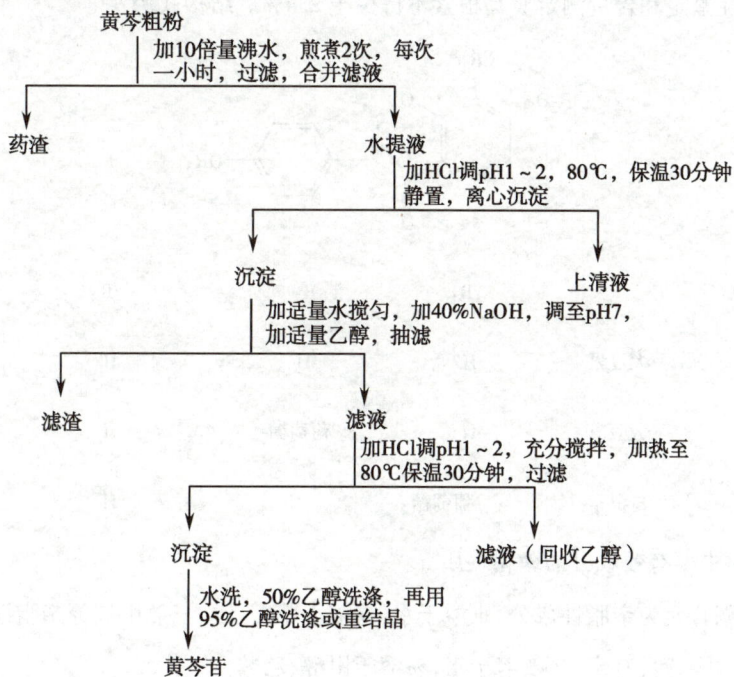

```
                          黄芩粗粉
                           │ 加10倍量沸水,煎煮2次,每次
                           │ 一小时,过滤,合并滤液
            ┌──────────────┴──────────────┐
          药渣                          水提液
                                         │ 加HCl调pH1~2,80℃,保温30分钟
                                         │ 静置,离心沉淀
                           ┌─────────────┴─────────────┐
                         沉淀                        上清液
                           │ 加适量水搅匀,加40%NaOH,调至pH7,
                           │ 加适量乙醇,抽滤
            ┌──────────────┴──────────────┐
          滤渣                          滤液
                                         │ 加HCl调pH1~2,充分搅拌,加热至
                                         │ 80℃保温30分钟,过滤
                           ┌─────────────┴─────────────┐
                         沉淀                      滤液(回收乙醇)
                           │ 水洗,50%乙醇洗涤,再用
                           │ 95%乙醇洗涤或重结晶
                         黄芩苷
```

流程说明:

1. 黄芩粗粉用适量的水煎煮两次,所得提取液加盐酸酸化,静置离心得到沉淀,沉淀物经过碱溶酸沉处理,除去杂质得到黄芩苷粗品,将黄芩苷粗品用乙醇重结晶进一步精制。

2. 在提取过程中加盐酸调 pH 1~2,是为了使黄芩苷的镁盐在酸性条件下转化成游离羧基的黄芩苷,而游离羧基的黄芩苷难溶于水,故以沉淀的形式析出,便于与其他杂质分离。

任务 5-2　葛根中黄酮类化学成分的提取分离技术

一、必备知识

葛根为豆科植物野葛[*Pueraria lobata*(Willd.)Ohwi]的干燥根。具有解肌退热,生津止渴,透疹,升阳止泻,通经活络,解酒毒。用于外感发热头痛,项背强痛,口渴,消渴,麻疹不透,热痢,泄泻,眩晕头痛,中风偏瘫,胸痹心痛,酒毒伤中。用于治疗外感发热头痛、高血压颈项强痛、冠心病心绞痛、早期突发性耳聋、强直性脊柱炎、泄泻等病症。

葛根的药用价值极高,素有"亚洲人参"之美誉,葛粉称之为"长寿粉",在日本被誉为"皇室特供食品"。常食葛粉能调节人体功能,增强体质,提高机体抗病能力,抗衰延年,永葆青春活力。

(一) 葛根中主要有效成分的结构

葛根中主要含异黄酮类化合物,如葛根素(C-苷)、大豆素、大豆苷等。《中国药典》以葛根素为指标成分进行定性鉴定和含量测定。葛根素不得少于 2.4%。结构式为:

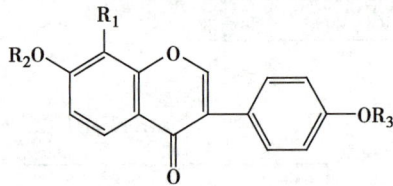

	R_1	R_2	R_3
大豆素	H	H	H
大豆苷	H	葡萄糖	H
葛根素	葡萄糖	H	H

(二) 葛根中主要有效成分的理化性质

葛根中异黄酮苷元为亲脂性成分,难溶于水,易溶于苯、乙醚、三氯甲烷等亲脂性有机溶剂,易溶于甲醇、乙醇;异黄酮苷具有亲水性,溶于水,易溶于甲醇、乙醇。

大豆苷为无色针晶,熔点 239~240℃,易溶于乙醇、热水。大豆素为无色针晶,265℃升华,320℃分解,易溶于乙醇。葛根素为白色针状结晶,分子式为 $C_{21}H_{20}O_9$,分子量为 416.37,熔点 188.5℃(分解),易溶于乙醇。

二、葛根中异黄酮的提取分离技术

从葛根中提取分离异黄酮类化合物是根据葛根中的异黄酮类化合物均溶于乙醇,通过醇提将总黄酮提取出来。而葛根总黄酮类化合物结构中没有邻二酚羟基、C_5 羟基或羧基,只能与碱式醋酸铅产生铅盐沉淀,而部分杂质可能被醋酸铅沉淀,故与杂质分离。再利用各异黄酮类化合物极性不同,采用氧化铝柱色谱法分离而得各异黄酮。

葛根中总黄酮的提取分离工艺流程如下：

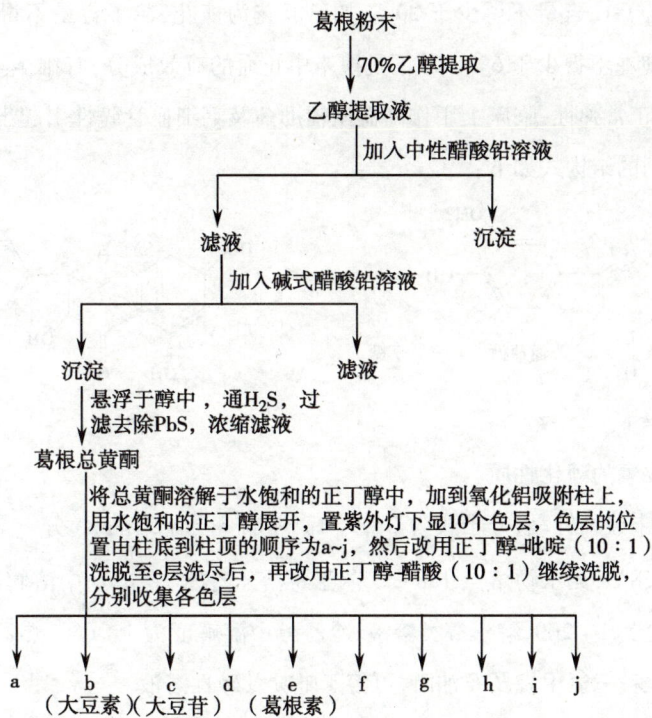

```
                        葛根粉末
                          │ 70%乙醇提取
                        乙醇提取液
                          │ 加入中性醋酸铅溶液
            ┌─────────────┴─────────────┐
          滤液                          沉淀
            │ 加入碱式醋酸铅溶液
      ┌─────┴──────┐
    沉淀          滤液
      │ 悬浮于醇中，通H₂S，过
      │ 滤去除PbS，浓缩滤液
    葛根总黄酮
      │ 将总黄酮溶解于水饱和的正丁醇中，加到氧化铝吸附柱上，
      │ 用水饱和的正丁醇展开，置紫外灯下显10个色层，色层的位
      │ 置由柱底到柱顶的顺序为a~j，然后改用正丁醇-吡啶（10：1）
      │ 洗脱至e层洗尽后，再改用正丁醇-醋酸（10：1）继续洗脱，
      │ 分别收集各色层
   ┌──┬──┬──┬──┬──┬──┬──┬──┬──┬──┐
   a  b  c  d  e  f  g  h  i  j
 (大豆素)(大豆苷) (葛根素)
```

流程说明：用甲醇回流提取葛根粗粉，使黄酮类化合物溶于甲醇，然后采用铅盐沉淀法除去醇提液中的杂质，得到纯化的葛根总黄酮类化合物。总黄酮再通过氧化铝柱色谱进行分离。最终得到各种异黄酮。其中 b 为大豆素、c 为大豆苷、e 为葛根素。

▶▶ 课堂活动

 葛根素、大豆苷都是葡萄糖苷，试从结构上分析两者不同在哪里？

任务 5-3　槐米中黄酮类化学成分的提取分离技术

一、必备知识

槐米为豆科植物槐（*Sophora japonica* L.）的干燥花蕾。味苦、性微寒，归肝、大肠经；入血敛降，体轻微散；具有凉血止血、清肝泻火的功效。用于便血、痔血、血痢、崩漏、吐血、衄血，肝热目赤，头痛眩晕。槐米含芦丁（即芸香苷）、槲皮素、鞣质、槐花二醇、维生素 A 等物质。芦丁能改善毛细血管的功能，保持毛细血管正常的抵抗力，防止因毛细血管脆性过大，渗透性过高引起的出血、高血压、糖尿病，服之可预防出血。所以槐花多作为治疗便血的常用药，用于大肠湿热引起的痔出血、便血、血痢及血热引起的吐血、衄血。一般为煎服，10~15g，外用适量，脾胃虚寒及阴虚发热而无实火者慎服。

（一）芦丁和槲皮素的结构

槐米中含有黄酮、皂苷、脂肪酸、多糖等,有效成分主要为黄酮类化合物,《中国药典》规定,总黄酮以芦丁(又称芸香苷)计,含量不得少于 20% ,如已开花为槐花,芦丁含量不得少于 8.0% ;含芦丁槐米不得少于 15% ,槐花不得少于 6% 。芦丁是槐米中止血的有效成分,有维生素 P 样作用,有助于保持和恢复毛细血管正常弹性,临床上用作高血压辅助药及毛细血管脆性引起出血的止血药。芦丁的苷元为槲皮素,它们的结构式如下:

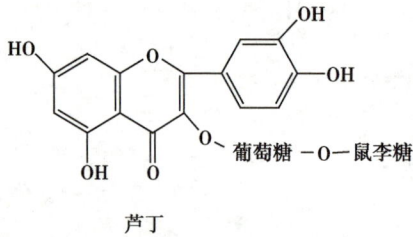

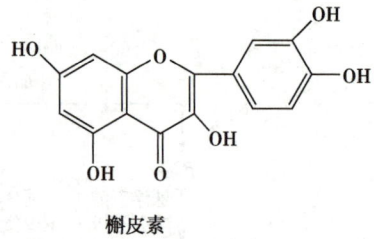

芦丁

槲皮素

（二）芦丁和槲皮素的理化性质

芦丁为浅黄色粉末或细针晶,分子式为 $C_{27}H_{30}O_{16}$,常含 3 分子结晶水,分子量 610.51(无水物)。含结晶水熔点 177~178℃ ,无水物熔点 188℃ 。芦丁难溶于冷水,在冷水中溶解度为1:8000,可溶于热水,热水中溶解度为1:200,溶于醇类溶液,冷乙醇中溶解度为1:650,热乙醇中溶解度为1:60,几乎不溶于苯、乙醚、三氯甲烷及石油醚,可溶于吡啶及碱性溶液。

槲皮素为黄色针状结晶(稀乙醇),分子式为 $C_{15}H_{10}O_7$,常含 2 分子结晶水,分子量 302.23(无水物)。熔点为 314℃ (分解),溶于乙醇、甲醇、丙酮、乙酸乙酯、吡啶与冰醋酸等,不溶于水、苯、石油醚、乙醚与三氯甲烷等。

芦丁中含糖故遇 α-萘酚和浓硫酸(Molisch 试剂)呈现紫色环现象,槲皮素因为是苷元无现象。在盐酸-镁粉反应中,芦丁及槲皮素均出现溶液由黄色渐变为红色,表明为黄酮类化合物。

二、槐米中芦丁的提取分离技术

从槐米中提取精制芦丁(芸香苷),是利用芦丁在热水和冷水中溶解度的显著差异进行的。根据热溶冷不溶析出芦丁结晶。另外,芦丁分子中具有较多的酚羟基,呈酸性,可溶于碱液中,加酸酸化后又可沉淀析出,因此结合碱溶酸沉法提取芦丁。

ER-5-3

槐米中芦丁
(芸香苷)的
粗提

工艺流程如下:

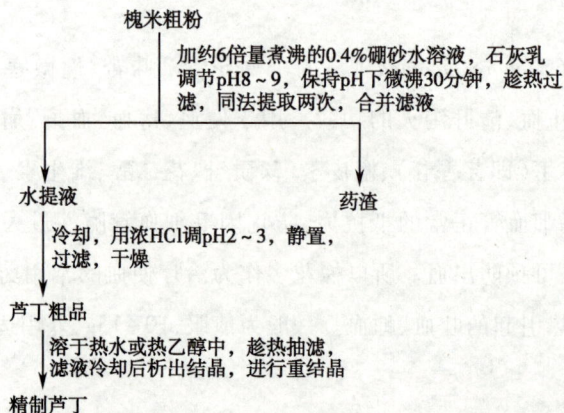

槐米粗粉

加约6倍量煮沸的0.4%硼砂水溶液,石灰乳
调节pH8～9,保持pH下微沸30分钟,趁热过
滤,同法提取两次,合并滤液

水提液　　　　　　　　　　　　药渣

冷却,用浓HCl调pH2～3,静置,
过滤,干燥

芦丁粗品

溶于热水或热乙醇中,趁热抽滤,
滤液冷却后析出结晶,进行重结晶

精制芦丁

流程说明:本流程利用芦丁含有酚羟基,显弱酸性,采用碱溶酸析法进行提取。芦丁分子中因含有邻二酚羟基,性质不太稳定,暴露在空气中能缓缓氧化变为暗褐色,在碱性条件下更容易被氧化分解。硼酸盐能与邻二酚羟基结合,达到保护邻二酚羟基目的,故在加热提取芦丁时,加入少量硼砂。

▶ 课堂活动

　　槐米中的主要有效成分是什么?　属于何类化合物?　其临床作用有哪些?　并请说明用碱溶酸沉法提取该成分的原理、基本流程及注意事项。

点滴积累　V

1. 黄酮的结构分为黄酮类、黄酮醇类、二氢黄酮(醇)类、(二氢)查耳酮类、(二氢)异黄酮类、橙酮类、花色素类、黄烷醇类、双黄酮类。

2. 黄酮的颜色深浅及有无与分子中的交叉共轭体系的有无及助色团的类型、数目及位置有关。

3. 黄酮苷及苷元,因具有酚羟基而显酸性,酸性大小取决于酚羟基的数目及位置。

4. 黄酮类成分因具酸性可用碱溶酸沉法提取;亦因酸性不同可用 pH 梯度萃取法进行分离。

目标检测

一、选择题

(一)单项选择题

1. 黄酮类化合物的定义为(　　　)

　　A. 两个苯环通过三碳链相连的一类化合物

　　B. C_6—C_6—C_3

　　C. 2-苯基苯骈 γ-吡喃酮

　　D. γ-吡喃酮

　　E. 2-苯基苯骈 α-吡喃酮

2. 色原酮环 C_2、C_3 间为双键,B 环连接在 C_2 位的黄酮类化合物是(　　　)

　　A. 黄酮　　　　　　　　B. 异黄酮　　　　　　　　C. 查耳酮

　　D. 二氢黄酮　　　　　　E. 黄烷醇

3. 黄酮类化合物的基本碳架为(　　　)

　　A. C_6—C_1—C_6　　　　B. C_6—C_2—C_6　　　　C. C_6—C_3—C_6

　　D. C_6—C_4—C_6　　　　E. C_6—C_5—C_6

4. 下列化合物属于黄酮醇的是(　　　)

　　A. 大豆素　　　　　　　B. 葛根素　　　　　　　　C. 橙皮苷

　　D. 槲皮素　　　　　　　E. 黄芩苷

5. 以离子状态存在的是(　　　)

　　A. 黄酮　　　　　　　　B. 二氢黄酮　　　　　　　C. 异黄酮

　　　　D. 查耳酮　　　　　　　　　　E. 花色素

6. 槲皮素属于(　　　)类化合物

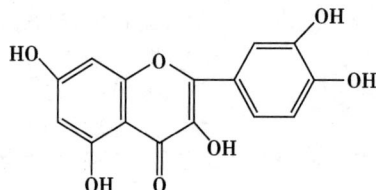

　　　　A. 黄酮　　　　　　　　　　B. 黄酮醇　　　　　　　　C. 二氢黄酮

　　　　D. 二氢黄酮醇　　　　　　　E. 查耳酮

7. 下列结构属于(　　　)类化合物

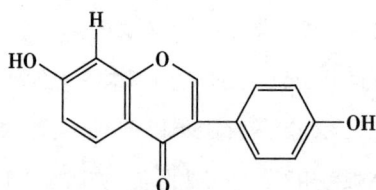

　　　　A. 黄酮　　　　　　　　　　B. 二氢黄酮醇　　　　　　C. 异黄酮

　　　　D. 查耳酮　　　　　　　　　E. 花色素

8. 红花苷属于(　　　)类化合物

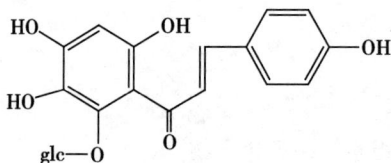

　　　　A. 黄酮　　　　　　　　　　B. 二氢黄酮　　　　　　　C. 异黄酮

　　　　D. 双黄酮　　　　　　　　　E. 查耳酮

9. 黄酮类化合物大多呈色的最主要原因是(　　　)

　　　　A. 具酚羟基　　　　　　　　B. 具交叉共轭体系　　　　C. 具羰基

　　　　D. 具苯环　　　　　　　　　E. 为离子型

10. 二氢黄酮、二氢黄酮醇类苷元在水中溶解度稍大是因为(　　　)

　　　　A. 羟基多　　　　　　　　　B. 有羧基　　　　　　　　C. 离子型

　　　　D. C 环为平面型　　　　　　E. C 环为非平面型

11. 黄酮苷和黄酮苷元一般均能溶解的溶剂为(　　　)

　　　　A. 乙醚　　　　　　　　　　B. 乙醇　　　　　　　　　C. 三氯甲烷

　　　　D. 水　　　　　　　　　　　E. 酸水

12. 下列黄酮类酸性最强的是(　　　)

　　　　A. 7-羟基黄酮　　　　　　　B. 4′-羟基黄酮　　　　　　C. 7,4′-二羟基黄酮

　　　　D. 6,8-二羟基黄酮　　　　　E. 3′,4′-二羟基黄酮

13. 黄酮中按酚羟基酸性由强到弱顺序正确的是(　　　)

  A. 7,4′-二羟基>一般酚羟基>7 或 4′-羟基>5-羟基

  B. 7 或 4′-羟基>7,4′-二羟基>一般酚羟基>5-羟基

  C. 7,4′-二羟基>7 或 4′-羟基>一般酚羟基>5-羟基

  D. 一般酚羟基>7,4′-二羟基>7 或 4′-羟基>5-羟基

  E. 5-羟基>一般酚羟基>7 或 4′-羟基>7,4′-二羟基

14. 某中药水提取液中,在进行盐酸-镁粉反应时,加入镁粉无颜色变化,加入浓 HCl 则有颜色变化,只加浓 HCl 不加镁粉也有红色出现,加水稀释后红色也不褪去,则该提取液中可确定含有(　　)

  A. 异黄酮　　　　　　　　B. 黄酮醇　　　　　　　　C. 花色素

  D. 黄酮　　　　　　　　　E. 二氢黄酮

15. 四氢硼钠反应用于鉴别(　　)

  A. 黄酮、黄酮醇　　　　　B. 二氢黄酮(醇)　　　　　C. 异黄酮

  D. 查耳酮　　　　　　　　E. 花色素

16. 某黄酮化合物的醇溶液,加入二氯氧锆甲醇液呈鲜黄色,再加入枸橼酸甲醇液黄色不褪,表示该化合物具有(　　)

  A. C_5—OH　　　　　　　B. C_7—OH　　　　　　　C. C_3—OH

  D. C_6—OH　　　　　　　E. C_8—OH

17. 能溶于 5%碳酸氢钠的化合物为(　　)

  A. 橙皮苷元　　　　　　　B. 葛根素　　　　　　　　C. 槲皮素

  D. 大豆苷　　　　　　　　E. 黄芩素

18. 下列化合物中与四氢硼钠生成红色反应的是(　　)

  A. 5,7,4′-三羟基二氢黄酮　　　　　　　B. 5,7,4′-三羟基黄酮

  C. 4,2′,4′,6′-四羟基查耳酮　　　　　　　D. 3,5,7,4′-四羟基花色素

  E. 7,8,4′-三羟基异黄酮

19. 可用于区别槲皮素和二氢槲皮素的反应是(　　)

  A. 盐酸-镁粉反应　　　　B. 四氢硼钠反应　　　　　C. 碱试剂反应

  D. 锆-枸橼酸反应　　　　E. 三氯化铝反应

20. 黄酮苷类化合物不能采用的提取方法是(　　)

  A. 酸溶碱沉　　　　　　　B. 碱溶酸沉　　　　　　　C. 沸水提取

  D. 乙醇提取　　　　　　　E. 甲醇提取

21. pH 梯度萃取法分离下列黄酮苷元,用 5% $NaHCO_3$、5% Na_2CO_3、0.4% NaOH 依次萃取,先后萃取出化合物的顺序为(　　)

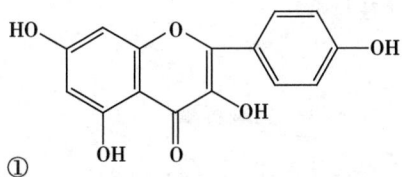

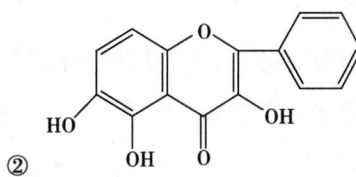

①　　　　　　　　　　　　　　　　　　②

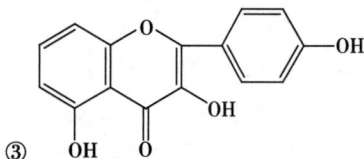

③

A. ②→①→③   B. ①→②→③   C. ③→①→②

D. ③→②→①   E. ①→③→②

22. 若仅需提取黄酮多糖苷,最常用的提取溶剂是(　　)

A. 沸水   B. 酸水   C. 乙醇

D. 乙酸乙酯   E. 三氯甲烷

23. 下列有关黄酮类化合物在聚酰胺柱上的洗脱规律,错误的是(　　)

A. 苷元相同,洗脱先后顺序为:三糖苷、双糖苷、单糖苷、苷元

B. 具有对位或间位羟基黄酮洗脱先于具有邻位羟基黄酮

C. 不同类型的黄酮化合物,洗脱先后顺序为:异黄酮、二氢黄酮醇、黄酮、黄酮醇

D. 查耳酮比相应的二氢黄酮后洗脱

E. 黄酮母核上增加羟基,洗脱速度减慢

24. 下列有关芦丁的论述,错误的是(　　)

A. 属于双糖苷   B. 在水中的溶解度随温度变化很大

C. 在碱性下不稳定   D. 不能用碱溶酸沉法提取

E. 暴露在空气中易变色

25. 水解反应后可变为绿色的是(　　)

A. 黄芩苷   B. 芦丁   C. 大豆素

D. 杜鹃素   E. 金丝桃苷

(二) 多项选择题

1. 黄酮苷元按结构分类,主要是依据(　　)

A. 三碳链的氧化程度   B. 是否连接糖链   C. B环的连接位置

D. 来自何种植物   E. 三碳链是否成环

2. 黄酮类化合物具有的生理活性表现在(　　)

A. 对心血管系统的作用   B. 抗炎作用   C. 雌性激素样作用

D. 抗病毒作用   E. 解痉作用

3. 影响黄酮类化合物颜色的因素有(　　)

A. 助色团的位置   B. 助色团的种类   C. 助色团的数目

D. 与助色团无关   E. 交叉共轭体系的存在与否

4. 盐酸-镁粉反应显橙红~紫红色的是(　　)

A. 花色素   B. 黄酮醇   C. 二氢黄酮

D. 黄酮   E. 查耳酮

5. 可用于鉴别二氢黄酮类化合物的是(　　　)

    A. 盐酸-镁粉反应　　　　　　B. 四氢硼钠反应　　　　　　C. 锆-枸橼酸反应

    D. 醋酸铅反应　　　　　　　　E. 醋酸镁反应

6. 黄酮与金属盐类试剂络合的必要条件是(　　　)

    A. 具 7-OH　　　　　　　　　B. 具邻二酚羟基　　　　　　C. 具 3-OH

    D. 具 5-OH　　　　　　　　　E. 3-OH 和 5-OH 缺一不可

7. 下列黄酮类化合物能溶于 5% 碳酸钠的有(　　　)

    A. 7,4′-二羟基黄酮　　　　　B. 5-羟基黄酮　　　　　　　C. 7-羟基黄酮

    D. 4′-羟基黄酮　　　　　　　E. 一般酚羟基黄酮

8. 能用碱溶酸沉法提取出的成分有(　　　)

    A. 麻黄碱　　　　　　　　　　B. 黄芩苷　　　　　　　　　C. 小檗碱

    D. 芦丁　　　　　　　　　　　E. 莨菪碱

9. 在碱液中不稳定、易被氧化的黄酮类化合物可能具有(　　　)

    A. 7-羟基　　　　　　　　　　B. 4′-羟基　　　　　　　　　C. 3,4′-二羟基

    D. 邻二酚羟基　　　　　　　　E. 邻三酚羟基

10. 聚酰胺色谱分离黄酮类化合物时,与下列(　　　)因素有关。

    A. 化合物极性大小　　　　　　B. 酚羟基数目　　　　　　　C. 酚羟基位置

    D. 共轭双键多少　　　　　　　E. 分子内芳香化程度

11. 从中药中提取黄酮类化合物可采用(　　　)

    A. 溶剂提取法　　　　　　　　B. 铅盐沉淀法　　　　　　　C. 碱溶酸沉法

    D. 水蒸气蒸馏法　　　　　　　E. 聚酰胺色谱法

12. pH 梯度萃取法分离黄酮类化合物(　　　)

    A. 将总黄酮溶解在亲脂性有机溶剂中　　　B. 以碱液为萃取剂

    C. 适用于分离苷类和苷元类　　　　　　　D. 适用于分离酸性强弱不同的苷元类

    E. 酸性弱的黄酮先被萃取出来

13. 含黄酮提取液的乙醚液,用 5% 碳酸氢钠萃取,可被碱水萃取出来的是(　　　)

    A. 3,5,6,7-四羟基黄酮　　　B. 7,4′-二羟基黄酮　　　　C. 3,5,3′,4′-四羟基黄酮

    D. 3,5,4′-三羟基黄酮　　　　E. 3,5,7,4′-四羟基黄酮

14. 分离黄酮类化合物的方法有(　　　)

    A. 铅盐沉淀法　　　　　　　　B. 聚酰胺吸附法　　　　　　C. pH 梯度萃取法

    D. 硼酸络合法　　　　　　　　E. 离子交换树脂法

15. 从中药中提取黄酮苷时,可选用的提取溶剂是(　　　)

    A. 甲醇-水(1∶1)　　　　　　B. 甲醇　　　　　　　　　　C. 沸水

    D. 0.11% 盐酸水　　　　　　E. 碱液

二、简答题

1. 黄酮类化合物的基本分类原则是什么？一般分为几类？请写出各类的名称和基本结构。

2. 聚酰胺色谱的分离原理是什么？黄酮类化合物利用聚酰胺色谱分离时,吸附力强弱与被分离成分有何关系？

3. 中药黄芩在加工、贮存及提取过程中会发生什么样的颜色变化,为什么？对其质量有何影响？

三、实例分析题

1. 下列为槐米中提取芦丁的工艺流程,请回答相关问题。

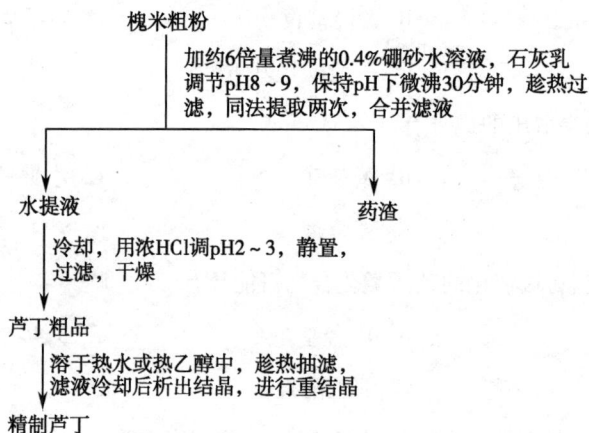

槐米粗粉

加约6倍量煮沸的0.4%硼砂水溶液,石灰乳
调节pH8～9,保持pH下微沸30分钟,趁热过
滤,同法提取两次,合并滤液

水提液　　　　　　　　　　**药渣**

冷却,用浓HCl调pH2～3,静置,
过滤,干燥

芦丁粗品

溶于热水或热乙醇中,趁热抽滤,
滤液冷却后析出结晶,进行重结晶

精制芦丁

(1)工艺流程中采用的提取方法与依据是什么？

(2)提取液中加入 0.4% 硼砂水的目的是什么？

(3)加石灰乳调 pH8～9 的目的是什么？如果碱性太强会怎样？

(4)酸化时加盐酸为什么要控制在 pH2～3？如果 pH<2 以上会怎样？

(5)为什么用热水或乙醇重结晶？

2.《中国药典》黄芩片炮制工艺中要求,将黄芩除去杂质,置沸水中煮 10 分钟,取出,闷透,切薄片,干燥;或蒸半小时,取出,切薄片,干燥(注意避免暴晒)。试指出为什么需要置于沸水中煮？为何要注意避免暴晒？

3.《中国药典》葛根鉴别方法:取葛根粉末 0.8g 加甲醇 10ml,放置 2 小时,滤过,滤液蒸干,残渣加甲醇 0.5ml 使溶解,作为供试品溶液。另取葛根素对照品,加甲醇制成每 1ml 含 1mg 的溶液,作为对照品溶液。照薄层色谱法试验,吸取上述两种溶液各 10μl,分别点于同一以羧甲基纤维素钠为黏合剂的硅胶 H 薄层板上,使成条状,以三氯甲烷-甲醇-水(7∶2.5∶0.25)为展开剂,展开,取出,晾干,置紫外光灯(365nm)下检视。供试品色谱中,在与对照品色谱相应的位置上,显相同颜色的荧光色斑。试指出提取方法,解释为什么选用三氯甲烷-甲醇-水为展开剂？

实训四　槐米中芦丁（芸香苷）的提取分离和鉴定

【实训目的】

1. 能够运用碱溶酸沉法或热水提取法，从槐米中提取并精制芦丁，并进行水解。

2. 能够熟练操作黄酮类化合物的化学鉴别及色谱鉴别。

【实训原理】

芦丁可溶于热水，难溶于冷水，其分子结构中具有较多的酚羟基，显弱酸性，在碱液中易溶解，而在酸性条件下，易析出沉淀，故可采用热水提取法结合碱溶解酸沉淀法自槐米中提取芦丁。

利用芦丁可被稀酸水解，生成苷元和糖，通过颜色反应，薄层色谱分析，纸色谱及进行检识。

【实训材料】

1. **设备**　500ml 烧杯、电炉、托盘天平、量筒、玻璃棒、纱布、滴管、抽滤装置、研钵、500ml 圆底烧瓶、冷凝管、pH 试纸、新华滤纸、紫外灯、色谱缸、试管、试管架。

2. **药品**　槐米、蒸馏水、0.4% 硼砂、石灰乳、浓盐酸、2% 硫酸、95% 乙醇、氢氧化钡、葡萄糖标准品、鼠李糖标准品、正丁醇、醋酸、芦丁标准品、槲皮素标准品、三氯化铝、浓硫酸、α-萘酚、氢氧化钠、氨水、碳酸氢钠、碳酸钠、苯胺-邻苯二甲酸、醋酸镁、镁粉。

【实训步骤】

（一）芦丁的提取

称取 20g 槐米，捣碎，加入煮沸的 0.4% 硼砂水溶液 250ml 于烧杯中，直火加热，在搅拌下加入石灰乳调至 pH8~9，加热保持微沸 30 分钟（随时补充加热蒸发的水分，调节 pH，注意保持 pH8~9），趁热用四层纱布过滤，滤渣再用水或 0.4% 硼砂水溶液 200ml 煮 25 分钟，趁热过滤，合并两次滤液，放冷后用浓盐酸调至 pH2~3 左右，放置过夜，即析出大量淡黄色沉淀，减压抽滤，沉淀用水洗两次，抽干，沉淀于 60℃ 左右干燥，即得芦丁粗品。称重，计算产量。

（二）芦丁的精制

将芦丁粗品置于烧杯中，加 400ml 蒸馏水，加热煮沸数分钟，使芦丁沉淀充分溶解（若有淡黄色颗粒示未全溶，可加少量水），趁热抽滤，冷却滤液，即又析出沉淀，减压过滤，用少量蒸馏水洗涤沉淀 2~3 次，抽干，于 70~80℃ 干燥 1 小时，即得芦丁精品。称重质量为 x 克，计算产率。

$$产率 = \frac{x}{20} \times 100\%$$

（三）芦丁的酸水解——生成槲皮素（苷元）和单糖

准确称取精制芦丁 1g，尽量研细，置于 250ml 圆底烧瓶中，加 2% 硫酸 100ml，接上冷凝管，直火回流加热微沸半小时进行水解，待出现鲜黄色沉淀不再变化为止。趁热减压过滤，滤液（要先用一干净容器收集），沉淀水洗，抽干，所得沉淀即为槲皮素，滤液放冷，又析出沉淀，抽滤（鲜黄沉淀为未水解完全的芦丁），滤液先收集在一干净的容器内，滤液保留作糖部分的鉴定（槲皮素可再用甲醇重结晶，即得精制槲皮素，为黄色小针状结晶）。

（四）芦丁及其槲皮素的性质鉴定

1. 不同强度碱液的溶解试验　取四支小试管,每管中加入芦丁数毫克,分别加入稀氨水,5%碳酸氢钠,5%碳酸钠和1%氢氧化钠水液各1ml,振摇后观察其溶解情况,溶解的溶液应呈黄色,再加数滴盐酸酸化,黄色褪去或变浅,并有沉淀析出或变混浊。

2. Molisch 反应(α-萘酚浓硫酸试验)　取芦丁和槲皮素各数毫克,分别置于两支小试管中,加10%α-萘酚乙醇溶液1ml左右,振摇使之溶解后倾斜试管45°,然后沿试管壁加浓硫酸约1ml,竖直静置,观察两液层界面变化,呈紫红色环者示分子中含糖结构。注意不要振摇,否则观察不到应该有的反应现象。

取滤液1ml,置于小试管中,加10%α-萘酚乙醇溶液1ml左右,振摇使之溶解后倾斜试管45°,然后沿试管壁加浓硫酸约1ml,静置,观察两液层界面变化。注意不要振摇,否则观察不到应该有的反应现象。

3. 盐酸-镁粉反应　取芦丁和槲皮素各数毫克,分别置于两支小试管中,加0.5ml稀醇热溶,加镁粉少许,滴加浓盐酸,溶液由黄色逐渐变红者示有黄酮类化合物存在。

4. 三氯化铝反应　取两张滤纸条,分别滴加芦丁和槲皮素试样的乙醇溶液后,然后加1%三氯化铝的乙醇溶液数滴,于紫外光灯下观察荧光变化,并记录现象。

（五）芦丁和槲皮素的双向纸色谱鉴定

支持剂:新华层析滤纸,长30cm,宽酌情而定。

点　样:1. 自制精制芦丁乙醇液

　　　　2. 芦丁标准品乙醇液

　　　　3. 自制精制槲皮素乙醇液

　　　　4. 槲皮素标准品乙醇液

展开剂:1. 正丁醇-醋酸-水(4∶1∶5上层,BAW)上行展开

　　　　2. 15%醋酸水溶液上行展开

显　色:1. 可见光下显黄色斑点,紫外光下观察荧光斑点

　　　　2. 用氨熏后再观

　　　　3. 喷1%三氯化铝试液后再观察

（六）糖的纸色谱鉴定

糖样品的制备:取水解滤液20ml,置水浴上加热,在搅拌下用饱和的氢氧化钡溶液或碳酸钡中和至pH 7(颜色由白色变为浅棕黄色),滤去生成的钡盐沉淀,弃去第一滴滤液,将滤液收集于点滴板中,供纸色谱点样用。

样品:自制水解糖溶液

色谱滤纸:新华滤纸

对照品:葡萄糖标准品、鼠李糖标准品水溶液

展开剂:正丁醇-乙酸-水(4∶1∶5上层,BAW)

显色:苯胺-邻苯二甲酸试剂喷后105℃烘10分钟或电吹风吹至出现色斑为止,显棕色和棕红色

斑点;或喷洒氨性硝酸银溶液后,105℃烘10分钟或电吹风吹至出现色斑为止,显棕黑色斑点。

苯胺-邻苯二甲酸的配制:将1.66g苯二甲酸和0.93g的苯胺溶于100ml水饱和的正丁醇中。氨性硝酸银的配制:硝酸银1g,加水20ml溶解,滴加氨水(边加边搅拌)至开始产生沉淀近全部溶解为止,滤过即可。

【实训注意】

1. 提取中可加入硼砂,既能调节水溶液 pH,又能与芦丁分子中的邻二酚羟基结合,达到保护芦丁减少氧化的目的。

2. 搅拌下用石灰乳调节 pH8~9,既可达到碱溶解芦丁的目的,又可除去槐米中含有的大量果胶、黏液质、多糖等,使这些成分生成钙盐沉淀不致溶出。但 pH 不可过高,否则钙离子能与芦丁形成螯合物析出而降低收率。

3. 用浓盐酸酸化调 pH2~3,pH 不宜过低,以免芦丁形成锌盐,重新溶解,降低收率。

【实训检测】

1. 黄酮类化合物还有哪些提取方法?芦丁的提取还可用什么方法?

2. 酸水解常用什么酸?为什么用硫酸比盐酸水解后处理更方便?

3. 为什么用碱溶酸沉法提取芦丁时,要注意 pH 的控制?

4. 本试验中所用各种色谱的原理是什么?解释化合物结构与 R_f 值的关系。

5. 试讨论苷类成分的检识程序。

(郭素华 罗 兰)

模块六

中药中醌类化学成分的提取分离技术

导学情景 ∨

情景描述：

　　临床中使用大黄时发现，新鲜大黄入药后可引起人体胃部不适，甚至有的病人会出现恶心呕吐等症状。

学前导语：

　　经过对大黄中活性成分研究发现，大黄中主要含蒽醌类成分，新鲜大黄中含有蒽酚和蒽酮类成分，这类成分对食道和胃黏膜有强烈刺激性，需将大黄药材饮片储存放置2~3年后，待蒽酚和蒽酮均逐步氧化成蒽醌后再入药使用，由于蒽醌对黏膜不产生任何刺激，因而增加了用药的安全性。

　　本模块将重点学习蒽醌类成分的结构性质、提取分离及应用实例。

　　醌类化合物（quinonoids）是广泛分布在自然界植物中的一类重要的活性成分，也是一类重要的天然色素，主要存在于高等植物中，如蓼科、鼠李科、茜草科、豆科、玄参科、百合科、紫葳科、马鞭草科等，其他存在于真菌及地衣类中，在动物及细菌中偶有发现。在植物中主要分布在根、皮、叶及心材中，多和糖结合成苷或以游离态存在。

一、醌类成分的结构类型

　　醌类化合物是指分子中具有不饱和环二酮结构（醌式结构）或容易转变为醌式结构的化合物，可分为苯醌、萘醌、菲醌和蒽醌四种类型。其中，蒽醌（anthraquinones）是醌类化合物中最重要的一类物质，且其种类数量最多。

（一）苯醌

　　苯醌类（benzoquinos）化合物从结构上可以分为邻苯醌和对苯醌两类，但邻苯醌不稳定，中药中的苯醌多为对苯醌衍生物。如存在于中药凤眼草果实中的2,6-二甲氧基苯醌。

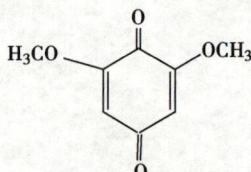

対苯醌　　　邻苯醌　　　　　2，6-二甲氧基苯醌

(二)萘醌类

萘醌类(naphthoquinones)化合物按其结构判断应有 α-(1,4)、β-(1,2)及 amphi-(2,6)三种类型,但目前分离得到的绝大多数为 α-萘醌类。如胡桃叶中的胡桃醌和紫草中的紫草素均为 α-萘醌类。

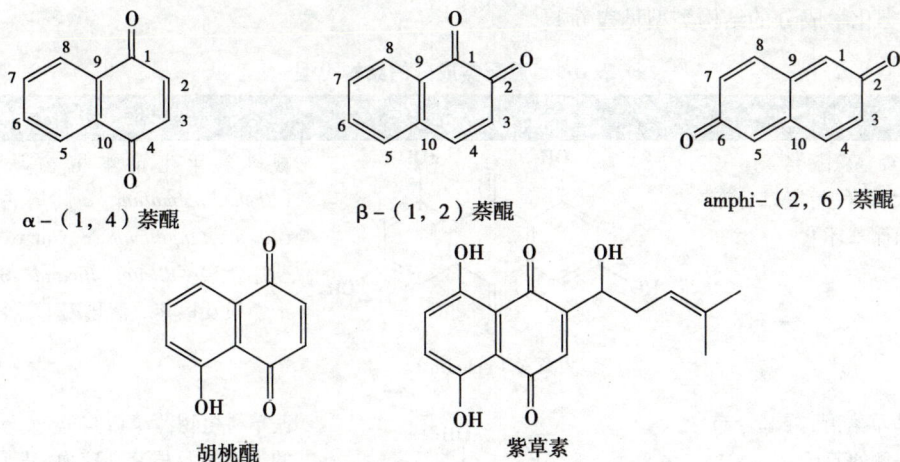

α-(1,4)萘醌　　β-(1,2)萘醌　　amphi-(2,6)萘醌

胡桃醌　　紫草素

(三)菲醌类

菲醌类(phenanthraquinones)化合物包括邻菲醌和对菲醌两类,如从丹参中分离得到的 30 余种菲醌类衍生物中,属于对菲醌型的有丹参新醌甲、乙、丙(danshenxinkun A,B,C);属于邻菲醌的有丹参醌Ⅰ(tanshinone Ⅰ)、丹参醌ⅡA(tanshinone ⅡA)、丹参醌ⅡB(tanshinone ⅡB)等。

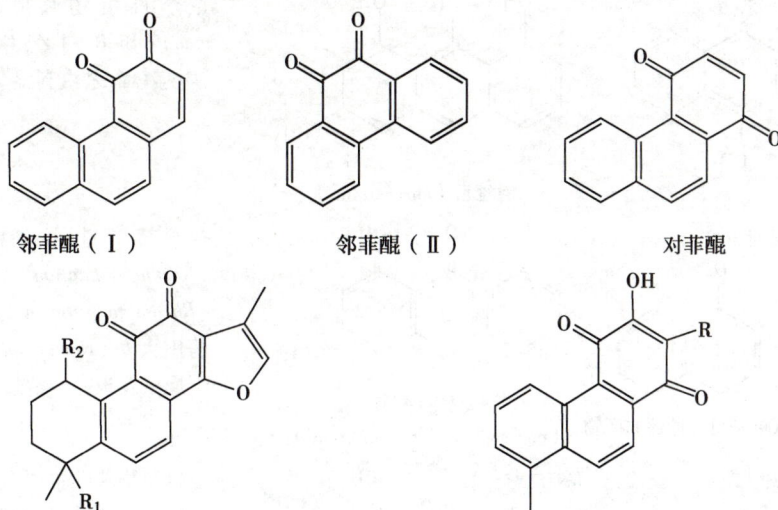

邻菲醌(Ⅰ)　　邻菲醌(Ⅱ)　　对菲醌

丹参醌ⅡA	$R_1=CH_3$	$R_2=H$	丹参新醌甲	$R=CH(CH_3)CH_2OH$
丹参醌ⅡB	$R_1=CH_2OH$	$R_2=H$	丹参新醌乙	$R=CH(CH_3)_2$
羟基丹参醌ⅡA	$R_1=CH_3$	$R_2=OH$	丹参新醌丙	$R=CH_3$
丹参酸甲酯	$R_1=COOCH_3$	$R_2=H$		

(四)蒽醌类

蒽醌类(anthraquinones)化合物,以 9,10-蒽醌类衍生物最常见,其基本母核为:

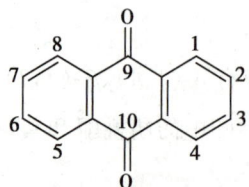

1,4,5,8位为α位
2,3,6,7位为β位
9,10位为meso位（又称中位）

蒽醌类化学成分的结构类型见表6-1。

表6-1 蒽醌类成分的结构类型

结构类型	活性成分	主要来源及生物活性
1. 单蒽核类 (1)羟基蒽醌类 1)大黄素型:羟基分布于两侧苯环上	 大黄素（emodin）	蓼科多年生草本植物掌叶大黄（*Rheum palmatum* L.）、唐古特大黄（*Rheum tanguticum* Maxim. ex Balf.）、药用大黄（*Rheum officinale* Baill.）的干燥根及根茎。清热泻下,活血化瘀。
2)茜草素型:羟基分布于一侧的苯环	 茜草素（alizarin）	茜草科植物茜草（*Rubia cordifolia* L.）的干燥根及根茎。凉血、止血,祛瘀、通经。
(2)蒽酚类	 柯桠素（chrysarobin）	鼠李科植物长叶冻绿（*Rhamnus crenata* SieB. et ZucC.）的根或根皮。清热解毒,杀虫利湿。
(3)蒽酮类 蒽酚、蒽酮是蒽醌的还原产物	 大黄酚蒽酮（chrysophanic acid anthrone）	蓼科多年生草本植物掌叶大黄（*Rheum palmatum* L.）、唐古特大黄（*Rheum tanguticum* Maxim. ex Balf.）、药用大黄（*Rheum officinale* Baill.）的干燥根及根茎。清热泻下,活血化瘀。
2. 双蒽核类 (1)二蒽酮类 多为C$_{10}$-C$_{10'}$	 番泻苷A（sennoside A）	豆科植物狭叶番泻（*Cassia angustifolia* Vahl）或尖叶番泻（*Cassia acutifolia* Delile）的干燥小叶。泻热行滞,通便、利水。

94

续表

结构类型	活性成分	主要来源及生物活性
（2）二蒽醌类	醌茜素（endothianine）	鼠李科植物翼核果（*Ventilago leiocarpa* Benth.）的干燥茎。补益气血，祛风活络。

二、醌类化学成分的理化性质

（一）性状

醌类化合物多为黄色至橙红色结晶，并且颜色的深浅随酚羟基等助色团数目的增多而加深，可呈现出黄、橙、棕红色以至紫红色，一般都具荧光，并在不同 pH 时显示不同的颜色。游离蒽醌多有完好的晶形，多数蒽醌苷因极性较大难以得到完好的结晶。

（二）升华性

游离的醌类化合物大多具有升华性，常用于鉴别。小分子的苯醌及萘醌还具有挥发性，能随水蒸气蒸馏，此性质可用于该类成分的提取和精制。

（三）溶解性

游离醌类化合物极性较小，易溶于苯、乙醚、三氯甲烷、乙酸乙酯、丙酮、乙醇、甲醇中，微溶或不溶于水。与糖结合成苷后极性显著增大，易溶于乙醇、甲醇，在热水中也可溶解，但在冷水中溶解度较小，几乎不溶于苯、乙醚、三氯甲烷等亲脂性有机溶剂。

（四）酸碱性

1. 酸性　醌类化合物结构中多数具有酚羟基，有的还具有羧基，因此可表现出一定的酸性，易溶于碱性溶剂。分子中羧基或酚羟基的数目及位置不同对酸性的影响也不同。

ER-6-2

蒽醌的酸性强弱规律

（1）羧基取代对醌类化合物酸性的影响：结构中含有羧基的醌类衍生物酸性强于不含羧基者，其酸性与芳香酸相同，能溶于碳酸氢钠水溶液中。如酚羟基位于苯醌或萘醌的醌核上属于插烯酸的结构，酸性与羧基类似。

（2）酚羟基位置不同对醌类化合物酸性的影响：当酚羟基位于苯醌或蒽醌的 β-位时，由于受羧基吸电子的影响，使羟基上氧原子的电子云密度降低，故氢质子解离度增高，解离后的产物由于存在共振杂化体，故酸性较强。而位于 α 位的酚羟基，由于羟基上的氢与相邻的羰基易形成分子内氢键，降低了氢质子的解离度，故酸性较弱，小于 β-酚羟基蒽醌衍生物。α-酚羟基蒽醌的酸性很弱，不溶于碳酸氢钠及碳酸钠溶液。

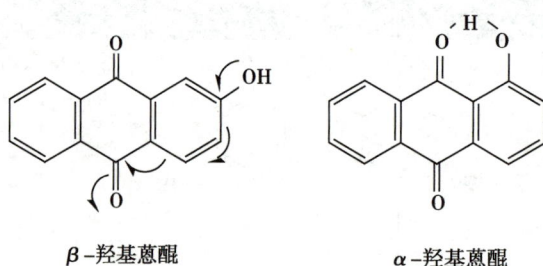

β-羟基蒽醌　　　　　　　　　α-羟基蒽醌

（3）酚羟基数目多少对酸性的影响：酚羟基数目越多，酸性越强。随着酚羟基数目的增加，无论β位或α位，其酸性都有一定程度的增强。如1，5-与1，4-二羟基蒽醌虽各自均能形成氢键，但酸性仍有增强。1，8-二羟基蒽醌因两个羟基中的一个与羰基形成氢键，另一个可以游离存在，故酸性大大增强，较碳酸第二步解离时的酸性高出近百倍，所以能溶于沸碳酸钠溶液。

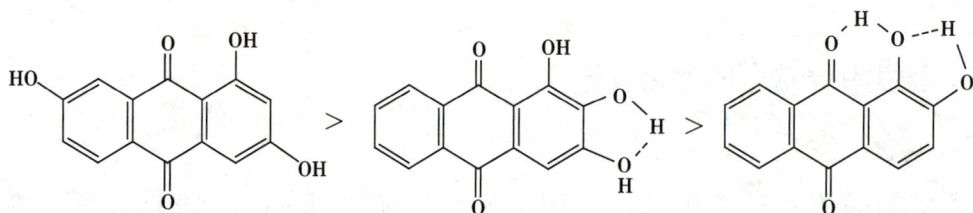

综上所述，羟基蒽醌类化合物的酸性强弱排列如下：

含—COOH>含多个β-OH>含一个β-OH>含多个α-OH>含一个α-OH

依据上述性质，含—COOH或两个以上β-羟基的溶于5%NaHCO$_3$；含一个β-羟基的溶于5%Na$_2$CO$_3$；其余依次溶于不同浓度的氢氧化钠，如含2个以上α-羟基的溶于1%NaOH；含1个α-羟基的溶于5%NaOH。根据酸性强弱规律，可选用适当碱水溶液用pH梯度萃取进行分离。

知识链接

两个α-羟基蒽醌的酸性强弱比较

1，5-二羟基蒽醌、1，4-二羟基蒽醌及1，8-二羟基蒽醌的酸性随羟基连接位置不同而不同，1，5-与1，4-二羟基蒽醌的酸性虽均能形成氢键，但酸性仍有不同（pK$_a$分别为10.4与9.5），主要原因是对称情况不同所致。1，8-二羟基蒽醌因两个羟基只能与同一羰基形成氢键，酸性增加很多（pK$_a$=8.1）。

2. 碱性　蒽醌类化合物羰基上的氧原子有微弱的碱性，能溶于浓硫酸中生成锌盐，再转成阳碳离子，同时颜色显著加深，羟基蒽醌在浓硫酸中一般呈红色至红紫色。如大黄酚为暗黄色，溶于浓硫酸中转为红色，大黄素由橙红色变为红色。生成的锌盐不稳定，加水即分解（颜色褪去）。

（五）显色反应

1. 菲格尔反应（Feigl反应）　醌类衍生物（包括苯醌、萘醌、菲醌及蒽醌）在碱性条件下加热能迅速被醛类还原，再与邻二硝基苯反应，生成紫色化合物，这是鉴别醌类化合物的主要反应。醌类在反应前后实际上并无变化，仅起传递电子的作用，促进反应迅速进行，故醌类成分含量越高，反应速度也就越快。试验时可取醌类化合物的水或苯溶液 1 滴,加入 25% Na_2CO_3 水溶液、4%HCHO 及 5%
邻二硝基苯的苯溶液各一滴,混合后置水浴上加热,1~4 分钟内产生显著的紫色。

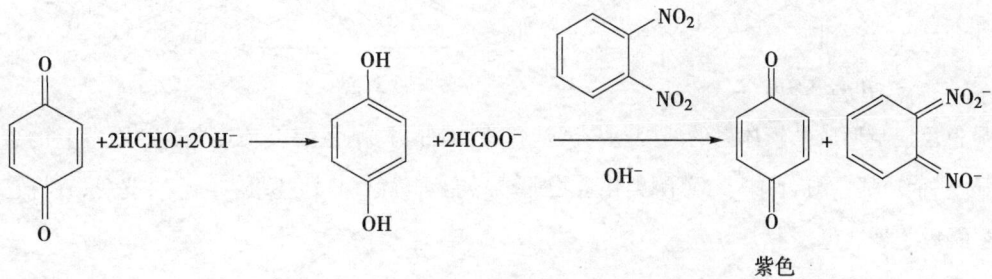

紫色

醌类在反应中仅起传递电子的作用

2. **无色亚甲蓝显色反应** 无色亚甲蓝(leucomethylene blue)溶液常用作纸色谱与薄层色谱的显
色剂,此法专用于检出苯醌及萘醌。含有苯醌及萘醌的样品显色后在白色背景上呈现出蓝色斑点,
可与蒽醌类化合物相区别。

3. **与活性次甲基试剂的反应(Kesting-Craven 反应)** 苯醌及萘醌类化合物当其醌环上有未被
取代的位置时,可在碱性条件下与一些含次甲基的试剂(如乙酰醋酸酯、丙二酸二乙酯等)的醇溶液
反应。以萘醌与丙二酸二乙酯的反应为例,反应时,丙二酸二乙酯先与醌环上未取代的氢反应生成
产物(Ⅰ),再进一步电子转位生成产物(Ⅱ)等,呈现出蓝绿色或蓝紫色。

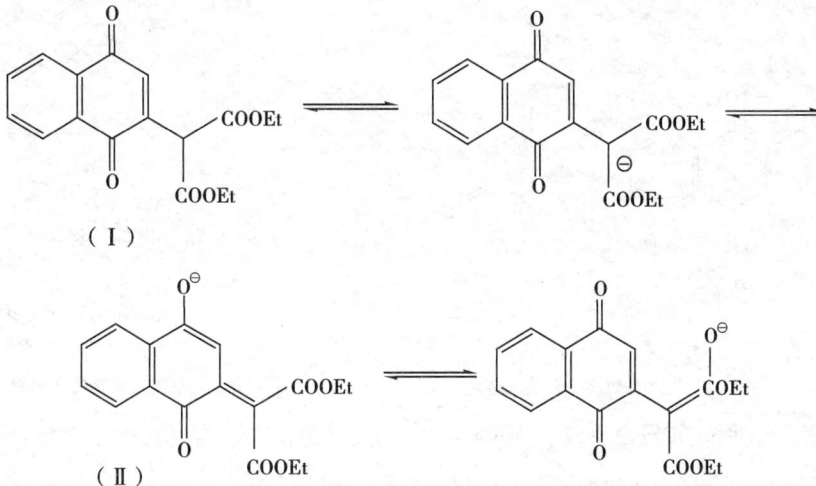

（Ⅰ）

（Ⅱ）

苯醌的醌环上如有取代,反应将受到抑制。蒽醌类化合物因醌环两侧均有苯环,故不能发生该
反应。此法专用于检出醌环上有未被取代位置的苯醌或萘醌类化合物。

4. **碱显色反应(Bornträger's 反应)** 羟基蒽醌衍生物遇碱性溶液(氢氧化钠、碳酸钠、氢氧化
铵等)显红色或红紫色等,是检识中药中羟基蒽醌成分存在的最常用的方法之一,同时对羟基蒽醌
结构的判定也有辅助作用。

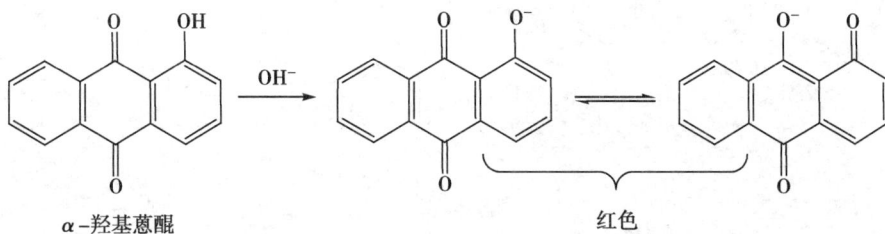

α-羟基蒽醌   红色

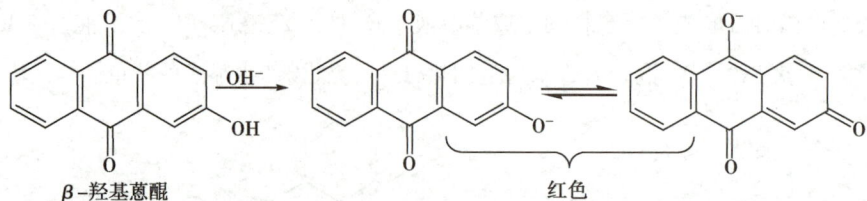

β-羟基蒽醌　　　　　　　　　　　　红色

显色反应与形成共轭体系的酚羟基与羰基有关,因此,羟基蒽醌以及具有游离酚羟基的蒽醌苷均可显色,而羟基蒽酚、蒽酮、二蒽酮类化合物遇碱只能呈黄色,且往往带有绿色荧光,只有将它们氧化成蒽醌后才显红色。

5. 醋酸镁显色反应　羟基蒽醌类化合物能和0.5%醋酸镁甲醇或乙醇溶液生成稳定的橙红色、紫红色或紫色的络合物,反应很灵敏,生成的颜色随分子中羟基的位置而有所不同,可借以帮助识别羟基在蒽醌环中的结合位置,并可作为蒽醌类成分色谱显色、定性定量之用。显色反应的条件是蒽醌母核上至少有一个α-羟基或者有邻二酚羟基,反应机制是羟基蒽醌和镁离子产生络合物所致。如果苯环上只有一个α-羟基,其络合物为橙色;如果苯环上有一个α-羟基,还有一个羟基在其间位或每个苯环上各有一个α-羟基时络合物显橙红~红色;如果苯环上有一个α-羟基,还有一个羟基在其对位时络合物显紫~紫红色;如果苯环上有一个α-羟基,还有一个羟基在其邻位时络合物显蓝~蓝紫色。

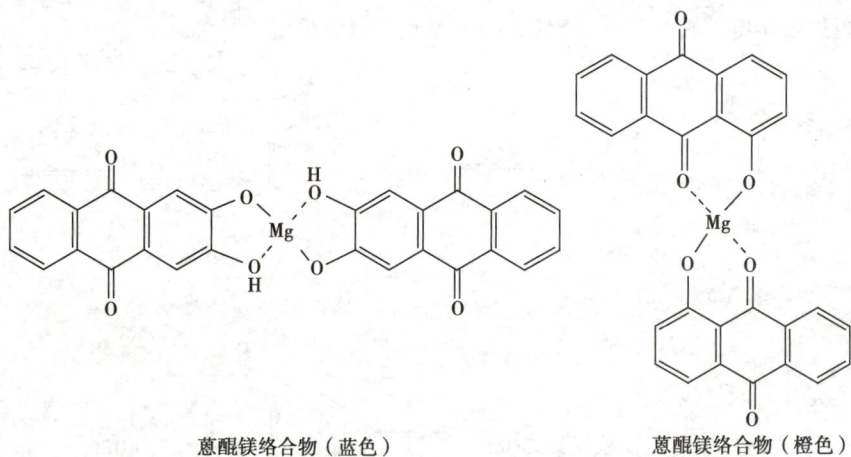

蒽醌镁络合物（蓝色）　　　　　　　　　　　蒽醌镁络合物（橙色）

6. 对亚硝基-二甲苯胺显色反应　蒽酮类化合物尤其是1,8-二羟基蒽酮衍生物,其羰基对位亚甲基上的氢很活泼,可与0.1%对亚硝基-二甲苯胺吡啶溶液反应缩合而成共轭体系较长的化合物,呈现各种颜色,如紫、绿、蓝、灰等色。缩合物颜色随结构不同而异,1,8-二羟基蒽酮类均为绿色。据此可用于蒽酮类化合物的鉴定。

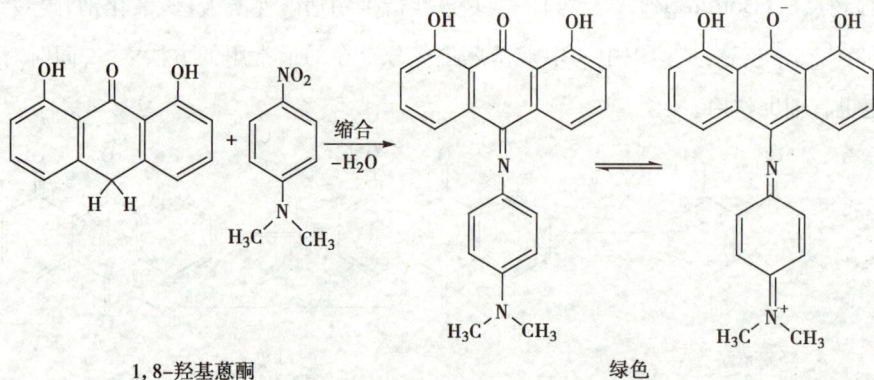

1,8-羟基蒽酮　　　　　　　　　　　　绿色

三、醌类化学成分的提取分离

（一）醌类化合物的提取

1. 醇提取法 蒽醌类化合物常以游离状态及苷的形式共存于药材中，多采用乙醇或甲醇为溶剂，游离蒽醌及苷均可被提取出来。需要注意的是，对于蒽醌苷类的提取应注意酶、酸、碱的作用，防止其被水解；对于游离的羧基、多羟基蒽醌类应注意他们有时以盐的形式存在，提取时应预先用酸酸化使之转化为游离形式再提取。在实际提取中，常选用乙醇作为提取溶剂，可以把不同类型、不同存在状态、性质各异的蒽醌类成分都提取出来，所得的总蒽醌混合物再进一步纯化和分离。

2. 有机溶剂提取法 药材中苯醌和萘醌多呈游离状态，极性较小。故药材多用三氯甲烷、苯等亲脂性有机溶剂提取，提取液进行浓缩，如果有效成分在提取液中浓度较高，杂质较少，容易从溶液中结晶析出，必要时可继续进行重结晶等精制处理。如中药紫草中的紫草素的提取，先用苯、石油醚处理后，再用碱溶酸沉法分离出紫草素。

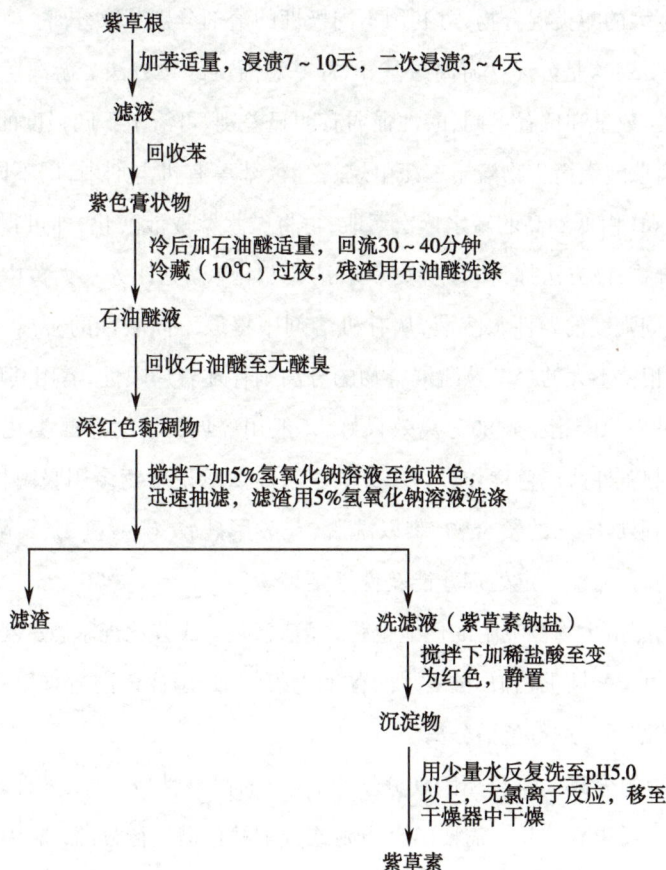

紫草根
↓ 加苯适量，浸渍7~10天，二次浸渍3~4天
滤液
↓ 回收苯
紫色膏状物
↓ 冷后加石油醚适量，回流30~40分钟
↓ 冷藏（10℃）过夜，残渣用石油醚洗涤
石油醚液
↓ 回收石油醚至无醚臭
深红色黏稠物
↓ 搅拌下加5%氢氧化钠溶液至纯蓝色，
↓ 迅速抽滤，滤渣用5%氢氧化钠溶液洗涤

滤渣　　　　　　洗滤液（紫草素钠盐）
　　　　　　　　↓ 搅拌下加稀盐酸至变
　　　　　　　　↓ 为红色，静置
　　　　　　　　沉淀物
　　　　　　　　↓ 用少量水反复洗至pH5.0
　　　　　　　　↓ 以上，无氯离子反应，移至
　　　　　　　　↓ 干燥器中干燥
　　　　　　　　紫草素

3. 碱提酸沉法 结构中含有游离酚羟基或羧基的蒽醌类化合物，能与碱成盐而溶解于碱水溶液中，提取液加酸酸化后酚羟基或羧基游离而沉淀析出。

知识链接

超声波提取法在醌类成分提取中的应用

采用在 4kHz 下的超声波提取决明子中蒽醌类成分,并与有机溶剂提取法效果进行比较。结果显示,超声波提取 20 分钟的提取效率相当于有机溶剂提取 1.5 小时的提取效率,所以超声波提取法不仅降低能耗节约成本,而且避免了长时间高温加热对蒽醌化学结构的破坏。

(二)醌类化合物的分离

1. **游离蒽与苷的分离** 将含有醌类化合物的乙醇提取液浓缩后,用水分散,用与水不相混溶的有机溶剂反复萃取,游离醌则转溶于有机溶剂中,而苷仍留于水溶液中。常用的有机溶剂是三氯甲烷、苯、乙醚。水溶液若再以正丁醇萃取,苷类可转移至正丁醇中而与水溶性杂质分离。也可将浓缩液减压蒸干,置回流提取器中,用三氯甲烷等有机溶剂提取游离蒽醌衍生物,蒽醌苷则留在残渣内。

2. **游离醌类化合物的分离** 分离游离醌类衍生物一般采取溶剂分步结晶、pH 梯度萃取法和色谱法。对于结构差别大的醌类混合物,可利用不同极性的溶剂分别萃取分离。

(1) pH 梯度萃取法:这是分离含游离羧基、酚羟基蒽醌的经典方法。游离蒽醌类成分结构中因含有酸性基团的种类、数量和位置不同,酸性强弱有明显差别,可溶于不同强度的碱溶液中通过萃取而分离。一般将游离蒽醌类衍生物溶于三氯甲烷、乙醚、苯等有机溶剂中,用不同浓度的碳酸氢钠、碳酸钠、氢氧化钠按 pH 由低到高的碱水依次萃取,再将碱水萃取液酸化,即可得到酸性强弱不同的游离羟基蒽醌类化合物,该方法称为 pH 梯度萃取法(具体流程见任务一大黄中游离蒽醌的提取分离)。该方法可用不同强度的碱性水溶液,从有机溶剂中提取不同酸性的游离蒽醌衍生物,但对于性质相似,酸性强弱相差不大的羟基蒽醌混合物的分离则存在着局限性,需用其他方法进一步分离。

(2) 色谱法:该法对蒽醌衍生物的分离效果好,一般用经典方法对蒽醌类化合物进行初步分离后,再结合柱色谱或制备性薄层色谱作进一步分离。游离蒽醌衍生物多用吸附柱色谱加以分离,但羟基蒽醌能与氧化铝形成牢固的螯合物,难以洗脱,一般用硅胶、磷酸氢钙、聚酰胺粉等为吸附剂。用磷酸氢钙作吸附剂时,需经一定处理才能获良好结果。

一般酸性强的蒽醌衍生物被吸附的性能也强,羟基蒽醌类成分比羟基蒽酚类成分容易吸附。某些蒽醌衍生物成分,由于酸性很相似,被吸附的程度也很相似,用柱色谱也难以完全分离,可将混合物乙酰化转变为乙酸酯后再进行色谱分离。

3. **醌苷类化合物的分离** 醌苷类因其分子中含有糖,故极性较大,水溶性较强,因此醌苷的分离较苷元困难,一般不易得到纯品。需要结合吸附或分配柱色谱进行分离,常用的吸附剂有聚酰胺、硅胶及葡聚糖凝胶等。在分离前需要用铅盐法或溶剂法除去大部分杂质,制得较纯总苷后,再上柱色谱分离。

用溶剂法除杂质,是用中等极性的有机溶剂如乙酸乙酯、正丁醇等,将醌苷从除去游离醌衍生物的水溶液中萃取出来,再作进一步的分离。如将虎杖浸膏的水溶液,用三氯甲烷回流,即可从三氯甲烷中得到大黄素等黄色沉淀,残余的水溶液以乙酸乙酯萃取即得到大黄素苷的黄色粉末。

应用聚酰胺为吸附剂的色谱柱,对羟基蒽醌衍生物成分的分离效果良好。应用葡聚糖凝胶分子筛结合色谱法分离蒽醌苷也能获得满意的效果。

知识链接

葡聚糖凝胶柱色谱分离大黄中蒽醌苷类成分

　　将大黄70%甲醇提取液浓缩后加到Sephadex LH-20凝胶柱上,用70%甲醇洗脱,分段收集,可依次得到二蒽酮苷(番泻苷B、A、D、C),蒽醌二葡萄糖苷(大黄酸、芦荟大黄素、大黄酚的二葡萄糖苷),蒽醌单糖苷(芦荟大黄素、大黄素、大黄素甲醚及大黄酚的葡萄糖苷)和游离苷元(大黄酸、大黄酚、大黄素甲醚、芦荟大黄素及大黄素)。在操作中,被分离化合物按照分子量由大到小的顺序流出柱色谱。

四、醌类化学成分的检识

(一)理化鉴定

从中药中提取分离的醌类单体化合物,需要经过物理和化学方法鉴定。物理方法鉴定主要依据化合物的形态、颜色、熔点、比旋度等物理常数鉴定。化学方法可通过显色反应,如羟基蒽醌类化合物可以与碱液或醋酸镁反应鉴别。

(二)色谱鉴定

1. 薄层色谱　薄层色谱的吸附剂常采用硅胶、聚酰胺,展开剂多采用混合溶剂系统。

若游离蒽醌的极性较弱可选用亲脂性溶剂系统展开,如苯-乙酸乙酯(75:25)、石油醚-甲酸乙酯-甲酸(15:5:1)的上层溶液、甲苯-二氯甲烷-冰醋酸(6:3:1)、石油醚-乙酸乙酯(8:2)等;蒽醌苷可采用极性较大的溶剂系统,如三氯甲烷-甲醇(3:1)、正丁醇-丙酮-水(10:2:1)等。

蒽醌及其苷类本身具有颜色,在日光下多显黄色,在紫外光下则显黄棕、红、橙色荧光,若再用氨熏或喷碱溶液,颜色加深或变红。亦可用0.5%醋酸镁甲醇溶液喷后90℃加热5分钟,再观察颜色。几种常见的游离蒽醌薄层色谱的 R_f 值见表6-2。

表6-2　几种常见游离蒽醌薄层色谱的 R_f 值

蒽醌名称	硅胶板 苯-乙酸乙酯-醋酸(75:24:1)	聚酰胺板 甲醇-苯(4:1)
大黄酚	0.76	0.53
大黄素甲醚	0.75	0.42
大黄素	0.52	0.18
芦荟大黄素	0.36	0.53
大黄酸	0.24	0.03
6-羟基大黄酸	0.18	0.00

2. 纸色谱 游离蒽醌的纸色谱一般在中性溶剂系统中进行,常用水、乙醇、丙酮与石油醚、苯等饱和,如石油醚-丙酮-水(1:1:3 上层),97%甲醇饱和的石油醚;也可用酸性溶剂系统,如正丁醇-醋酸-水(4:1:5)的上层溶液;非水溶剂系统,如以 10%甲酰胺的乙醇液处理滤纸,石油醚-三氯甲烷(94:6)为展开剂,羟基蒽醌苷元可获得较好的色谱效果。

几种常见游离蒽醌纸色谱的 R_f 值见表 6-3。

表 6-3 几种常见游离蒽醌纸色谱的 R_f 值

蒽醌名称	石油醚-丙酮-水（1:1:3）上层	石油醚-97%甲醇（1:1）上层
大黄酚	0.98	0.98
大黄素甲醚	0.98	0.98
大黄素	0.56	0.30
芦荟大黄素	0.26	0.07
大黄酸	0.00	0.00

蒽醌苷类极性较强,需要选用极性较大的溶剂系统,如正丁醇-乙酸乙酯-水(4:3:3)上层溶液,三氯甲烷-甲醇-水(2:1:1)的下层溶液。几种蒽醌苷类以三氯甲烷-甲醇-水(2:1:1)的下层溶液为展开剂,所得纸色谱结果见表 6-4。

表 6-4 几种蒽醌苷类纸色谱的 R_f 值

种类	大黄酚葡萄糖苷	大黄素甲醚葡萄糖苷	大黄素葡萄糖苷	芦荟大黄素葡萄糖苷	大黄酸葡萄糖苷
R_f 值	0.79	0.79	0.26	0.06	0.00

▶▶ 课堂活动

1. 试用 pH 梯度萃取法分离大黄酸、大黄素、芦荟大黄素、大黄酚,请设计流程简图。

2. 大黄提取物的演示反应

（1）取各大黄提取物结晶少许,置试管中,加 1ml 乙醇使溶解,加数滴 10%氢氧化钠试剂,羟基蒽醌应显红色。

（2）取各大黄提取物结晶少许,置试管中,加 1ml 乙醇使溶解,加数滴 0.5%醋酸镁乙醇试剂,羟基蒽醌应显橙、红、紫等颜色。

任务 6-1 大黄中蒽醌类化学成分的提取分离技术

一、必备知识

大黄为蓼科多年生草本植物掌叶大黄（*Rheum palmatum* L.）、唐古特大黄（*Rheum*

tanguticum Maxim. ex Balf.)、药用大黄(*Rheum officinale* Baill.)的干燥根及根茎。主产于四川、甘肃、青海等地。具有泻热通肠、凉血解毒、逐瘀通经的功效。用于治疗实热便秘、积滞腹痛、泻痢不爽、湿热黄疸、血热吐衄、目赤咽肿、肠胃积滞、肠痈腹痛等;外用治疗烧伤,并有较强的抑菌作用。

(一)大黄中主要有效成分的结构类型

大黄中化学成分复杂,主要含蒽醌类化合物,包括游离蒽醌类及其苷,二蒽酮类及其苷类,此外还含鞣质、多糖等。

大黄中的游离蒽醌均属于大黄素型,主要成分有大黄酸、大黄酚(chrysophanol)、大黄素、大黄素甲醚(physcion)、芦荟大黄素(aloe-emodin)。

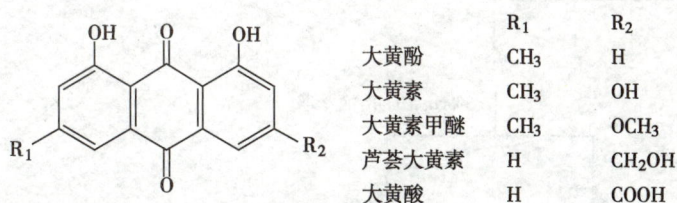

	R_1	R_2
大黄酚	CH_3	H
大黄素	CH_3	OH
大黄素甲醚	CH_3	OCH_3
芦荟大黄素	H	CH_2OH
大黄酸	H	COOH

蒽醌苷类主要有大黄酸、大黄素、大黄酚、大黄素甲醚、芦荟大黄素的葡萄糖苷,糖基大部分结合在 C_8 羟基上,也有结合在 C_1 羟基上。除单糖苷外,也有双糖苷,如大黄素甲醚-8-O-β-D-龙胆双糖苷。

大黄中的二蒽酮苷主要是番泻苷(sennoside)A、B、C、D,其中番泻苷 A 的含量最多。

(二)大黄中主要有效成分的理化性质

大黄中游离羟基蒽醌为亲脂性成分,难溶于水,易溶于苯、乙醚、三氯甲烷等亲脂性有机溶剂,有升华性,且都有蒽醌的显色反应。大黄中蒽醌苷类不具升华性,且水溶性增大,并与游离蒽醌有相同的显色反应。

1. **大黄素** 分子式 $C_{15}H_{10}O_5$,相对分子质量 270.23。橙色针状结晶(乙醇),熔点 $256 \sim 257℃$。易溶于乙醇及碱溶液,几乎不溶于水。

2. **大黄酸** 分子式 $C_{15}H_8O_6$,相对分子质量 284.21。黄色针状结晶(升华法),熔点 $321 \sim 322℃$。易溶于碱或吡啶,略溶于乙醇、苯、三氯甲烷、乙醚和石油醚,几乎不溶于水。

3. **芦荟大黄素** 分子式 $C_{15}H_{10}O_5$,相对分子质量 270.23。橙色针状结晶(甲苯),熔点 $223 \sim 224℃$。易溶于热乙醇,在乙醚及苯中呈黄色,氨水及硫酸中呈绯红色。

4. **大黄酚** 分子式 $C_{15}H_{10}O_4$,相对分子质量 254.23。六方形或单斜结晶(乙醇或苯),熔点 $196℃$,具有升华性。溶于苯、三氯甲烷、乙醚、冰醋酸及丙酮等,略溶于冷乙醇,极微溶于石油醚,几乎不溶于水。

5. **大黄素甲醚** 分子式 $C_{16}H_{12}O_5$,相对分子质量 284.26。砖红色单斜针状结晶,熔点 $203 \sim 207℃$。溶于苯、三氯甲烷、乙醚、吡啶及甲苯等,难溶于乙酸和乙酸乙酯,不溶于甲醇、乙醇和丙酮。

二、大黄中游离蒽醌的提取分离技术

从大黄中提取分离羟基蒽醌类是根据大黄中的羟基蒽醌苷经酸水解成游离蒽醌苷元,苷元可溶于三氯甲烷而被提出。再利用各羟基蒽醌类化合物酸性不同,采用 pH 梯度萃取法分离而得各单体苷元。

工艺流程如下:

```
                            大黄粗粉
                              │苯及20%硫酸,加热回流2~3次
                            苯提取液
                              │5%NaHCO₃溶液萃取
            ┌─────────────────┴─────────────────┐
          碱液                                  苯液
            │酸化                                 │5%Na₂CO₃溶液萃取
          沉淀                      ┌─────────────┴─────────────┐
            │重结晶                碱液                         苯液
     黄色针状结晶                    │酸化                        │0.5%NaOH溶液萃取
      (大黄酸)                     沉淀              ┌──────────────┴──────────────┐
                                    │重结晶        碱液                          苯液
                              橙色大针状结晶          │酸化                         │回收苯
                               (大黄素)            沉淀                        固体物
                                                    │重结晶             (大黄酚及大黄素甲醚)
                                              橙色长针状结晶                    │磷酸氢钙柱层析
                                               (芦荟大黄素)                     │石油醚洗脱
                                                         ┌──────────────────────┴──────────────────────┐
                                                   下层黄色带洗脱液                              上层黄色带洗脱液
                                                         │减压回收石油醚,                         │减压回收石油醚,
                                                         │蒸干,CH₃OH                            │蒸干,CH₃OH
                                                         │重结晶                                 │重结晶
                                                       大黄酚                              大黄素-6-甲醚
```

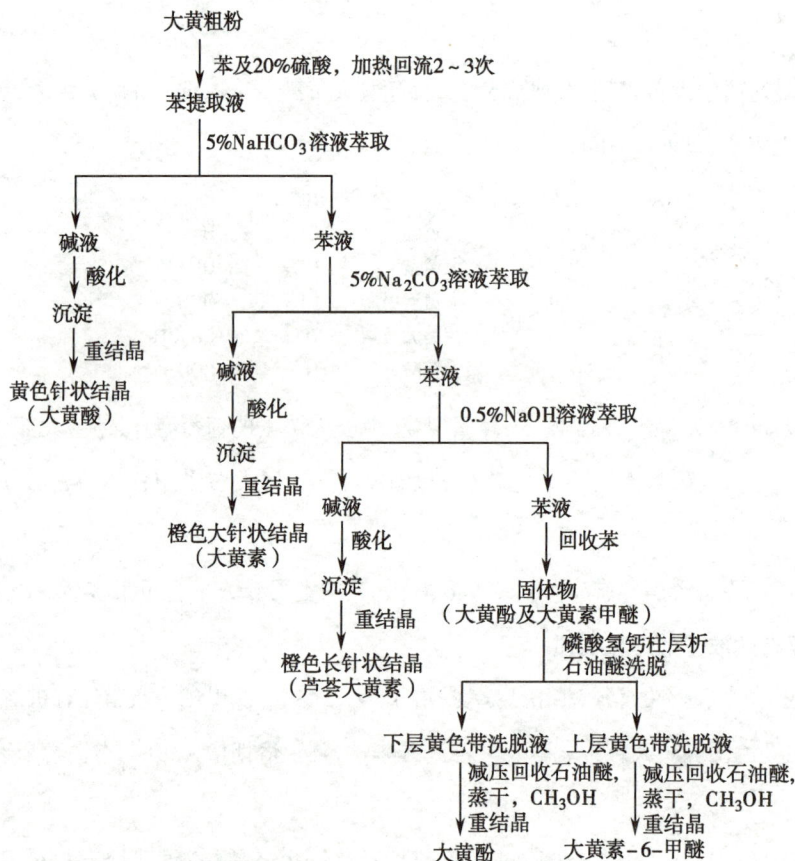

利用 pH 梯度萃取法分离大黄中的五种游离蒽醌

流程说明:大黄酸因含有羧基可溶于 5%NaHCO₃,大黄素含有 β-羟基可溶于 5% Na₂CO₃,芦荟大黄素比大黄酚、大黄素甲醚酸性稍强可溶于 0.5%NaOH,采用 pH 梯度萃取法即可将它们分离。

▶ 边学边练

实验室进行蒽醌类化学成分的提取分离与检识,请见实训三 大黄中游离蒽醌的提取分离与检识。

任务 6-2　虎杖中蒽醌类化学成分的提取分离技术

一、必备知识

虎杖为蓼科植物虎杖(*Polygonum cuspidatum* Sieb. et Zucc.)的干燥根茎和根。具有祛风利湿、散

瘀定痛、止咳化痰的功效。虎杖中的主要成分为大黄素、大黄酚、大黄素甲醚等游离蒽醌,大黄素-6-甲醚-8-O-D-葡萄糖苷、大黄素-8-O-D-葡萄糖苷等。尚含非蒽醌成分,主要是白藜芦醇葡萄糖苷,又称虎杖苷、云杉新苷,用于防止细胞癌变和恶性肿瘤的扩散,对艾氏腹水瘤有抑制作用。白藜芦醇还具有扩张血管降压、抗血栓形成、降血脂等方面的作用。此外还有鞣质等成分。

虎杖中主要有效成分的结构类型

虎杖中的成分主要含蒽醌的大黄素、大黄酚、大黄素甲醚等游离蒽醌,大黄素-6-甲醚-8-O-D-葡萄糖苷、大黄素-8-O-D-葡萄糖苷等。尚含非蒽醌成分,主要是白藜芦醇葡萄糖苷,又称虎杖苷、云杉新苷。

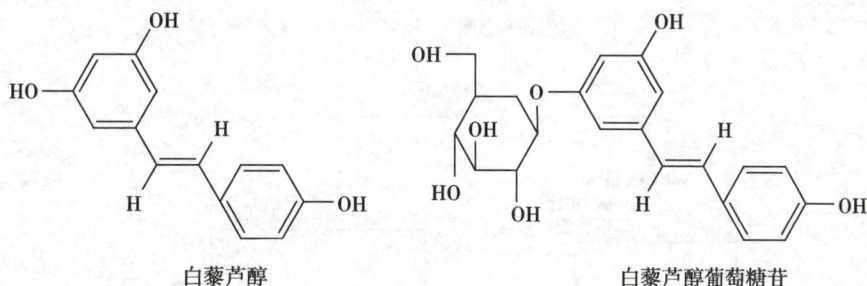

白藜芦醇　　　　　　　　　　白藜芦醇葡萄糖苷

1. **大黄素(emodin)**　橙黄色长针晶(乙醇),熔点256~257℃,几乎不溶于水,易溶于乙醇及碱液。

2. **大黄素-6-甲醚(physcion)**　黄色针状结晶,熔点207℃,能升华,不溶于水,溶于苯、三氯甲烷、乙醚、乙醇、冰醋酸,难溶于石油醚,易溶于NaOH溶液。

3. **大黄酚(chrysophanol)**　六角形片状结晶,或针状结晶,熔点196℃,能升华,不溶于水,溶于苯、三氯甲烷、乙醚、冰醋酸,难溶于石油醚,可溶于NaOH水溶液及热的Na_2CO_3水溶液。

4. **大黄素-8-β-D-葡萄糖苷(emodin-8-β-D-glucoside)**　淡黄色针晶,熔点190~191℃。

5. **大黄素-6-甲醚-8-β-D-葡萄糖苷(physcion-8-β-D-glucoside)**　黄色针晶,熔点230~232℃。

6. **白藜芦醇(resveratrol)**　本品又称蒇三酚,为无色片状结晶或针晶,熔点256~257℃,能升华,易溶于乙醚、三氯甲烷、丙酮、乙醇、甲醇等。

7. **白藜芦醇苷(polydatin)**　又称蒇三酚苷、虎杖苷,为无色针状簇晶,含一分子结晶水者在138~140℃熔融,继续加热又固化,至225~226℃全熔。难溶于乙醚,可溶于乙酸乙酯,易溶于丙酮、乙醇、甲醇、热水、Na_2CO_3、NaOH水溶液。

二、虎杖中游离蒽醌的提取分离技术

采用溶剂提取法对虎杖中总游离蒽醌进行提取,pH梯度萃取法对游离蒽醌各成分进行分离。根据各成分结构、性质不同,采用不同碱度的碱水液对总游离蒽醌乙醚液进行萃取而达到分离目的。碱水与乙醚萃取的时候,要注意防止乳化。

工艺流程如下:

1. **蒽醌的提取与分离**

虎杖粗粉

↓ 95%乙醇回流提取3次，过滤

乙醇提取液

↓ 减压回收乙醇至干

浓缩物

↓ 加水混悬，乙醚30ml萃取，充分振荡后放置，倾出醚层，
再加20ml乙醚（内加丙酮8ml），振摇，放置，倾出醚层，
同法操作6次

水层　　　　　　　乙醚层
（含白藜芦醇苷）　（总游离蒽醌）

↓ 5%NaHCO₃液萃取

NaHCO₃层　　　　　　　乙醚层
↓ 6mol/LHCl调　　　　　↓ 5%Na₂CO₃液萃取
pH2稍放置，过滤

滤液　　　沉淀物　　　5%Na₂CO₃液　　　乙醚层
　　　　　↓ 水洗至中性　↓ 浓盐酸调pH2　↓ 1%NaOH萃取4～5次
　　　　　　干燥　　　　　放置，过滤

　　　　　强酸性成分　　沉淀物　　　　NaOH层　　　乙醚层
　　　　　　　　　　　　　　　　　　↓ 浓盐酸调pH3，
　　　　　　　　　　　　　　　　　　　放置，过滤

　　　　　　　　　　　↓ 水洗至中性，　　沉淀物
　　　　　　　　　　　抽干干燥，依
　　　　　　　　　　　次以丙酮、　　　↓ 水洗至中性，抽干，干燥
　　　　　　　　　　　甲醇重结晶　　　以CHCl₃–MeOH或苯–CHCl₃
　　　　　　　　　　　　　　　　　　重结晶

　　　　　　　　　　　大黄素结晶①　　大黄酚和大黄素–6–甲醚混合物②

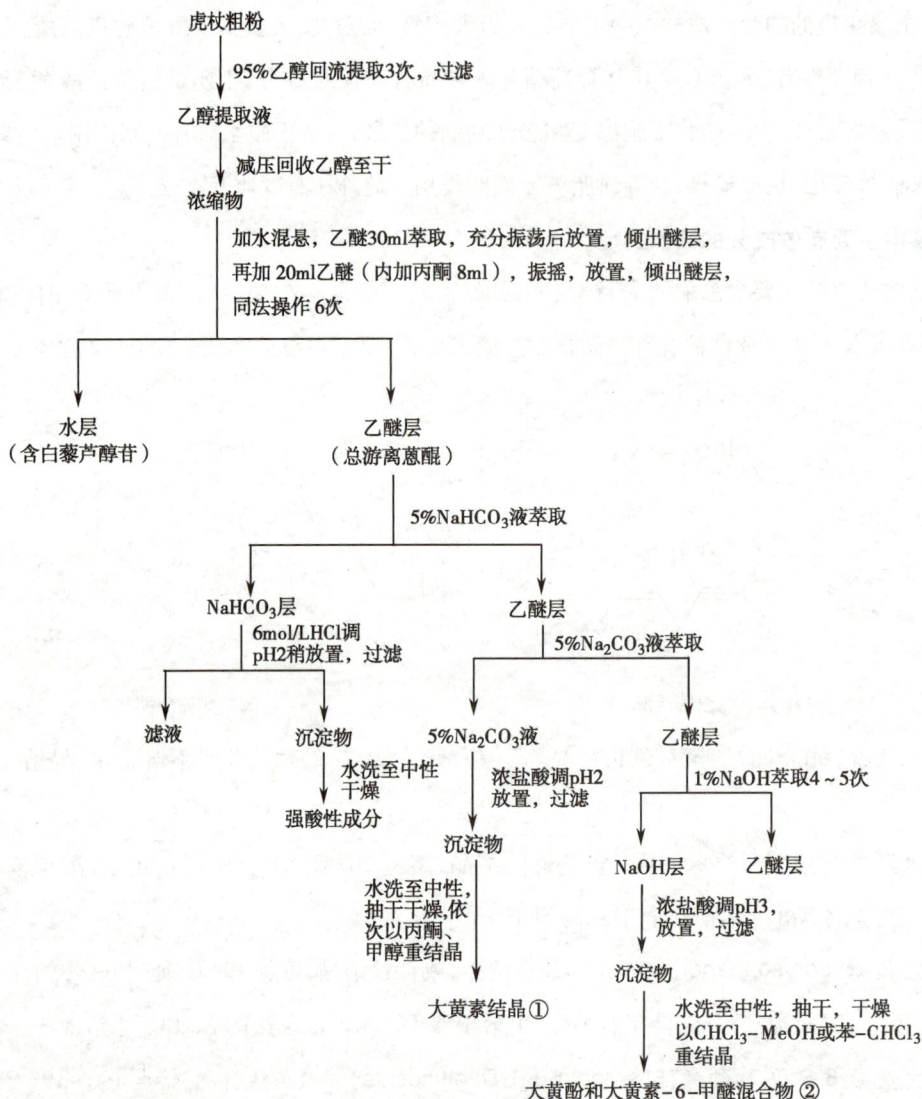

2. 白藜芦醇葡萄糖苷的提取与分离

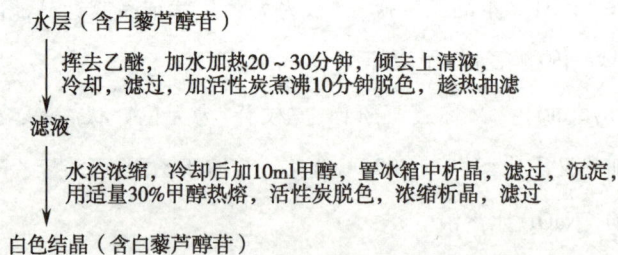

水层（含白藜芦醇苷）

↓ 挥去乙醚，加水加热20～30分钟，倾去上清液，
冷却，滤过，加活性炭煮沸10分钟脱色，趁热抽滤

滤液

↓ 水浴浓缩，冷却后加10ml甲醇，置冰箱中析晶，滤过，沉淀，
用适量30%甲醇热熔，活性炭脱色，浓缩析晶，滤过

白色结晶（含白藜芦醇苷）

流程说明:大黄酚和大黄素-6-甲醚两者分离较为困难。上述的薄层层析条件下几乎在同一位置出现斑点。进一步分离可用磷酸氢钙柱层析,以石油醚展开,先被洗脱下来的黄色带,以甲醇重结晶可得大黄酚。后被洗脱下来黄色带以甲醇重结晶可得到大黄素-6-甲醚。

▶ 课堂活动

中药虎杖中所含蒽醌类成分属于何种结构类型? 在各成分分离时采用何种方法进行操作? 应注意什么?

任务 6-3　茜草中蒽醌类化学成分的提取分离技术

一、必备知识

本品为茜草科植物茜草($Rubia\ cordifolia$ L.)的干燥根及根茎。春、秋两季挖，除去泥沙，干燥。主产于陕西、河北、河南、山东等地，以陕西、河北、河南产量最大，品质最佳。具有凉血、止血、祛瘀、通经的功效。主治吐血，衄血，崩漏，外伤出血，经闭瘀阻，关节麻痹，跌仆肿痛。

（一）茜草中主要有效成分的结构类型

茜草中含有羟基蒽醌及其苷、还原萘醌以及β-谷甾醇、胡萝卜苷和环己肽类化合物。蒽醌类有茜草素(alizarin)、羟基茜草素(purpurin)、1,3,6-三羟基-2-甲基蒽醌、1-羟基蒽醌、1,2,4-三羟基蒽醌、1,3,6-三羟基-2-甲基蒽醌-3-O-β-D-吡喃葡萄糖苷、1,2-二羟基蒽醌-2-O-β-D-吡喃木糖(1→6)-β-D-吡喃葡萄糖苷、1,3-二羟基-2-羟甲基-3-β-D-吡喃木糖(1→6)-β-D-吡喃葡萄糖苷等。

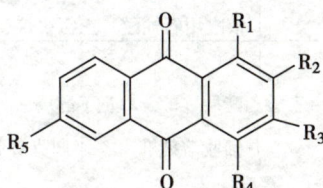

	R_1	R_2	R_3	R_4	R_5	
化合物 1	OH	CH$_3$	OH	H	OH	1,3,6-三羟基-2-甲基蒽醌
化合物 2	OH	H	H	H	H	1-羟基蒽醌
化合物 3	OH	OH	H	OH	H	1,2,4-三羟基蒽醌
化合物 4	OH	CH$_3$	O-Glu	H	OH	1,3,6-三羟基-2-甲基蒽醌-3-O-β-D-吡喃葡萄糖苷
化合物 5	OH	O-xyl(1→6)Glu	H	H	H	1,2-二羟基蒽醌-2-O-β-D-吡喃木糖(1→6)-β-D-吡喃葡萄糖苷
化合物 6	OH	CH$_2$OH	O-xyl(1→6)Glu	H	H	1,3-二羟基-2-羟甲基蒽醌-3-O-β-D-吡喃木糖(1→6)-β-D-吡喃葡萄糖苷

（二）茜草中主要有效成分的理化性质

1. **茜草素(alizarin)**　分子式 $C_{14}H_8O_4$，相对分子质量 240.2。为斜方橙色针状结晶(升华或无水乙醇)。熔点 290℃。

2. **羟基茜草素(purpurin)**　分子式 $C_{14}H_8O_5$，相对分子质量 256。

3. **1,3,6-三羟基-2-甲基蒽醌**　橙黄色针晶(CH$_3$OH)，熔点 242℃，具有升华性，与 NaOH 反应呈粉色，与 MgAc$_2$ 反应呈橙色。

4. **1-羟基蒽醌**　橙黄色针晶(CHCl$_3$-石油醚)，熔点 134~137℃，与 NaOH 和 MgAc$_2$ 反应阳性。

5. **1,2,4-三羟基蒽醌**　红色针晶(CHCl$_3$-CH$_3$OH)，熔点 257~259℃，与 NaOH 和 MgAc$_2$ 反应阳性。

6. **1,3,6-三羟基-2-甲基蒽醌-3-O-β-D-吡喃葡萄糖苷**　黄色针晶(CH$_3$OH-C$_5$H$_5$N)，熔点 278~

279℃，与 NaOH、MgAc₂ 和 Molish 反应均呈阳性。

7. **1,2-二羟基蒽醌-2-*O*-β-*D*-吡喃木糖(1→6)-β-*D*-吡喃葡萄糖苷**　黄色针晶(CH₃OH)，熔点 268~269℃，与 NaOH、MgAc₂ 和 Molish 反应均呈阳性。

8. **1,3-二羟基-2-羟甲基蒽醌-3-*O*-β-*D*-吡喃木糖(1→6)-β-*D*-吡喃葡萄糖苷**　黄色针晶 (CH₃OH-C₅H₅N)，熔点 210~212℃，与 NaOH、MgAc₂ 和 Molish 反应均呈阳性。

二、茜草中蒽醌类化学成分的提取分离技术

采用系统溶剂提取法对茜草中总蒽醌进行提取，选择不同色谱法对各极性部位进行分离。
工艺流程如下：

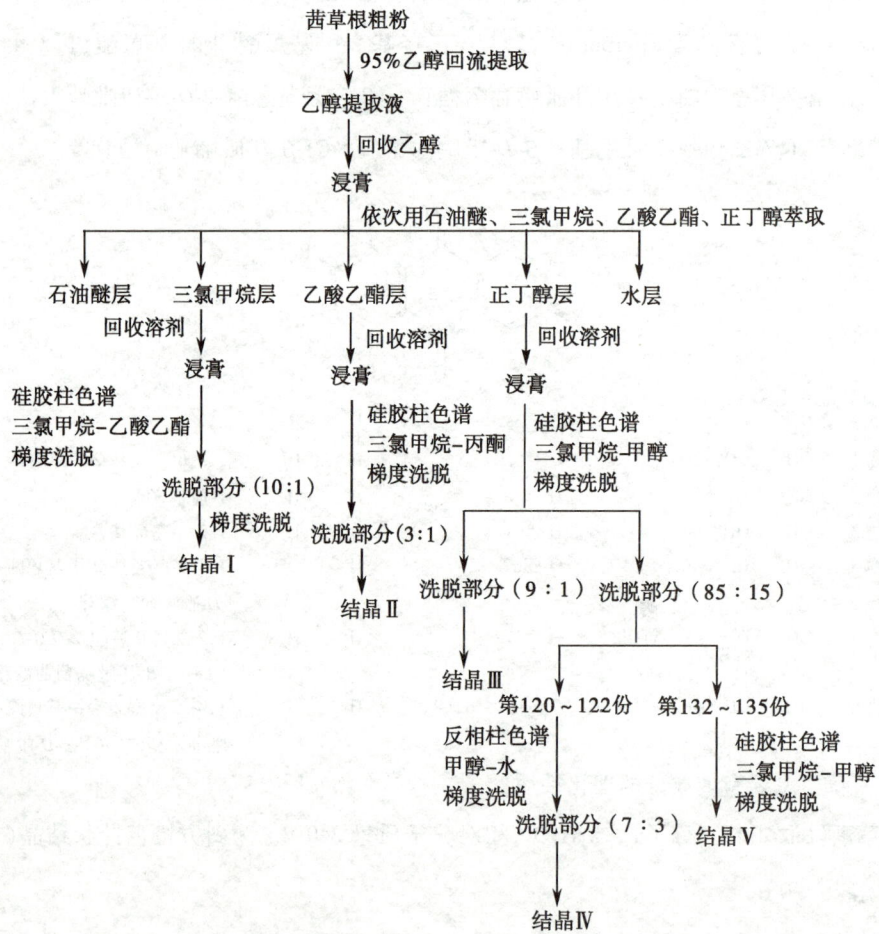

结晶 I：1,3,6-三羟基-2-甲基蒽醌

结晶 II：1,3,6-三羟基-2-甲基蒽醌-3-*O*-β-*D*-吡喃葡萄糖苷

结晶 III：1,3,6-三羟基-2-甲基蒽醌-3-*O*-β-*D*-吡喃木糖(1→2)-β-(6′-*O*-乙酰基)吡喃葡萄糖苷

结晶 IV：1,2-二羟基蒽醌-2-*O*-β-*D*-吡喃木糖(1→6)-β-*D*-吡喃葡萄糖苷

结晶 V：1,3-二羟基-2-羟甲基蒽醌-3-*O*-β-*D*-吡喃木糖(1→6)-β-*D*-吡喃葡萄糖苷

流程说明：采用溶剂提取法进行提取，系统溶剂法进行粗分，得到不同极性部分。对各极性部分应用色谱法如硅胶色谱法、反相柱色谱法进行分离。

▶ **课堂活动**

茜草中蒽醌类化合物结构与大黄素类成分结构有何不同？ 在分离茜草中蒽醌成分时常采用什么方法？ 为什么？ 简述其原理及操作过程。

点滴积累 ∨

1. 蒽醌类化合物因具有酚羟基而显酸性，酸性大小取决于是否含有羧基及酚羟基的数目和位置。
2. 蒽醌因具酸性可用碱溶酸沉法提取。
3. 大黄中所含的大黄酸、大黄素、芦荟大黄素、大黄酚及大黄素甲醚因酸性强弱不同可用 pH 梯度萃取法分离。

目标检测

一、选择题

（一）单项选择题

1. 芦荟苷按苷元结构应属于（　　）

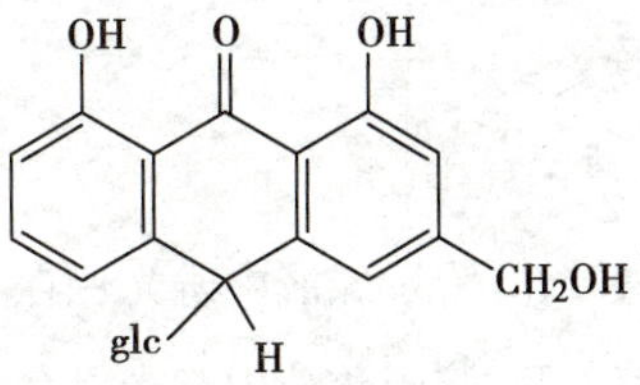

　　A. 二蒽酚　　　　　　　　B. 蒽酮　　　　　　　　C. 大黄素型

　　D. 茜草素型　　　　　　　E. 氧化蒽醌

2. 总游离蒽醌的乙醚溶液,用冷的 5%Na_2CO_3水溶液萃取可得到（　　）

　　A. 有 1 个 α-羟基的蒽醌　　B. 有 1 个 β-羟基的蒽醌　　C. 有 2 个 α-羟基的蒽醌

　　D. 1,8-二羟基蒽醌　　　　E. 含有醇羟基的蒽醌

3. 下列化合物酸性最强的是（　　）

　　A. 2,7-二羟基蒽醌　　　　B. 1,8-二羟基蒽醌　　　　C. 1,2-二羟基蒽醌

　　D. 1,6,8-三羟基蒽醌　　　E. 1,5-二羟基蒽醌

4. 采用柱色谱分离蒽醌类成分,常选用的吸附剂是（　　）

　　A. 硅胶　　　　　　　　　B. 碱性氧化铝　　　　　　C. 活性炭

　　D. 磷酸氢钙　　　　　　　E. 葡聚糖凝胶

5. 从下列总蒽醌的乙醚溶液中,用冷的 5%Na_2CO_3 水溶液萃取,碱水层的成分是（　　）

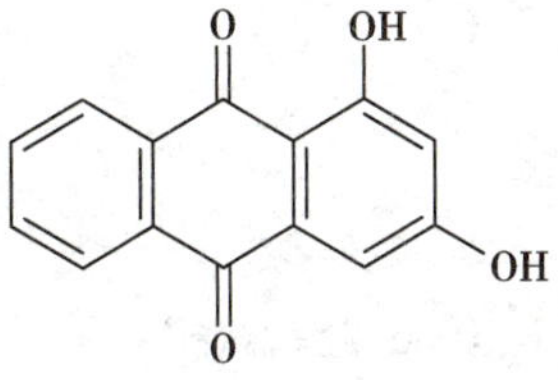

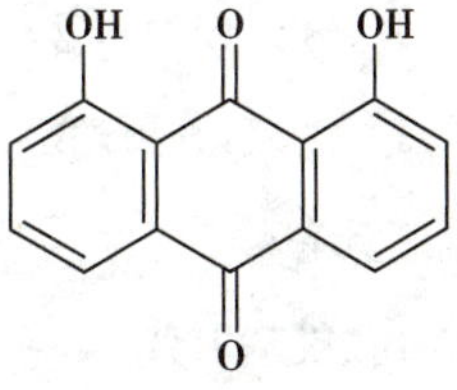

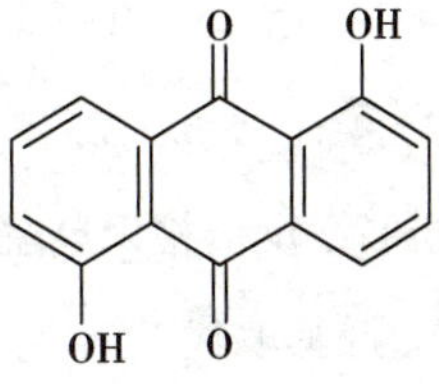

D. 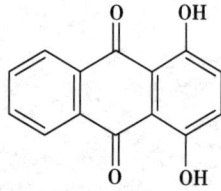　　E.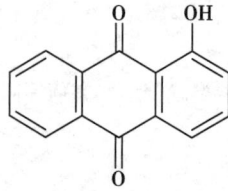

6. 蒽酚、蒽酮一般只存在于新鲜药材中,贮存一段时间后不再存在,原因是(　　)

    A. 自然挥发散去　　　　　B. 结合成苷　　　　　C. 被氧化成蒽醌

    D. 聚合成二蒽酚　　　　　E. 转化为蒽酮

7. 大黄素型蒽醌母核上的羟基分布情况是(　　)

    A. 在一个苯环的 β 位　　　B. 在两个苯环的 β 位　　　C. 在一个苯环的 α 或 β 位

    D. 在两个苯环的 α 或 β 位　E. 在一个苯环的 α 位

8. 下列蒽醌类化合物中,酸性强弱顺序是(　　)

    A. 大黄酸>大黄素>芦荟大黄素>大黄酚

    B. 大黄酸>芦荟大黄素>大黄素>大黄酚

    C. 大黄素>大黄酸>芦荟大黄素>大黄酚

    D. 大黄酚>芦荟大黄素>大黄素>大黄酸

    E. 芦荟大黄素>大黄酚>大黄素>大黄酸

9. 蒽醌类化合物在何种条件下最不稳定(　　)

    A. 溶于有机溶剂中露光放置　B. 溶于碱液中避光保存　　C. 溶于碱液中露光放置

    D. 溶于有机溶剂中避光保存　E. 溶于酸液中避光保存

10. 具有升华性的化合物是(　　)

    A. 蒽醌苷　　　　　　　　　B. 蒽酚苷　　　　　　　C. 游离蒽醌

    D. 香豆精苷　　　　　　　　E. 黄酮苷

11. 某中草药煎剂经内服后有显著致泻作用,可能含有的成分是(　　)

    A. 蒽醌苷　　　　　　　　　B. 游离蒽醌　　　　　　C. 游离蒽酚

    D. 游离蒽酮　　　　　　　　E. 黄酮苷

12. 中草药水煎液有显著泻下作用,可能含有(　　)

    A. 生物碱　　　　　　　　　B. 蒽醌苷　　　　　　　C. 黄酮苷

    D. 挥发油　　　　　　　　　E. 游离蒽醌

13. 下列几种成分,其酸性大小顺序为(　　)

    ①1,2-二羟基蒽醌　　　　　②1,4-二羟基蒽醌

    ③1,8-二羟基蒽醌　　　　　④2,6-二羟基蒽醌

    A. ④>③>②>①　　　　　B. ③>④>①>②　　　　C. ①>②>④>③

    D. ④>①>③>②　　　　　E. ①>④>②>③

14. 醋酸镁反应检识蒽醌时,蒽醌应具有(　　)

    A. 羟基取代　　　　　　　　B. 羧基取代　　　　　　C. α-羟基蒽醌

D. 醇羟基取代   E. 甲氧基取代

15. 检查中草药中是否有羟基蒽醌类成分,常用试剂是(　　)

     A. 0.5%醋酸镁   B. 5%盐酸水溶液   C. 5%NaOH 水溶液

     D. 对亚硝基二甲苯胺   E. 对二甲氨基苯甲醛

(二) 多项选择题

1. 下列中药中含有蒽醌类成分的有(　　)

     A. 虎杖   B. 巴豆   C. 补骨脂

     D. 番泻叶   E. 秦皮

2. 下列蒽醌的乙醚溶液中,用5%碳酸钠萃取,可溶于碳酸钠层的有(　　)

     A. 1,8-二羟基蒽醌   B. 1,3-二羟基蒽醌   C. 1,3,4-三羟基蒽醌

     D. 1,8-二羟基-3-羧基蒽醌   E. 1,4,6-三羟基蒽醌

3. 可与5%氢氧化钠反应产生红色的是(　　)

     A. 羟基蒽醌   B. 羟基蒽酮   C. 大黄素型

     D. 茜草素型   E. 二蒽酮类

4. 采用柱色谱分离蒽醌类成分,常选用的固定相是(　　)

     A. 硅胶   B. 碱性氧化铝   C. 聚酰胺

     D. 磷酸氢钙   E. 离子交换树脂

5. 中药大黄中含的主要有效成分有(　　)

     A. 大黄素   B. 大黄酸   C. 芦荟大黄素

     D. 茜草素   E. 白藜芦醇

6. 在下列高等植物中含蒽醌类化合物较多的科有(　　)

     A. 蓼科   B. 茜草科   C. 禾本科

     D. 豆科   E. 唇形科

7. 下列化合物遇碱显黄色,经氧化后才显红色的是(　　)

     A. 羟基蒽醌类   B. 蒽酚   C. 蒽酮

     D. 二蒽酮   E. 羟基蒽醌苷

8. 醌类成分按结构分类有(　　)

     A. 苯醌   B. 查耳酮   C. 萘醌

     D. 蒽醌   E. 菲醌

9. 下列结构中具有 β-羟基的化合物有(　　)

     A. 1,8-二羟基   B. 1,3-二羟基   C. 1,3,4-三羟基

     D. 1,8-二羟基 3-羧基   E. 1,4,6-三羟基

10. 属于蒽醌类化合物的是(　　)

     A. 小檗碱   B. 黄芩素   C. 大黄素

     D. 芦荟大黄素   E. 茜草素

二、简答题

1. 羟基蒽醌可以分为哪几类？

2. 利用溶剂法怎样分离游离蒽醌及蒽醌苷类成分？

3. pH 梯度萃取法的原理是什么？如何利用该方法分离大黄中的 5 种游离羟基蒽醌化合物？

三、实例分析题

1. 某中药粉末 0.5g 置试管中，加入稀硫酸 10ml，置水浴中加热煮沸 10 分钟，放冷后，加入 2ml 乙醚振摇，则醚层显黄色。取出醚层加 0.5%NaOH 水溶液振摇，此时水层显红色，则醚层退至无色。试问：

（1）中药材可能含有哪类成分？

（2）为何加酸煮沸？

（3）碱水层为何显红色？

2. 为何《中国药典》规定新采集的大黄必须贮存两年以上才可药用？

3. 将大黄中的蒽醌苷用 Sephadex LH-20 层析，以 70% 甲醇溶液洗脱，指出蒽醌二糖苷、二蒽酮苷、游离蒽醌苷元及蒽醌单糖苷流出的先后顺序，并说明理由。

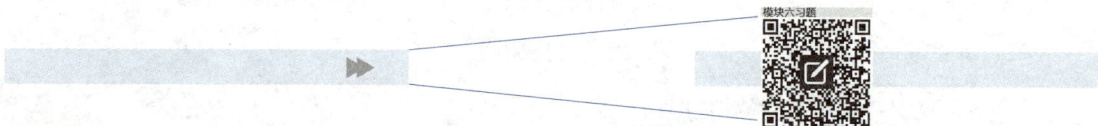

实训五　大黄中游离蒽醌的提取分离与鉴定

【实训目的】

1. 能够运用回流提取法对大黄中总蒽醌类化合物进行提取。

2. 能够熟练运用 pH 梯度萃取法对大黄中游离蒽醌进行分离。

3. 正确判断显色反应、薄层色谱的结果。

【实训原理】

大黄中含有大黄素型游离蒽醌及其苷类，本实训利用大黄中的蒽醌类化合物均可溶于乙醇而提取，根据游离蒽醌及蒽醌苷在水和乙醚中溶解度的不同采用萃取方法分离。游离蒽醌的分离是利用各羟基蒽醌类化合物酸性不同，采用 pH 梯度萃取法进行。

【实训内容】

（一）材料

1. **设备**　圆底烧瓶、冷凝管、研钵、水浴锅、分液漏斗、烧杯、三角瓶、表面皿、试管、层析缸、pH 试纸、薄层硅胶、CMC-Na、新华色谱滤纸（20cm×7cm）。

2. **药品**　大黄粗粉、95% 乙醇、乙醚、盐酸、三氯甲烷、5% KOH、5% Na_2CO_3、5% $NaHCO_3$、0.5%

NaOH、苯-乙酸乙酯(8∶2)、苯-甲醇(8∶1)、甲苯、氨、0.5%醋酸镁、1%大黄酸三氯甲烷溶液、1%大黄素三氯甲烷溶液、1%芦荟大黄素三氯甲烷溶液。

(二)步骤

1. 乙醇总提取物的制备　取大黄粗粉50g于500ml圆底烧瓶中,加95%乙醇(不超过圆底烧瓶体积的2/3),置水浴加热回流2~3小时,趁热抽滤。剩余滤渣继续用95%乙醇提取两次,合并三次乙醇提取液。浓缩乙醇提取液,得到乙醇总提取物。

2. 总游离蒽醌的提取(亲脂性成分与亲水性成分分离)　将乙醇总提取物浸膏加水适量混悬,加乙醚150ml于500ml分液漏斗中萃取,充分振荡后放置,倾出醚层,再加50ml乙醚振摇,放置,倾出醚层,同法操作6次,直至乙醚液呈色较浅时为止,合并乙醚液,乙醚溶液含总游离蒽醌。

3. 蒽醌单体的分离

(1)大黄酸的分离:将含有游离蒽醌的乙醚溶液移至250ml的分液漏斗中,加5%NaHCO$_3$水溶液20ml,振摇。放置分层,放出下层NaHCO$_3$溶液,置于另一个三角瓶中,上层乙醚溶液留存于分液漏斗中,再加5%NaHCO$_3$溶液15ml萃取一次,每次振摇提取后,放置分层时间应稍久,以免乙醚溶液混在下层水液中,影响分离效果。提取过程中,如乙醚挥发,可酌量补加。合并NaHCO$_3$提取液,注意其呈色,在搅拌下小心滴加盐酸调pH2~3,观察酸化过程中的呈色变化,析出物抽滤收集,干燥后称重。

(2)大黄素的分离:留存在分液漏斗中的乙醚液,用5%Na$_2$CO$_3$水溶液每次15~20ml如上法相同萃取数次,直至提取液呈色较浅时为止,约需6~7次,合并Na$_2$CO$_3$提取液,小心滴加盐酸酸化至pH2~3,放置待沉淀析出,抽滤收集析出物经水洗涤,抽干移至表面皿上,干燥后称重。

(3)芦荟大黄素的分离:留存在分液漏斗中的乙醚液,用0.5%NaOH水溶液每次15ml萃取3~4次。乙醚溶液再以蒸馏水萃取2~3次,以洗去碱液。合并NaOH和水的提取液,加盐酸调pH2~3,放置。抽滤析出沉淀,收集沉淀,经水洗,抽干移至表面皿上,干燥后称重。

(4)大黄酚和大黄素-6-甲醚的分离:留存的乙醚液,置圆底烧瓶中,回收乙醚,放置抽滤收集沉淀,经水洗,抽干移至表面皿上,干燥后称重。

4. 鉴定

(1)碱液试验:分别取蒽醌化合物结晶少许,置试管中,加1ml乙醇溶解,加数滴5%氢氧化钾试剂振摇,溶液呈红色。

(2)醋酸镁试验:分别取各蒽醌化合物结晶少许,置试管中,加1ml乙醇溶解,加数滴0.5%醋酸镁试剂,产生橙、红、紫等颜色。

(3)薄层检识

吸附剂:硅胶CMC-Na薄层板。

样品:1%各蒽醌成分的三氯甲烷溶液。

对照品:1%大黄酸三氯甲烷溶液、1%大黄素三氯甲烷溶液、1%芦荟大黄素三氯甲烷溶液。

展开剂:苯-乙酸乙酯(8∶2)、苯-甲醇(8∶1)。

显色:氨熏后观察或喷5%氢氧化钾溶液后观察。

（4）纸色谱检识

支持剂：新华色谱滤纸（中速 20cm×7cm）。

样品：1%各蒽醌成分三氯甲烷溶液。

对照品：1%大黄酸三氯甲烷溶液、1%大黄素三氯甲烷溶液、1%芦荟大黄素三氯甲烷溶液。

展开剂：甲苯。

显色剂：0.5%醋酸镁甲醇溶液。

【实训注意】

1. 碱水与有机溶剂乙醚萃取的时候，要注意防止乳化，否则，将影响各成分分离。

2. 萃取所得的碱水液加酸后要放置一段时间，让游离出的蒽醌充分沉淀再抽滤。

3. 乙醚由于沸点较低，在使用过程中应注意安全。

【实训检测】

1. 在实训过程中采用 pH 梯度萃取法分离游离蒽醌，萃取过程中若出现乳化现象，应如何处理？

2. 大黄酚和大黄素甲醚结构相似，请设计分离方法。

3. 实训中应注意哪些安全问题？

（韩晓静）

模块七

中药中生物碱类化学成分的提取分离技术

导学情景

情景描述：

中药黄连是一味极苦的药材，可以说是"苦闻天下"。歇后语"哑巴吃黄连，有苦说不出"，就道出其味之苦。

学前导语：

经过对黄连中活性成分研究发现，黄连中含有小檗碱、黄连碱等多种生物碱，具有抗菌、抗肿瘤和抗心律失常等药理活性。生物碱是中药中非常重要的一类有效成分，因其多具显著的生物活性而广泛应用于临床。

本模块将重点学习生物碱的结构性质、提取分离及应用实例。

生物碱（alkaloids）是主要来源于植物界的一类天然含氮有机化合物，大多数生物碱分子具有较复杂的环状结构，呈碱性，与酸结合成盐，并有较强的生物活性。生物碱在植物界分布广泛，尤其在被子植物的双子叶植物如夹竹桃科、罂粟科、豆科、毛茛科、防己科、茜草科、茄科等中分布很广。单子叶植物较少含生物碱，主要分布在百合科、石蒜科。裸子植物也很少含生物碱，仅分布在红豆杉科、三尖杉科、麻黄科等。低等植物含生物碱的更少。

在植物体内，大多数生物碱常与植物的酸性成分结合成盐，少数碱性极弱的生物碱以游离态存在。有些生物碱以酯、苷、酰胺、氮氧化物形式存在。

生物碱类化合物多具有显著而特殊的生物活性。如吗啡、延胡索乙素、乌头碱等具有镇痛作用，阿托品具有解痉作用，小檗碱、苦参生物碱、蝙蝠葛碱有抗菌消炎作用，利血平、广玉兰碱、莲心碱、钩藤碱等有降血压作用，麻黄碱有止咳平喘作用，奎宁、菊三七碱有抗疟作用，苦参碱、氧化苦参碱等有抗心律失常作用等。

一、生物碱类化学成分的结构类型

生物碱类化学成分的结构类型见表7-1。

表 7-1　生物碱的结构类型及实例

结构类型	活性成分	主要来源及生物活性
吡咯烷类生物碱	水苏碱（stachydrine）	唇形科植物益母草（*Leonurus japonicus* Houtt.）的干燥全草。祛痰镇咳
吡啶类生物碱	槟榔碱（arecoline）	棕榈科植物槟榔（*Areca catechu* L.）的干燥成熟种子。驱绦虫
莨菪烷类生物碱	莨菪碱（hyoscyamine）	茄科植物白花曼陀罗（*Datura metel* L.）的干燥花。解毒、镇痛
喹啉类生物碱	喜树碱（camptothecin）	珙桐科植物喜树（*Camptotheca acuminata* Decne.）的种子或根皮。抗癌
异喹啉类生物碱	小檗碱（berberine）	毛茛科植物黄连（*Coptis chinensis* Franch.）、三角叶黄连（*Coptis deltoidea* C. Y. Cheng et Hsiao）或云连（*Coptis teeta* Wall.）的干燥根茎。抗菌消炎
吲哚类生物碱	毒扁豆碱（physostigmine）	豆科植物毒扁豆（*Physostigma venenosum* Balf.）的种子。抗胆碱酯酶,用于青光眼,调节肌麻痹

续表

结构类型	活性成分	主要来源及生物活性
甾体类生物碱	茄碱（solanine）	茄科植物龙葵（*Solanum nigrum* L.）的地上部分。抗癌、抗真菌
有机胺类生物碱	麻黄碱（ephedrine）	麻黄科植物草麻黄（*Ephedra Sinica* Stapf）、木贼麻黄（*Ephedra equisetina* Bge.）和中麻黄（*Ephedra intermedia* Schrenk et C. A. Mey.）的干燥茎与枝。宣肺平喘
吖啶酮类生物碱	山油柑碱（acronycine）	芸香科植物鲍氏山油柑（*Acronychia baueri* Schott）的树皮。抗癌
喹唑啉类生物碱	常山碱（dichroine）	虎耳草科植物常山（*Dichroa febrifuga* Lour.）的干燥根。抗疟
咪唑酮类生物碱	毛果芸香碱（pilocarpine）	芸香科毛果芸香属植物（*Jaborandi*）的叶。治疗青光眼
嘌呤类生物碱	香菇嘌呤(lentiacin)	侧耳科植物香蕈［*Lentinus edodes*（Berk.）Sing］的子实体。降血脂、降胆固醇

结构类型	活性成分	主要来源及生物活性
萜类生物碱	乌头碱（aconitine）	毛茛科植物乌头（*Aconitum carmichaeli* Debx.）的干燥母根、乌头的子根加工品附子以及同属植物北乌头（草乌）的块根。局部麻醉,镇痛
大环类生物碱	美登木碱（maytansine）	卫矛科植物云南美登木（*Maytenus hookeri* Loes.）的叶。抗癌

二、生物碱类化学成分的理化性质

（一）性状

大多数生物碱为结晶形固体,有些为非结晶形粉末,少数在常温下为液体,液态生物碱分子中大多不含氧或氧原子结合成酯键,如烟碱(nicotine)、槟榔碱(arecoline),液态生物碱在常压下可以蒸馏。个别固体生物碱具有挥发性(如麻黄碱),可用水蒸气蒸馏法提取。极少数生物碱具有升华性,如咖啡因(caffeine)。多数生物碱有苦味。生物碱一般为无色或白色,少数有颜色,如小檗碱为黄色。

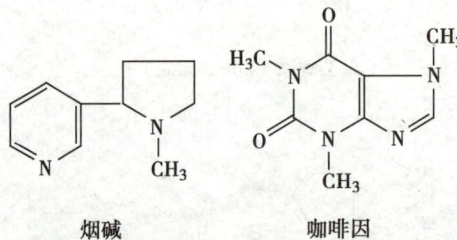

烟碱　　　　　　咖啡因

（二）旋光性

具有手性碳原子或本身为手性分子的生物碱都有光学活性,且多数为左旋光性。生物碱的生物活性和旋光性密切相关。通常左旋光体生物活性强于右旋光体,如左旋莨菪碱的散瞳作用比右旋莨菪碱大100倍。

（三）碱性

1. 碱性的产生及强度表示　生物碱分子中的氮原子具有孤电子对，能接受质子或给出电子而显碱性。

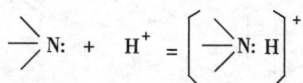

$$\begin{array}{ccc} >\!\!N: & + & H^+ \end{array} = \left[>\!\!N:H \right]^+$$

生物碱　　　　　　　　生物碱盐

生物碱的碱性强度可用酸式解离指数 pK_a 和碱式解离指数 pK_b 表示。它们之间的关系是：$pK_a = pK_w - pK_b = 14 - pK_b$。

pK_a 值越大，碱性越强。可根据 pK_a 值将生物碱分为弱碱性生物碱（$pK_a = 2 \sim 7$），中强碱性生物碱（$pK_a = 7 \sim 11$），强碱性生物碱（$pK_a > 11$）。化合物结构中的碱性基团与 pK_a 值大小顺序一般是：季铵碱>N-烷杂环>脂肪胺>芳胺≈N-芳杂环>酰胺基≈吡咯。

2. 碱性与分子结构的关系　生物碱的碱性强弱和氮原子的杂化方式、诱导效应、共轭效应、空间效应及分子内氢键的形成等因素有关。

（1）氮原子的杂化方式：生物碱分子中氮原子上孤电子对的杂化方式有三种形式，即 sp^3、sp^2 和 sp，在这三种杂化方式中，p电子成分比例越大，越易供电子，则碱性越强。因此其碱性强弱为 $sp^3 > sp^2 > sp$。如异喹啉碱性小于四氢异喹啉，而季铵碱（如小檗碱）因羟基以负离子形式存在而呈强碱性。

異喹啉　$pK_a=5.4$　　　四氢异喹啉　$pK_a=9.5$　　　小檗碱　$pK_a=11.5$

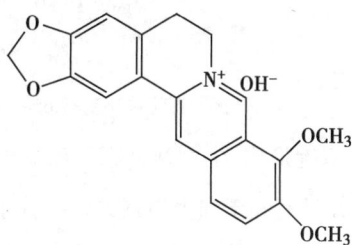

（2）诱导效应：如果生物碱分子结构中氮原子附近存在供电基团（如烷基）能使氮原子电子云密度增加，而使其碱性增强。但是叔胺碱性弱于仲胺，其原因是叔胺结构中的三个甲基阻碍了氮原子接受质子的能力，而使碱性降低。

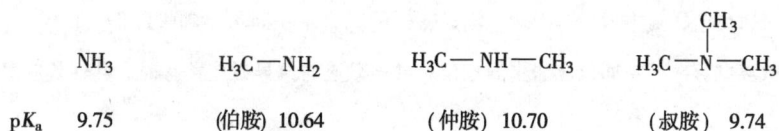

	NH_3	H_3C-NH_2	$H_3C-NH-CH_3$	$H_3C-\overset{\displaystyle CH_3}{\underset{}{N}}-CH_3$
pK_a	9.75	（伯胺）10.64	（仲胺）10.70	（叔胺）9.74

如果生物碱分子结构中氮原子附近存在吸电子基团(如苯基、羰基、酯基、醚基、羟基、双键等)，能使氮原子电子云密度降低,而使其碱性减弱,如去甲麻黄碱的碱性小于苯异丙胺。

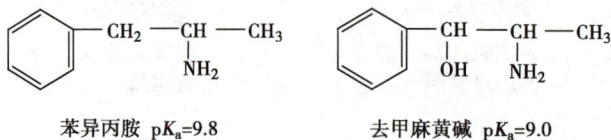

苯异丙胺　$pK_a=9.8$　　　　去甲麻黄碱　$pK_a=9.0$

(3)共轭效应:氮原子孤电子对处于 p-π 共轭体系时,由于电子云密度平均化趋势可使其碱性减弱,如苯胺氮原子上孤电子对与苯环 π 电子形成 p-π 共轭体系,而使碱性比环己胺弱得多。

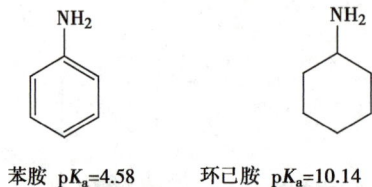

苯胺　$pK_a=4.58$　　　　环己胺　$pK_a=10.14$

若氮原子处于酰胺结构中,其孤电子对与羰基的 π 电子形成 p-π 共轭,碱性很弱。如:

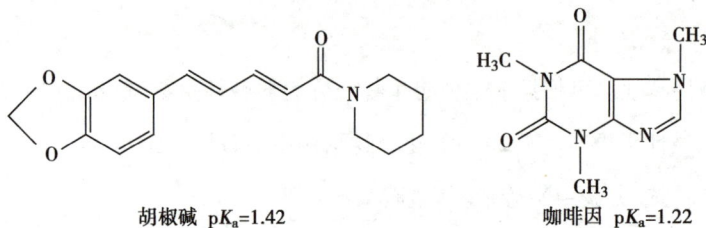

胡椒碱　$pK_a=1.42$　　　　咖啡因　$pK_a=1.22$

(4)空间效应:虽然质子的体积较小,但是生物碱中的氮原子质子化时,仍受到空间效应的影响,使其碱性增强或减弱。如东莨菪碱分子结构中,氮原子附近的环氧结构形成空间位阻,使其碱性弱于莨菪碱。

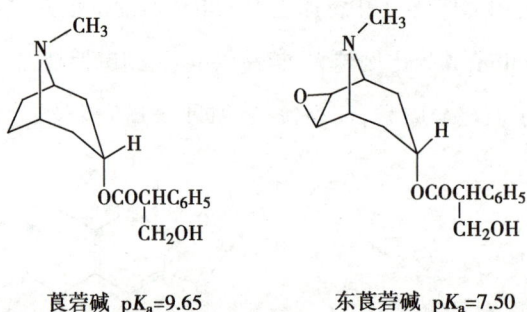

莨菪碱　$pK_a=9.65$　　　　东莨菪碱　$pK_a=7.50$

(5)分子内氢键形成:生物碱氮原子孤电子对接受质子生成共轭酸,如在其附近存在羟基、羰基等取代基团时,并且有利于和生物碱共轭酸分子中的质子形成氢键缔合,从而增加了共轭酸的稳定性,而使碱性增强。如伪麻黄碱的碱性大于麻黄碱;10-羟基-二氢去氧可待因,有顺、反两种异构体,顺式羟基与共轭酸形成分子内氢键缔合强于反式,因而碱性大于反式。

难点释疑

难点:复杂情况下生物碱碱性的判定。

释疑:对于具体生物碱来说,若影响生物碱碱性的因素不止一个,则需综合考虑。**一般来说,空间效应与诱导效应共存时,空间效应居主导地位;共轭效应与诱导效应共存时,共轭效应居主导地位。**

（四）溶解性

游离生物碱按其溶解性可分为脂溶性生物碱和水溶性生物碱。

脂溶性生物碱易溶于亲脂性有机溶剂,如乙醚、苯,特别易溶于三氯甲烷,可溶于甲醇、乙醇、丙酮,难溶于水。而其生物碱盐易溶于水,可溶于醇类,不溶于亲脂性有机溶剂。由于酸的种类不同,所形成的生物碱盐的溶解度也有差异。通常情况下,无机酸盐水溶性大于有机酸盐;无机酸盐中含氧酸盐(如硫酸盐、磷酸盐)的水溶性大于卤代酸盐(如盐酸盐);小分子有机酸盐大于大分子有机酸盐。

水溶性生物碱主要指季铵型生物碱和氮氧化物的生物碱(如氧化苦参碱),可溶于水、甲醇、乙醇,难溶于亲脂性有机溶剂。小分子的生物碱(如麻黄碱)既可溶于水,又可溶于有机溶剂。

生物碱分子中如有酚羟基和羧基等酸性基团,称为两性生物碱。这类生物碱既可溶于酸水,也可溶于碱水。具有内酯(或内酰胺)结构的生物碱,在热氢氧化钠溶液中其结构可开环形成羧酸盐而溶于水中,酸化后又重新环合。

（五）生物碱的检识

1. 沉淀反应　生物碱在酸性水溶液或稀醇溶液中能和某些试剂生成难溶于水的复盐或分子络合物的反应称为生物碱沉淀反应,这些试剂被称为生物碱沉淀试剂。

利用沉淀反应可检查生物碱的有无,在生物碱的定性鉴别时,这些试剂可用于试管定性反应和平面色谱的显色剂;检查提取分离是否完全;也可用于生物碱的分离和精制。

生物碱沉淀反应要在酸性水溶液或稀醇溶液中进行;在反应前应排除蛋白质,鞣质等干扰成分才能得到较可靠的结果;每种生物碱需选用两种生物碱沉淀试剂,因为沉淀试剂对各种生物碱的灵敏度不同。有少数生物碱与某些沉淀试剂并不能产生沉淀,如麻黄碱。因此在下结论时需慎重。生物碱沉淀试剂的种类很多,常用的见表7-2。

表7-2　常用的生物碱沉淀试剂

试剂名称	化学组成	反应现象及产物
碘-碘化钾(Wagner 试剂)	$KI\text{-}I_2$	棕色或褐色沉淀$(B \cdot I_2 \cdot HI)$
碘化铋钾(Dragendorff 试剂)	$BiI_3 \cdot KI$	红棕色沉淀$(B \cdot BiI_3 \cdot HI)$
碘化汞钾(Mayer 试剂)	$HgI_2 \cdot 2KI$	生成类白色沉淀,若加过量试剂,沉淀又被溶解$(B \cdot HgI_2 \cdot 2HI)$
硅钨酸(Bertrand 试剂)	$SiO_2 \cdot 12WO_3$	浅黄色或灰白色沉淀$(4B \cdot SiO_2 \cdot 12WO_3 \cdot 2H_2O)$
苦味酸(Hager 试剂)	2,4,6-三硝苯酚	晶形沉淀(反应必须在中性溶液中)
雷氏铵盐(硫氰酸铬铵)(Ammonium reineckate)	$NH_4[Cr(NH_3)_2(SCN)_4]$	生成难溶性复盐,有一定晶形、熔点或分解点:$BH^+[Cr(NH_3)_2(SCN)_4]$

注:B代表生物碱分子(一元盐基)。

2. 显色反应　一些生物碱单体能与某些试剂反应,生成具有特殊颜色的产物,不同结构的生物碱产生不同的颜色,这种试剂称为生物碱的显色试剂。常用的生物碱显色试剂见表7-3。因为显色反应要求生物碱的纯度较高,所以显色反应主要用于检识个别生物碱。

表 7-3 常用的生物碱显色反应

反应名称	试剂	生物碱及反应结果
Fröhde 试剂	1%钼酸钠或 5%钼酸铵的浓硫酸溶液	乌头碱呈黄棕色;吗啡呈紫色转棕色;可待因呈暗绿色至淡黄色
Mandelin 试剂	1%钒酸铵的浓硫酸溶液	阿托品呈红色;奎宁呈橙色;吗啡呈蓝紫色;可待因呈蓝色;士的宁呈蓝紫色至红色
Marquis 试剂	浓硫酸中含有少量甲醛	吗啡呈橙色至紫色;可待因呈洋红色至黄棕色

▶▶ 课堂活动

1. 归纳总结影响生物碱碱性强弱的因素有哪些,分析各因素造成生物碱碱性产生变化的规律。

2. 苦参碱结构中有两个氮原子,它们的碱性如何? 为什么? 该生物碱能否溶于热氢氧化钠溶液中,为什么?

苦参碱　　　　　氧化苦参碱

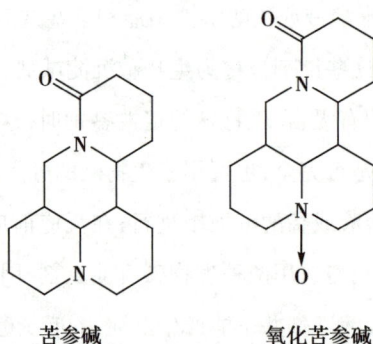

3. 用生物碱沉淀试剂检查药材中是否含有生物碱时,有哪些成分会干扰反应,怎样排除?

三、生物碱类化学成分的提取分离

(一)生物碱类化合物的提取

生物碱在生物体内以多种形式存在,提取时,首先应分析生物碱的性质和存在形式,选择适宜的提取溶剂和方法。除个别具有挥发性的生物碱(如麻黄碱)可用水蒸气蒸馏法提取外,大多数用溶剂提取法。

1. 脂溶性生物碱的提取

(1)酸水提取法:根据生物碱盐易溶于水,难溶于亲脂性有机溶剂的性质,将生物体内多种形式的生物碱转变为在水中溶解度较大的盐而被提出。酸水提取法常用 0.5%~1%的硫酸、盐酸为溶剂,选用浸渍法、渗漉法提取。酸水提取液因体积较大、浓缩困难、水溶性杂质多,可采用以下三种方法做进一步处理。

1)离子交换树脂提取法:酸水提取液通过阳离子交换树脂柱,使生物碱盐阳离子交换在树脂上,而非碱性化合物随溶液流出柱。树脂用氨水碱化,使生物碱从树脂上游离出来,再将树脂用有机溶剂洗脱。洗脱液浓缩后即可得到游离的总生物碱。其反应过程如下：

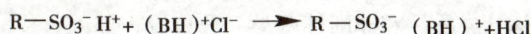

$$R-SO_3^-H^+ + (BH)^+Cl^- \longrightarrow R-SO_3^-(BH)^+ + HCl$$

磺酸氢型阳

离子交换树脂 生物碱盐

$$R-SO_3^-(BH)^+ + NH_4OH^- \longrightarrow R-SO_3^-NH_4^+ + B + H_2O$$

这种处理方法所得到的生物碱纯度高,有机溶剂用量少,离子交换树脂再生后可反复使用。

2)有机溶剂萃取法:酸水提取液用碱液(氨水、石灰水等)碱化,使生物碱盐转变为游离生物碱,再用亲脂性有机溶剂(三氯甲烷、乙醚等)萃取,合并萃取液,回收有机溶剂即可得到总生物碱。

3)沉淀法:酸水提取液加碱液碱化,使生物碱在水中游离而沉淀析出。

(2)醇类溶剂提取法:利用生物碱及其盐都可溶于甲醇和乙醇的性质进行提取,选用回流或浸渍、渗漉等方法。甲醇的溶解性能比乙醇好,但毒性较大,除实验室和特殊要求外,生产中多数选用乙醇为生物碱的提取溶剂。此法提取液易浓缩,水溶性杂质少,提取液浓缩后,需采用酸水溶解,有机溶剂萃取法做进一步纯化。

(3)亲脂性有机溶剂提取法:利用生物碱易溶于亲脂性有机溶剂的性质进行提取,可采用浸渍、回流或连续回流等方法。由于生物碱多以盐的形式存在于生物组织中,在用亲脂性溶剂提取时,先用碱水(氨水、石灰乳等)将药材粗粉润湿,既可使药材吸水膨胀,又能使生物碱游离,再用亲脂性有机溶剂(三氯甲烷等)提取。若提取液中杂质多,可采用酸水溶解,有机溶剂萃取法做纯化处理。

2. 水溶性生物碱的提取 将中药提取物中脂溶性生物碱提出后,若碱水层仍能检识出生物碱,说明此药材中含有水溶性生物碱,可用雷氏铵盐沉淀法和溶剂法进行提取。

(1)沉淀法:利用季铵型生物碱与雷氏铵盐沉淀试剂生成雷氏复盐,难溶于水而沉淀析出,将季铵型生物碱从碱水层中提取出来。其操作过程是将季铵型生物碱的水溶液调 pH 至酸性,加入新配制的雷氏铵盐饱和水溶液至不再有沉淀生成,滤过,取沉淀用少量水洗涤后加丙酮溶解,滤过,向滤液中加入硫酸银饱和水溶液,形成雷氏银盐沉淀,滤过。滤液中加入计算量的氯化钡溶液,滤除沉淀,最后滤液即为季铵型生物碱的盐酸盐。

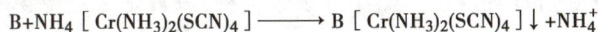

$$B + NH_4[Cr(NH_3)_2(SCN)_4] \longrightarrow B[Cr(NH_3)_2(SCN)_4]\downarrow + NH_4^+$$

$$2B[Cr(NH_3)_2(SCN)_4] + Ag_2SO_4 \longrightarrow B_2SO_4 + 2Ag[Cr(NH_3)_2(SCN)_4]\downarrow$$

$$B_2SO_4 + BaCl_2 \longrightarrow BaSO_4\downarrow + 2BCl$$

其中,B代表季铵生物碱。

(2)溶剂法:利用水溶性生物碱能溶于极性较大但又与水不混溶的有机溶剂(如正丁醇、异戊醇或三氯甲烷-甲醇的混合溶剂等)的性质,采用两相溶剂萃取法,将水溶性生物碱提取出来。

(二)生物碱类化合物的分离

提取得到的总生物碱是多种生物碱的混合物,需要进一步分离。一般先将总碱进行初步分离,然后再根据溶解性、酸碱性和极性的差异进行单体分离。

1. 总生物碱的分离 根据生物碱溶解性和碱性的差异,将总生物碱按碱性强弱、酚性有无及是否具有水溶性初步分类,即弱碱性生物碱,中强碱性生物碱和水溶性生物碱三大部分,再将前两部分根据生物碱中是否有酚羟基分成酚性和非酚性两类。分离流程如下:

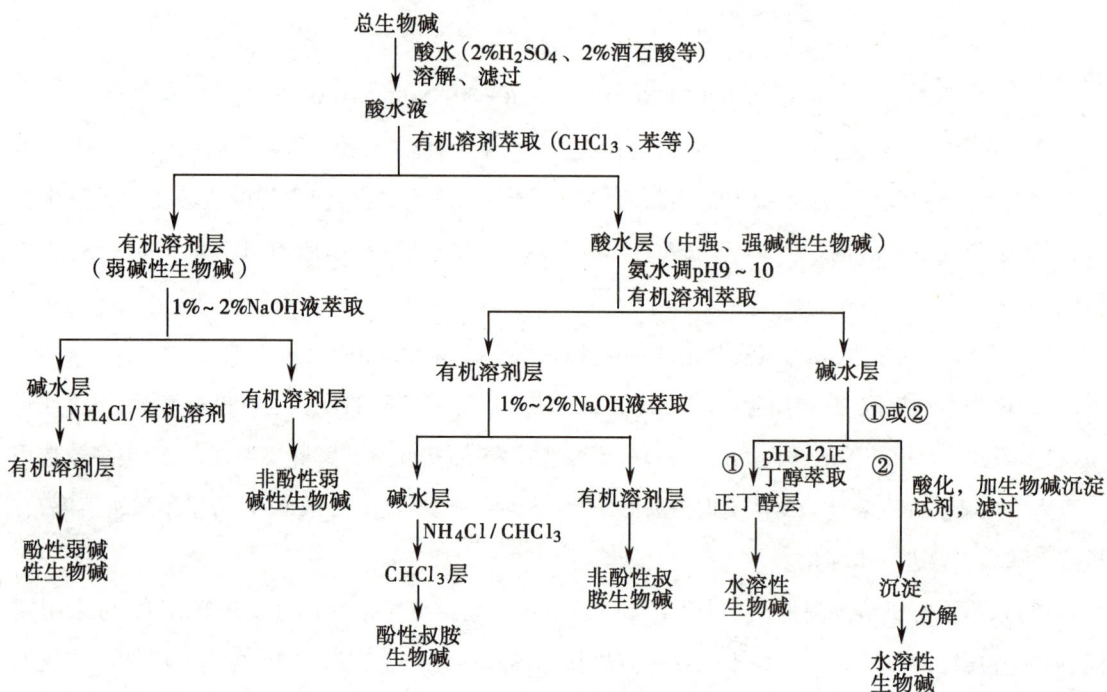

总生物碱
↓ 酸水(2%H₂SO₄、2%酒石酸等)溶解、滤过
酸水液
↓ 有机溶剂萃取(CHCl₃、苯等)

有机溶剂层(弱碱性生物碱)
↓ 1%~2%NaOH液萃取
　碱水层
　　↓ NH₄Cl/有机溶剂
　　有机溶剂层
　　↓
　　酚性弱碱性生物碱
　有机溶剂层
　　↓
　　非酚性弱碱性生物碱

酸水层(中强、强碱性生物碱)
↓ 氨水调pH9~10　有机溶剂萃取
　有机溶剂层
　　↓ 1%~2%NaOH液萃取
　　碱水层
　　　↓ NH₄Cl/CHCl₃
　　　CHCl₃层
　　　↓
　　　酚性叔胺生物碱
　　有机溶剂层
　　　↓
　　　非酚性叔胺生物碱
　碱水层
　　↓ ①或②
　　① pH>12正丁醇萃取
　　　正丁醇层
　　　↓
　　　水溶性生物碱
　　② 酸化,加生物碱沉淀试剂,滤过
　　　沉淀
　　　↓ 分解
　　　水溶性生物碱

难点释疑

难点:总生物碱的分离流程中碱水层加入氯化铵的作用。

释疑:酚性生物碱属于两性生物碱,在加入 1% ~2%NaOH 后会成盐溶于水,借此与其他非酚性生物碱分离。碱水液中的酚性生物碱盐在加入氯化铵后将从盐转变为游离生物碱,转而溶于三氯甲烷。

2. 生物碱单体的分离

(1)利用生物碱碱性的差异进行分离:总生物碱中各单体生物碱的碱性之间存在着一定的差异,可在不同的条件下分离,称为 pH 梯度法。操作方法有两种:一种是将总生物碱溶于酸水,加适量的碱液后,用有机溶剂萃取,则碱性较弱的生物碱先游离而转溶于有机溶剂层中,与碱性较强的生物碱分离。加入碱水时 pH 由低到高逐渐增加,生物碱依碱性由弱到强逐渐游离。另一种是将总生物碱溶于亲脂性有机溶剂,用适量的酸水萃取,则碱性较强的生物碱先成盐而溶于酸水溶液中,与碱性较弱的生物碱分离。加酸水时,pH 由高到低依次萃取,生物碱可按碱性由强到弱先后成盐依次被萃取出而分离。再将酸水溶液碱化,转溶于有机溶剂,即可获得生物碱单体。在进行 pH 梯度法前多用缓冲纸色谱法作萃取分离的先导,根据生物碱混合物中碱性强弱的不同,采用不同 pH 缓冲液来萃取分离。分离流程如下:

```
              总生物碱的三氯甲烷溶液
                  │ 加弱酸调pH6~7
        ┌─────────┴─────────────┐
    酸水液                    三氯甲烷液
  （强碱弱酸盐）                  │ 加中强酸调pH4~5
                      ┌─────────┴─────────────┐
                  酸水液                    三氯甲烷液
              （中强碱中强酸盐）                  │ 加强酸调pH1~3
                              ┌─────────┴─────────────┐
                          酸水液                    三氯甲烷液
                      （弱碱强酸盐）
```

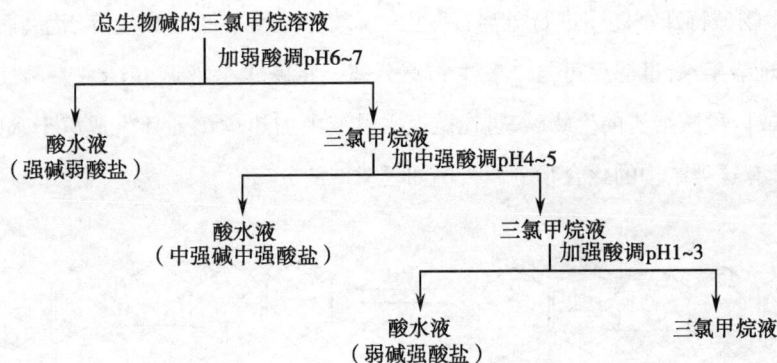

（2）利用生物碱或生物碱盐溶解度的差异进行分离：由于结构的差异，使生物碱在溶剂中的溶解度不同，可利用此性质进行分离。如自苦参总碱中分离氧化苦参碱（oxymatrine）。氧化苦参碱为苦参碱（matrine）的氮氧化物，亲水性强，在乙醚中溶解度很小。向总碱的三氯甲烷溶液中加入大约10倍量乙醚，可使氧化苦参碱沉淀析出。

有些生物碱盐比生物碱易于结晶，可利用生物碱与酸生成的盐在溶剂中溶解度的差异进行分离。例如麻黄中主要成分麻黄碱和伪麻黄碱的分离。在加入草酸后两种生物碱均转变为相应的草酸盐，因两者在滤液中溶解度不同而分离。

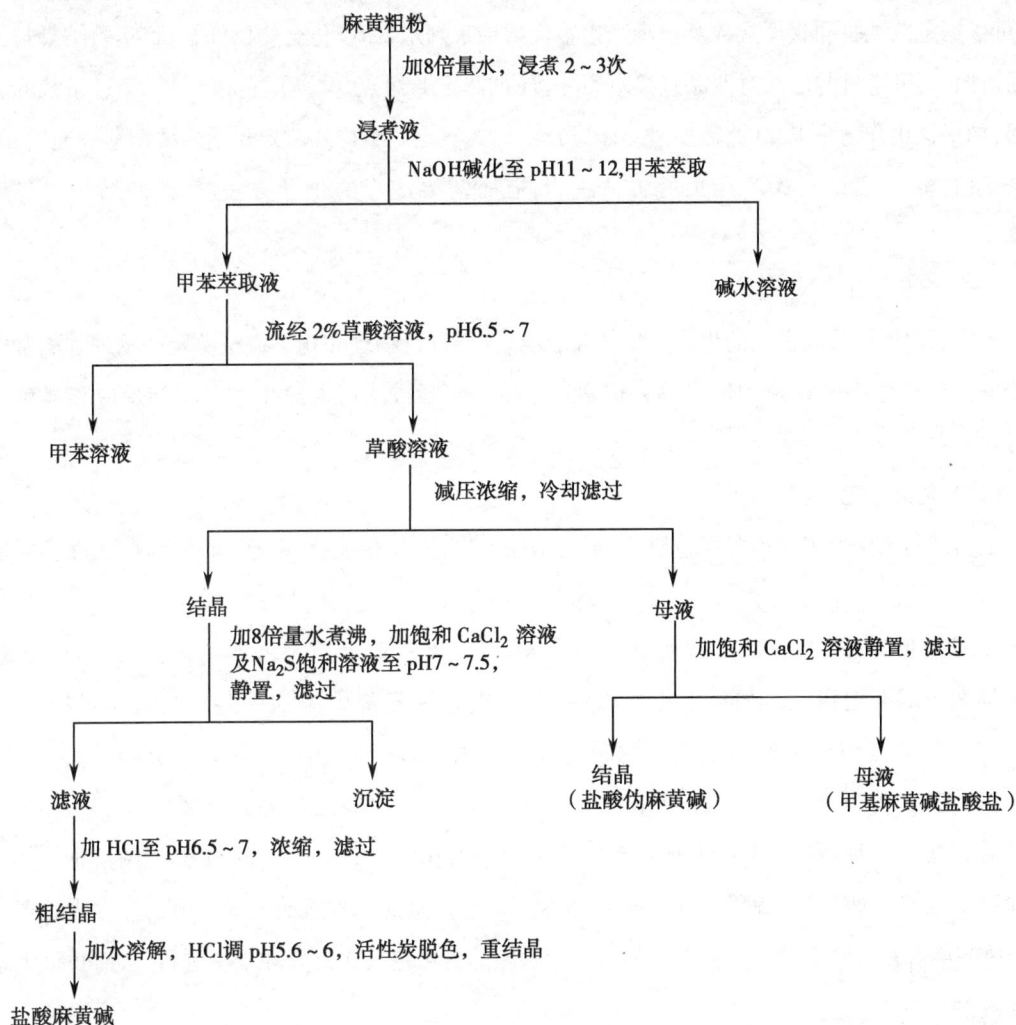

```
                          麻黄粗粉
                            │ 加8倍量水，浸煮2~3次
                          浸煮液
                            │ NaOH碱化至 pH11~12,甲苯萃取
        ┌───────────────────┴───────────────────┐
    甲苯萃取液                                  碱水溶液
        │ 流经2%草酸溶液，pH6.5~7
   ┌────┴────────────────┐
 甲苯溶液              草酸溶液
                        │ 减压浓缩，冷却滤过
        ┌───────────────┴───────────────────┐
       结晶                                 母液
        │ 加8倍量水煮沸，加饱和CaCl₂溶液           │ 加饱和CaCl₂溶液静置，滤过
        │ 及Na₂S饱和溶液至pH7~7.5,          ┌────┴────────────┐
        │ 静置，滤过                      结晶               母液
   ┌────┴────────┐               （盐酸伪麻黄碱）     （甲基麻黄碱盐酸盐）
 滤液            沉淀
   │ 加HCl至pH6.5~7，浓缩，滤过
 粗结晶
   │ 加水溶解，HCl调pH5.6~6，活性炭脱色，重结晶
盐酸麻黄碱
```

（3）利用生物碱特殊官能团进行分离:两性生物碱在碱性条件下成盐溶于水,而一般生物碱在此条件下游离难溶于水,过滤后可与一般生物碱分离。将碱水溶液调 pH 8~9,两性生物碱沉淀析出。具有内酯或内酰胺结构的生物碱,可在碱性水溶液中加热皂化开环生成溶于水的羧酸盐,酸化后环合,与不具有这类结构的化合物分离。例如喜树碱的分离。

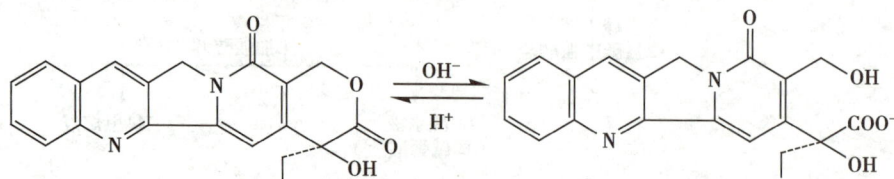

喜树碱

（4）利用色谱法进行分离:结构相似的生物碱用色谱法分离,选用氧化铝和硅胶作吸附剂,用苯、三氯甲烷和乙醚等有机溶剂为洗脱剂。对于组分较多的生物碱,需反复操作才能达到较好的分离效果。

四、生物碱类化学成分的检识

从中药中提取分离得到的生物碱单体化合物,需要进行化学鉴定。首先确定是否为已知化合物,可依据定性试验和物理常数及初步光谱鉴定结果来判定,如该化合物已知,可将实验结果与文献数据对照,还可通过与已知对照品直接对照分析(如测定共熔点、共薄层色谱等)。经过系统的文献查阅,如果该化合物是未知的,需要进一步进行结构式测定。结构式测定目前主要用紫外光谱、红外光谱、磁共振谱、质谱及 X－衍射等方法进行,有时需要适当的化学方法配合,使结构测定更加准确。

（一）理化鉴定

从中药中提取分离得到的生物碱单体化合物,需要进行物理和化学方法鉴定。物理方法鉴定主要依据生物碱的形态、颜色和熔点等物理常数鉴定。化学方法可通过生物碱沉淀反应和显色反应进行。

（二）色谱鉴定

生物碱的色谱检识常用薄层色谱法、纸色谱法等,它们具有微量、快速、准确等优点,在实际工作中应用很广泛。

1. **薄层色谱法**　生物碱常选用氧化铝为吸附剂,以三氯甲烷为基本溶剂作展开剂,根据色谱结果调整展开剂极性。如果生物碱极性很弱,则在展开剂中添加一些极性较小的有机溶剂(如石油醚、环己烷或苯等);如果生物碱的极性较强,向展开剂中添加一些极性较大的有机溶剂(如甲醇、乙醇等)。如选用硅胶作吸附剂,通常需要在加碱的条件下才能获得集中的斑点。加碱的方法有三种:第一种方法是在湿法制板时,用 0.1~0.5mol/L 的氢氧化钠溶液代替水,使硅胶薄层显碱性。第二种方法是向展开剂中加入一定量的二乙胺或氨水。第三种方法是在色谱槽中放一盛有氨水的小杯。三种方法都可使生物碱的薄层色谱在碱性环境中进行,从而获得满意的分离效果。

如果吸附薄层色谱法分离生物碱效果不理想时,采用分配薄层色谱法。以硅胶或纤维素为支持剂,甲酰胺做固定相,用甲酰胺饱和的亲脂性有机溶剂作移动相进行展开。在日光和荧光下不显色的生物碱,可选用改良碘化铋钾试剂显色,大多数生物碱显橘红色。如展开剂或固定相中有较难挥发的碱或甲酰胺时,必须先挥去碱或甲酰胺,再喷显色试剂。

2. 纸色谱法　纸色谱法是以水作固定相的分配色谱。当生物碱以离子状态分离时,选择极性较大的展开剂,如正丁醇-醋酸-水(4∶1∶5上层)。也可以将滤纸用一定的 pH 缓冲液处理,选择极性较小的展开剂。或选用多缓冲纸色谱的方法。当生物碱以分子状态分离时,用甲酰胺作固定相,以甲酰胺饱和的亲脂性有机溶剂(苯和三氯甲烷等)作展开剂。纸色谱法所使用的显色剂与薄层色谱相同,但试剂中不能含有硫酸。

▶▶ **课堂活动**

1. 分析 pH 梯度萃取法分离总生物碱的原理?

2. 乙醇提取生物碱后得到的提取液中各类成分的组成如何?

3. 雷氏铵盐沉淀的条件是什么?

4. 如何分离粉防己碱和防己诺林碱?

5. 在以硅胶、氧化铝为吸附剂的吸附薄层色谱中应如何选择合适的吸附剂和展开剂?　在某次分离中如果发现被分离成分的比移值太大或太小应如何纠正?

任务 7-1　黄连中生物碱类化学成分的提取分离技术

一、必备知识

黄连为毛茛科植物黄连(*Coptis chinensis* Franch.)、三角叶黄连(*Coptis deltoidea* C. Y. Cheng et Hsiao)或云连(*Coptis teeta* Wall.)的干燥根茎。以上3种分别习称"味连""雅连""云连"。均具有清热燥湿,泻火解毒的功效。

(一)黄连中生物碱的结构与理化性质

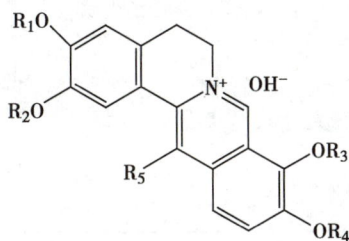

	R₁	R₂	R₃	R₄	R₅
小檗碱	∨ CH₂		—CH₃	—CH₃	H
巴马丁	—CH₃	—CH₃	—CH₃	—CH₃	H
黄连碱	∨ CH₂		∨ CH₂		H
甲基黄连碱	∨ CH₂		∨ CH₂		—CH₃
药根碱	H	—CH₃	—CH₃	—CH₃	H
表小檗碱	—CH₃	—CH₃	∨ CH₂		H

黄连中主要的生物碱:小檗碱、巴马丁(palmatine)、黄连碱(coptisine)、甲基黄连碱(methylcoptisine)、药根碱(jatrorrhizine)和表小檗碱(epiberberine)等。其中以小檗碱含量最高(大约10%)。小檗碱为异喹啉类原小檗碱型生物碱,具有明显的抗菌作用。

从水或稀乙醇中结晶所得的小檗碱为黄色针状结晶,含5.5分子结晶水,在100℃干燥后仍保留2.5分子结晶水,加热至110℃变为棕黄色,160℃分解。盐酸小檗碱为黄色小针状结晶,在220℃左右分解,形成小檗红碱(红棕色),在285℃左右完全熔融。

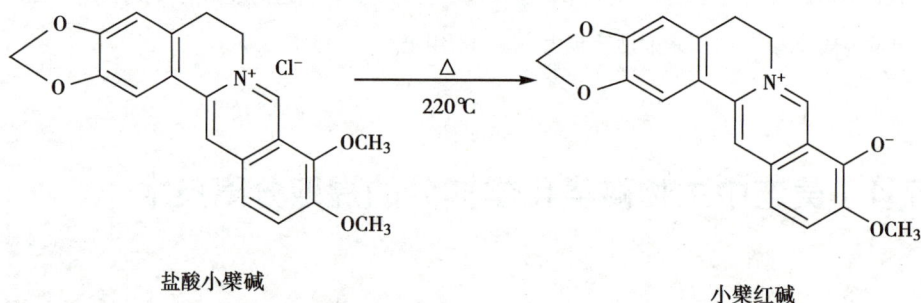

盐酸小檗碱　　　　　　　　　　　　　**小檗红碱**

小檗碱能缓溶于冷水(1:20),易溶于热水和热乙醇,难溶于丙酮、三氯甲烷和苯等。小檗碱和酸结合成盐,其盐类在水中的溶解度见表7-4。

表7-4　小檗碱盐在水中的溶解度(室温)

名称	溶解度
氢碘酸盐	1:2130
盐酸盐	1:500
枸橼酸盐	1:125
磷酸盐	1:15
硫酸盐	1:30
酸性硫酸盐	1:100

小檗碱与大分子有机酸结合成的盐在水中的溶解度很小,所以,当黄连与甘草、大黄和黄芩等配伍时,能和甘草酸、大黄鞣质、黄芩苷形成难溶于水的化合物而沉淀析出,这是在中药制剂过程中需要注意的问题。

小檗碱属季铵型生物碱,可离子化而显强碱性。小檗碱通常以季铵型状态存在,能溶于水,水溶液呈强碱性(pK_a=11.50),溶液为红棕色。如果在水溶液中加入过量的碱,可抑制季铵离子的解离,使其部分转变为醛式或醇式,溶液也变成了棕色或黄色。醇式或醛式小檗碱具有亲脂性,可溶于亲脂性有机溶剂。

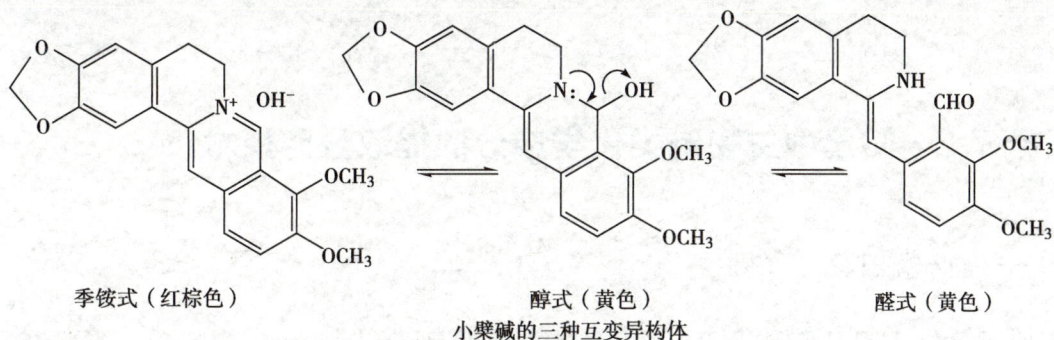

季铵式(红棕色)　　　　　醇式(黄色)　　　　　醛式(黄色)

小檗碱的三种互变异构体

(二)黄连中小檗碱的鉴别反应

1. 漂白粉试验　小檗碱的酸性水溶液与漂白粉(或通入氯气)可显现樱红色。

2. 丙酮试验　盐酸小檗碱水溶液中,加入氢氧化钠使呈强碱性,然后加丙酮数滴,即生成黄色的丙酮小檗碱。

除此之外,小檗碱还能与一般生物碱沉淀试剂产生沉淀反应。

二、黄连中盐酸小檗碱的提取分离技术

从黄连中提取盐酸小檗碱是利用小檗碱的硫酸盐在水中溶解度大的性质,用硫酸水提取出来总生物碱,再利用其盐酸盐难溶于水及盐析作用,使生物碱盐析出,以除去水溶性杂质。

工艺流程如下:

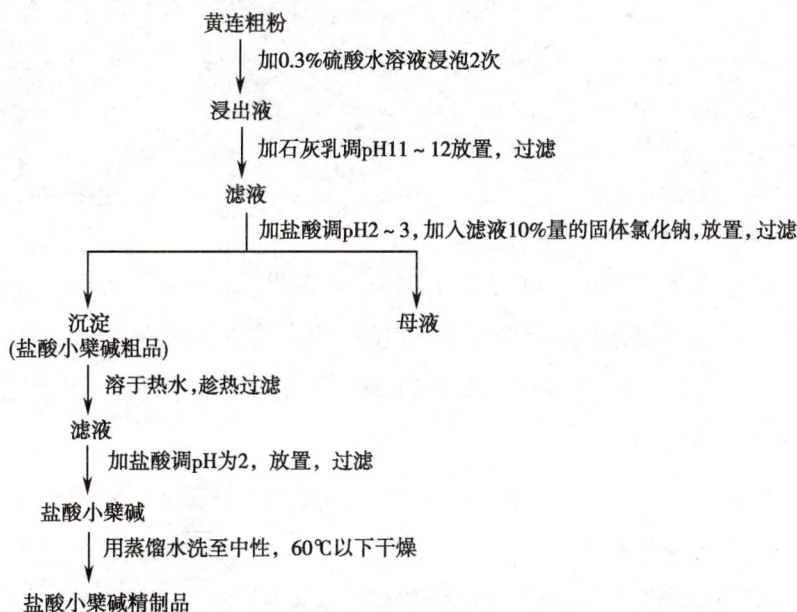

```
                        黄连粗粉
                          │ 加0.3%硫酸水溶液浸泡2次
                          ↓
                        浸出液
                          │ 加石灰乳调pH11~12放置,过滤
                          ↓
                        滤液
                          │ 加盐酸调pH2~3,加入滤液10%量的固体氯化钠,放置,过滤
              ┌───────────┴───────────┐
              ↓                       ↓
           沉淀                      母液
        (盐酸小檗碱粗品)
              │ 溶于热水,趁热过滤
              ↓
           滤液
              │ 加盐酸调pH为2,放置,过滤
              ↓
        盐酸小檗碱
              │ 用蒸馏水洗至中性,60℃以下干燥
              ↓
      盐酸小檗碱精制品
```

流程说明:黄连中小檗碱主要以盐酸盐形式存在,加入 0.3%硫酸水后转变为小檗碱硫酸盐溶出,石灰水碱化后成游离小檗碱,加入盐酸生成盐酸小檗碱。加氯化钠固体盐析得到盐酸小檗碱粗

品,再经精制得到精制的盐酸小檗碱。

▶ 边学边练

　　实验室进行生物碱类化学成分的提取分离与检识,请见实训四 黄连中盐酸小檗碱的提取分离与检识。

任务 7-2　防己中生物碱类化学成分的提取分离技术

一、必备知识

　　防己又称粉防己、汉防己、倒地拱,为防己科植物粉防己(*Stephania tetrandra* S. Moore)的干燥根,为临床常用中药。防己味苦、辛,性寒,具有祛风止痛、利水消肿等功效。现代药理实验研究表明,防己总生物碱具有镇痛、消炎、降压、肌肉松弛以及抗菌、抗肿瘤的作用。其主要有效成分为粉防己碱(tetrandrine,又称汉防己甲素)和防己诺林碱(demethyltetrandrine,又称汉防己乙素)。

防己生物碱的结构及理化性质

　　防己中的生物碱含量高达 1.5%~2.3%,其中主要为粉防己碱和防己诺林碱,还含少量的轮环藤酚碱。粉防己碱和防己诺林碱均属于双苄基异喹啉衍生物,且为叔胺生物碱,轮环藤酚碱为季铵型生物碱。其结构如下:

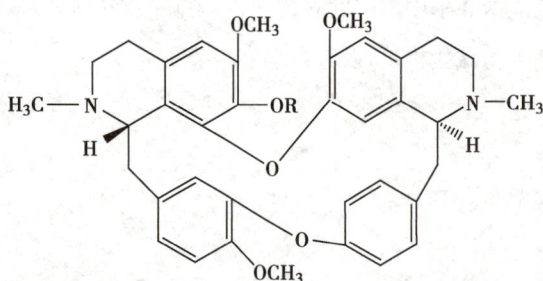

R=CH₃ 粉防己碱（汉防己甲素）
R=H 防己诺林碱（汉防己乙素）

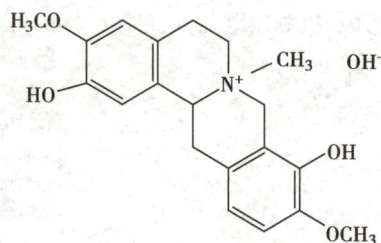

轮环藤酚碱

　　1. 性状　粉防己碱和防己诺林碱均为白色结晶。粉防己碱的熔点为 217~218℃(丙酮),$[\alpha]_D^{28}+286.7°$(CHCl₃),防己诺林碱自丙酮中析出的结晶具有双熔点,126~177℃熔融,200℃固化,继续加热至 237~238℃再熔融,$[\alpha]_D^{28}+275°$(CHCl₃)。轮环藤酚碱的氯化物为无色结晶,熔点214℃,$[\alpha]_D^{30}-116°$(CH₃OH)。

　　2. 碱性　粉防己碱和防己诺林碱分子中均有两个叔胺状态的氮原子,碱性较强。轮环藤酚碱属于原小檗碱型季铵碱,具强碱性。

　　3. 溶解性　粉防己碱和防己诺林碱化学结构相似,亲脂性较强,具有脂溶性生物碱的一般溶解性。但由于两者的分子结构中 7 位取代基的差异,前者为甲氧基,后者为酚羟基,故粉防己碱的极性较小,能溶于冷苯;防己诺林碱极性较大,难溶于冷苯。利用这一性质差异可将两者分离。

二、防己中粉防己碱和防己诺林碱的提取分离技术

采用醇提法对防己中的生物碱进行提取,醇提液经过酸溶碱沉处理,再用三氯甲烷萃取、氧化铝柱色谱分离得到粉防己碱和防己诺林碱。也可采用冷苯法分离得到粉防己碱和防己诺林碱。

工艺流程如下:

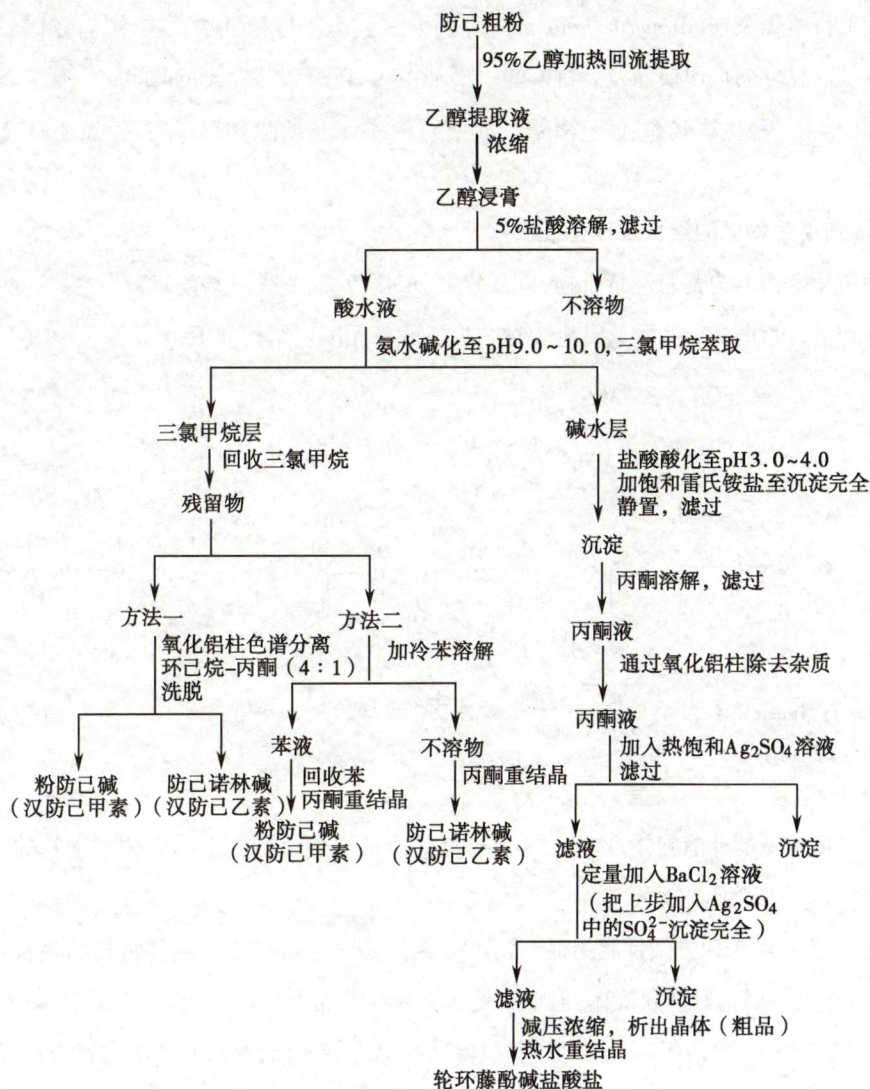

```
                         防己粗粉
                          │ 95%乙醇加热回流提取
                          ↓
                       乙醇提取液
                          │ 浓缩
                          ↓
                       乙醇浸膏
                          │ 5%盐酸溶解,滤过
              ┌───────────┴───────────┐
              ↓                       ↓
            酸水液                   不溶物
              │ 氨水碱化至pH9.0~10.0,三氯甲烷萃取
      ┌───────┴────────────────────────┐
      ↓                                ↓
   三氯甲烷层                         碱水层
      │ 回收三氯甲烷                     │ 盐酸酸化至pH3.0~4.0
      ↓                                │ 加饱和雷氏铵盐至沉淀完全
    残留物                             │ 静置,滤过
      │                                ↓
 ┌────┴─────┐                         沉淀
 ↓          ↓                          │ 丙酮溶解,滤过
方法一      方法二                       ↓
氧化铝柱    加冷苯溶解                   丙酮液
色谱分离                                │ 通过氧化铝柱除去杂质
环己烷-丙酮                              ↓
(4:1)                                 丙酮液
洗脱                                    │ 加入热饱和Ag₂SO₄溶液
 ┌───┴───┐  ┌────┴─────┐               │ 滤过
 ↓       ↓  ↓          ↓        ┌──────┴──────┐
粉防己碱 防己诺林碱 苯液      不溶物    ↓             ↓
(汉防己甲素)(汉防己乙素)│回收苯  │丙酮重结晶 滤液          沉淀
                    │丙酮重结晶 ↓          │定量加入BaCl₂溶液
                    ↓        防己诺林碱    (把上步加入Ag₂SO₄
                 粉防己碱    (汉防己乙素)  中的SO₄²⁻沉淀完全)
                (汉防己甲素)          ┌─────┴─────┐
                                     ↓           ↓
                                    滤液         沉淀
                                     │减压浓缩,析出晶体(粗品)
                                     │热水重结晶
                                     ↓
                                轮环藤酚碱盐酸盐
```

流程说明:先用乙醇提取得总碱,再利用粉防己碱及轮环藤酚碱的溶解性和极性差异进行分离。将总生物碱溶于稀酸水,碱化后用苯萃取出粉防己碱,再用三氯甲烷萃取防己诺林碱,轮环藤酚碱为水溶性生物碱,仍留在碱水层;或者将稀酸水碱化后用三氯甲烷萃取出粉防己碱和防己诺林碱,再用氧化铝柱色谱进行分离。

▶ 课堂活动

    1. 用化学反应区别粉防己碱和防己诺林碱。

    2. 用化学方法分离粉防己碱和防己诺林碱。

    3. 脂溶性生物碱和水溶性生物碱如何分离?

任务 7-3　颠茄中生物碱类化学成分的提取分离技术

一、必备知识

颠茄为茄科植物颠茄(*Atropa belladonna* L.)的干燥全草。具有平喘止咳,镇痛,解痉的功效,用于哮喘咳嗽,脘腹冷痛,风湿痹痛及外科麻醉。颠茄中含有东莨菪碱(scopolamine)、莨菪碱(hyoscyamine)和阿托品。三种生物碱都有解痉镇痛、解有机磷中毒和散瞳作用,东莨菪碱还具有镇痛麻醉作用。

(一)颠茄中生物碱的结构及理化性质

颠茄中所含生物碱为莨菪烷衍生物,以莨菪碱、东莨菪碱、N-去甲基莨菪碱为主。这些生物碱在结构上可看作由莨菪醇类和芳香族有机酸结合生成的一元酯。结构如下:

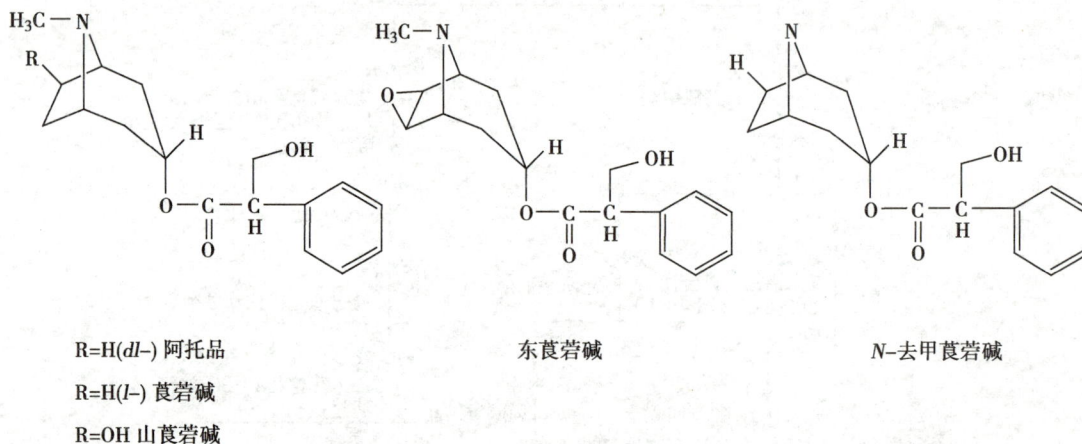

R=H(*dl*–) 阿托品
R=H(*l*–) 莨菪碱
R=OH 山莨菪碱

东莨菪碱

N–去甲莨菪碱

阿托品是莨菪碱的外消旋体,这是由于莨菪碱部分的手性碳原子上的氢位于羰基的 α 位,容易产生互变异构。

1. **性状**　莨菪碱为四方细针状结晶(乙醇),熔点 108.5℃,其外消旋体阿托品是长柱状结晶,熔点 118℃。东莨菪碱为黏稠状液体,但形成一水化物为结晶体,熔点 59℃。山莨菪碱为无色针状结晶,熔点 162~163℃,易溶于水。这些生物碱除阿托品无旋光活性外,其他生物碱均具有左旋的旋光活性。

2. **碱性**　几种生物碱除 *N*-去甲莨菪碱是仲胺外,其余都属于叔胺。由于氮原子周围化学环境、空间效应等因素的不同,使它们的碱性强弱有较大差异。东莨菪碱由于空间效应的影响,碱性较弱($pK_a=7.50$);莨菪碱无空间效应障碍,碱性较强($pK_a=9.65$);山莨菪碱分子中 6 位羟基的空间效应的影响比东莨菪碱小,故其碱性介于莨菪碱和东莨菪碱之间。

3. **溶解性**　莨菪碱(或阿托品)亲脂性较强,易溶于乙醇、三氯甲烷,难溶于水。临床上用的硫酸阿托品为白色结晶性粉末,极易溶于水,遇光易变质。东莨菪碱有较强的亲水性,可溶于水,易溶于乙醇、丙酮、乙醚、三氯甲烷等溶剂,难溶于苯、四氯化碳等强亲脂性溶剂。东莨菪碱也具有较强的亲水性。山莨菪碱由于多一个羟基,亲脂性较莨菪碱弱,能溶于水和乙醇。

（二）颠茄中生物碱的鉴别反应

莨菪碱和东莨菪碱能与多种生物碱沉淀试剂产生沉淀。还可用以下两种方法进行鉴别。

1. 氯化汞试验　莨菪碱(或阿托品)和东莨菪碱在氯化汞的乙醇溶液中产生不同的产物。

莨菪碱(或阿托品)与氯化汞的乙醇溶液生成黄色沉淀,加热后变为红色,而东莨菪碱产生白色沉淀。这是因为莨菪碱的碱性强,加热时能将氯化汞转变成氧化汞(砖红色),而东莨菪碱的碱性弱,与氯化汞反应生成白色复盐沉淀。

2. Vitali 反应(硝基醌化试验)　莨菪碱(或阿托品)和东莨菪碱用发烟硝酸处理,分子中的莨菪酸部分发生硝基化反应,生成三硝基衍生物,再与碱性乙醇溶液反应,生成紫色醌型结构,渐变成暗红色,最后颜色消失。

二、颠茄中莨菪碱的提取分离技术

颠茄叶中的莨菪碱通常采用石灰水碱化后亲脂性有机溶剂浸提的方式。提取液经酸溶碱沉法处理得到生物碱粗品,再经过三氯甲烷萃取,丙酮处理,得到阿托品。阿托品再经硫酸化转变为硫酸阿托品。若用苯做溶剂,需注意安全防护。

工艺流程如下:

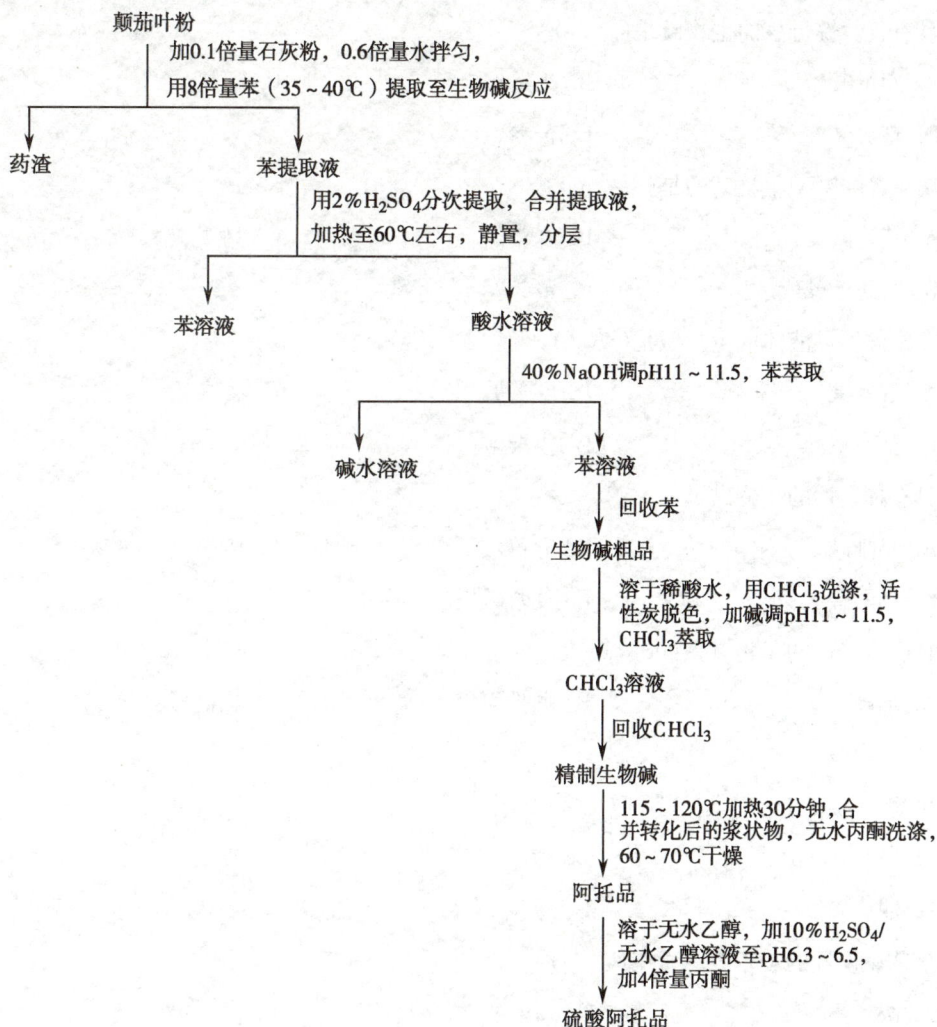

```
                    颠茄叶粉
                    │ 加0.1倍量石灰粉, 0.6倍量水拌匀,
                    │ 用8倍量苯（35~40℃）提取至生物碱反应
          ┌─────────┴─────────┐
        药渣              苯提取液
                          │ 用2%H₂SO₄分次提取, 合并提取液,
                          │ 加热至60℃左右, 静置, 分层
                ┌─────────┴─────────┐
             苯溶液              酸水溶液
                                │ 40%NaOH调pH11~11.5, 苯萃取
                      ┌─────────┴─────────┐
                   碱水溶液            苯溶液
                                       │ 回收苯
                                  生物碱粗品
                                       │ 溶于稀酸水, 用CHCl₃洗涤, 活
                                       │ 性炭脱色, 加碱调pH11~11.5,
                                       │ CHCl₃萃取
                                  CHCl₃溶液
                                       │ 回收CHCl₃
                                  精制生物碱
                                       │ 115~120℃加热30分钟, 合
                                       │ 并转化后的浆状物, 无水丙酮洗涤,
                                       │ 60~70℃干燥
                                   阿托品
                                       │ 溶于无水乙醇, 加10%H₂SO₄/
                                       │ 无水乙醇溶液至pH6.3~6.5,
                                       │ 加4倍量丙酮
                                  硫酸阿托品
```

流程说明:先用石灰水将颠茄中的生物碱转化成游离生物碱,溶于苯液。再经过 2 轮酸溶碱沉法处理得到精制的莨菪碱。所得生物碱经加热后,再用丙酮洗涤可得到阿托品。阿托品经硫酸化转变为临床常用的硫酸阿托品。

点滴积累 ∨

1. 生物碱碱性强弱的判断可以通过结构中氮原子杂化方式以及官能团种类的分析,推测该类化合物碱性变化趋势。

2. 季铵碱的碱性强是因为羟基以负离子形式存在,类似无机碱;酰胺中氮原子受 p-π 共轭影响,碱性极弱。

3. 生物碱沉淀反应要在酸性水溶液或稀醇溶液中进行,要避免因蛋白质、鞣质等干扰出现假阳性反应。

目标检测

一、选择题

(一) 单项选择题

1. 具有莨菪烷母核的生物碱是(　　)

  A. 麻黄碱　　　　　　　　B. 小檗碱　　　　　　　　C. 阿托品

  D. 乌头碱　　　　　　　　E. 苦参碱

2. 属于异喹啉型生物碱的是(　　)

  A. 莨菪碱　　　　　　　　B. 麻黄碱　　　　　　　　C. 乌头碱

  D. 粉防己碱　　　　　　　E. 苦参碱

3. 在常温下呈液体的生物碱是(　　)

  A. 槟榔碱　　　　　　　　B. 麻黄碱　　　　　　　　C. 苦参碱

  D. 莨菪碱　　　　　　　　E. 小檗碱

4. 具有挥发性的生物碱是(　　)

  A. 吗啡碱　　　　　　　　B. 麻黄碱　　　　　　　　C. 苦参碱

  D. 小檗碱　　　　　　　　E. 莨菪碱

5. 具有升华性的生物碱是(　　)

  A. 烟碱　　　　　　　　　B. 咖啡因　　　　　　　　C. 槟榔碱

  D. 苦参碱　　　　　　　　E. 莨菪碱

6. 生物碱的味多为(　　)

  A. 咸　　　　　　　　　　B. 辣　　　　　　　　　　C. 苦

  D. 甜　　　　　　　　　　E. 酸

7. 生物碱碱性的表示方法常用(　　)

  A. pK_b　　　　　　　　B. K_b　　　　　　　　C. pH

D. pK_a　　　　　　　　E. mp.

8. 生物碱碱性最强的是(　　)

A. 季铵生物碱　　　　　　B. 酰胺生物碱　　　　　　C. 仲胺生物碱

D. 伯胺生物碱　　　　　　E. 叔胺生物碱

9. 水溶性生物碱主要指(　　)

A. 季铵生物碱　　　　　　B. 仲胺生物碱　　　　　　C. 叔胺生物碱

D. 两性生物碱　　　　　　E. 酰胺生物碱

10. 溶解脂溶性生物碱的最好溶剂是(　　)

A. 乙醚　　　　　　　　　B. 三氯甲烷　　　　　　　C. 乙醇

D. 甲醇　　　　　　　　　E. 水

11. 生物碱沉淀反应呈橘红色的是(　　)

A. 碘化汞钾试剂　　　　　B. 饱和苦味酸试剂　　　　C. 碘化铋钾试剂

D. 硅钨酸试　　　　　　　E. 碘-碘化钾试剂

12. 生物碱沉淀试剂反应的介质通常是(　　)

A. 盐水溶液　　　　　　　B. 碱性水溶液　　　　　　C. 中性水溶液

D. 酸性水溶液　　　　　　E. 乙醇

13. 水溶性生物碱分离的常用方法是(　　)

A. 碘化汞钾沉淀法　　　　B. 硅钨酸沉淀法　　　　　C. 雷氏盐沉淀法

D. 苦味酸沉淀法　　　　　E. 铅盐沉淀法

14. 用离子交换树脂法分离纯化生物碱时,常选用的离子交换树脂是(　　)

A. 强酸型　　　　　　　　B. 弱酸型　　　　　　　　C. 强碱型

D. 弱碱型　　　　　　　　E. 强酸强碱型

15. 从 $CHCl_3$ 中分离酚性生物碱常用的碱液是(　　)

A. Na_2CO_3　　　　　　　B. NaOH　　　　　　　　C. NH_4OH

D. $NaHCO_3$　　　　　　　E. 石灰水

16. 生物碱酸水提取液常用的处理方法是(　　)

A. 阴离子交换树脂　　　　B. 氧化铝柱色谱吸附　　　C. 硅胶柱色谱吸附

D. 阳离子交换树脂　　　　E. 聚酰胺柱色谱吸附

17. 碱性不同生物碱混合物的分离可选用(　　)

A. 简单萃取法　　　　　　B. 酸提取碱沉淀法　　　　C. pH 梯度萃取法

D. 液滴逆流连续萃取法　　E. 有机溶剂回流法

18. 吸附色谱法分离生物碱常用的吸附剂是(　　)

A. 聚酰胺　　　　　　　　B. 氧化铝　　　　　　　　C. 硅胶

D. 活性炭　　　　　　　　E. 磷酸钙

19. 此生物碱结构属于(　　)

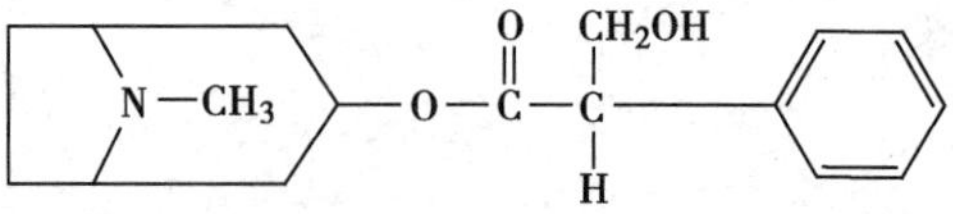

A. 吲哚类　　　　　　　　B. 吡啶类　　　　　　　　C. 喹啉类

D. 莨菪烷类　　　　　　　E. 有机胺类

20. 下列三个化合物碱性大小顺序为(　　　)

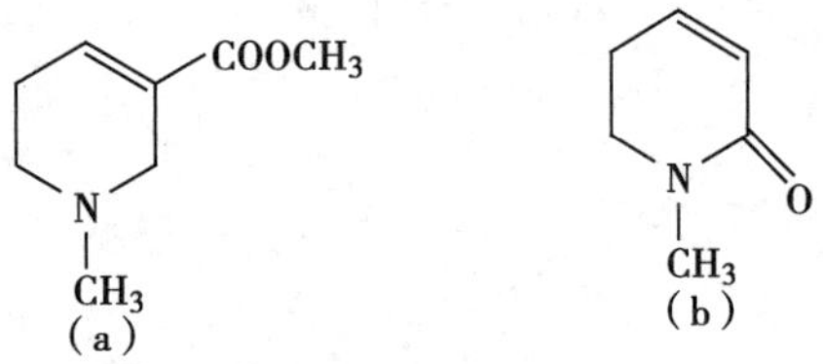

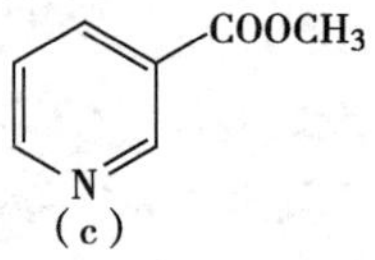

A. a>c>b　　　　　　　　B. c>b>a　　　　　　　　C. c>a>b

D. a>b>c　　　　　　　　E. b>a>c

(二) 多项选择题

1. 生物碱具有的特点是(　　　)

A. 分子中含 N 原子　　　　B. N 原子多在环内　　　　C. 具有碱性

D. 分子中多有苯环　　　　E. 显著而特殊的生物活性

2. 下列为生物碱沉淀试剂的是(　　　)

A. 碘化铋钾试剂　　　　　B. 雷氏铵盐试剂　　　　　C. 硅钨酸试剂

D. 苦味酸试剂　　　　　　E. 醋酸铅试剂

3. 中药中提取生物碱常用的提取方法有(　　　)

A. 醇提取丙酮沉淀法　　　B. 酸水提取法　　　　　　C. 碱提取酸沉淀法

D. 醇类溶剂提取法　　　　E. 亲脂性有机溶剂提取法

4. 酸水提取法提取总生物碱时,一般用(　　　)

A. 0.5%~1%的盐酸或硫酸

B. 浸渍法或渗漉法提取

C. 提取液通过强酸型阳离子交换树脂柱

D. 提取液通过大孔吸附树脂柱

E. 提取液用三氯甲烷进行萃取

5. 硅胶薄层色谱法分离生物碱,为防拖尾可选用(　　　)

A. 酸性展开剂　　　　　　B. 碱性展开剂　　　　　　C. 中性展开剂

D. 氨水饱和　　　　　　　E. 醋酸饱和

6. 生物碱的色谱法检识可应用于(　　　)

A. 测定中药和中药制剂中生物碱的含量　　B. 检查生物碱的纯度

C. 确定总生物碱中单体的含量　　　　　　D. 鉴定已知的生物碱

E. 判断生物碱的碱性强弱

7. 生物碱的沉淀反应(　　　)

A. 一般在稀酸水溶液中进行

B. 可不必处理酸水提取液

C. 选用一种沉淀试剂反应呈阳性,即可判断有生物碱

D. 有些沉淀试剂可用作纸色谱和薄层色谱的显色剂

E. 可应用于生物碱的分离纯化

8. 小檗碱(　　)

A. 是苄基异喹啉衍生物

B. 可溶于三氯甲烷

C. 可与丙酮发生加成反应生成黄色结晶

D. 其有机酸盐在水中的溶解度很小

E. 有降压平喘作用

9. 中药苦参中苦参碱和氧化苦参碱(　　)

A. 有内酰胺结构可被皂化　　　　　B. 既能溶于水又能溶于三氯甲烷

C. 可用氯化汞沉淀反应鉴别　　　　D. 由于有酰胺结构所以碱性很弱

E. 氧化苦参碱的极性大于苦参碱

10. 中药麻黄中的麻黄碱和伪麻黄碱(　　)

A. 属于有机胺生物碱

B. 都有挥发性

C. 既能溶于水又能溶于亲脂性有机溶剂

D. 麻黄碱的碱性稍弱于伪麻黄碱

E. 麻黄碱在水中的溶解度比伪麻黄碱小

二、简答题

1. 从中药中提取生物碱常用的方法有哪些?

2. 某药材中含有水溶性生物碱(A)、酚性叔胺碱(B)、非酚性叔胺碱(C)、酚性弱碱性生物碱(D)、非酚性弱碱性生物碱(E),试设计提取分离流程并注明各成分所在部位。

模块七习题

ER-7-3

实训六　黄连中盐酸小檗碱的提取分离与检识

实训-黄连中小檗碱的提取分离与检识

【实训目的】

1. 能够熟练进行黄连中盐酸小檗碱的提取。

2. 能够进行盐酸小檗碱的分离和精制。

3. 学会用化学法和色谱法检识生物碱。

【实训原理】

黄连主要含小檗碱、黄连碱、甲基黄连碱、掌叶防己碱等多种生物碱。本实训利用小檗碱及其盐都可溶于甲醇和乙醇的性质进行提取。先将黄连药材碱化处理,使小檗碱游离后用稀乙醇提取。提取液在浓缩至无醇味后,加盐酸酸化使游离小檗碱转为盐酸小檗碱,再加氯化钠固体来盐析,得到盐酸小檗碱粗品。利用盐酸小檗碱在冷热水的溶解度不同,经精制得到盐酸小檗碱精制品。

【实训内容】

(一) 材料

1. 设备　超声波清洗机、索氏提取器、水浴锅、三角漏斗、烧杯、玻璃棒、三角瓶、试管、层析缸、pH 试纸、毛细管、棉花、棉线、滤纸筒、新华色谱滤纸(7cm×15cm)。

2. 药品　黄连粗粉、石灰水(新制)、70%乙醇、浓盐酸、精制食盐、10%NaOH、丙酮、稀硫酸、漂白粉、正丁醇-醋酸-水(4∶1∶1)、1%盐酸小檗碱乙醇溶液。

(二) 步骤

1. 乙醇提取液的制备　取黄连粗粉 20g 于 100ml 的烧杯中,加 pH 11~12 的石灰水上清液 20ml 润湿,用超声波处理 30 分钟。将超声波处理后的药材装入滤纸筒,放入索氏提取器中,加 70%乙醇 160ml,置水浴加热回流 1 小时,得到乙醇提取液。

2. 盐酸小檗碱粗品的制备　将乙醇提取液浓缩至无醇味,加浓盐酸调 pH 2~3。溶液中加总体积 7%的精制食盐搅拌至不再溶解,静置析晶。过滤后,滤纸上成分用 5ml 水快速冲洗 2 次,得到黄色沉淀物即为盐酸小檗碱粗品。

3. 盐酸小檗碱的精制　将盐酸小檗碱粗品加 50 倍水煮沸溶解,趁热过滤。所得滤液低温下静置析晶,过滤后得盐酸小檗碱精制品,于 80℃以下干燥,称重,计算提取率。

4. 鉴定

(1)丙酮加成试验:取盐酸小檗碱少许(约 0.05g),置试管中,加纯化水 5ml,缓缓加热使之溶解。加氢氧化钠试液 2 滴,混合均匀后于水浴中加热至 50℃,加入丙酮数滴,即产生黄色的丙酮小檗碱浑浊或沉淀。

(2)漂白粉试验:取盐酸小檗碱少许(约 0.05g),置试管中,加稀硫酸 2ml 温热溶解,再加漂白粉少许,振摇后即产生樱红色。

(3)纸色谱检识

支持剂:新华色谱滤纸(中速 7cm×15cm)。

样　品:1%盐酸小檗碱乙醇溶液(自制品)。

对照品:1%盐酸小檗碱乙醇溶液(标准品)。

展开剂:正丁醇-醋酸-水(4∶1∶1)。

显色剂:紫外灯观察荧光斑点。

【实训注意】

1. 实验材料除黄连外，也可用三颗针，黄柏等药材提取小檗碱。

2. 黄连等原料中除主要含小檗碱外，尚含一定量的小檗胺，药根碱和巴马亭等多种成分，除小檗碱、小檗胺含量多且有一定药用价值外，其他成分含量均少，且无分离必要。

3. 加氯化钠的目的是利用其盐析作用以降低盐酸小檗碱在水中的溶解度。氯化钠的量以提取液量的 7%(g/V) 计算，不可过多，否则溶液的相对密度增大，造成析出的盐酸小檗碱结晶呈悬浮状态难以下沉。

4. 在精制盐酸小檗碱过程中，因盐酸小檗碱放冷后极易析出结晶，所以加热煮沸后，应迅速过滤，防止溶液在滤过过程中冷却，析出盐酸小檗碱结晶阻塞滤材，造成滤过困难，减低提取率。

【实训检测】

1. 根据小檗碱的性质，除用醇提取外，尚可用哪些提取方法？

2. 试述小檗碱的检识方法。

（刘浩宇）

模块八

中药中苯丙素类化学成分的提取分离技术

模块八PPT

▲

导学情景 ∨

情景描述：

19世纪初，在英国有一家牧场的主人发现自己有成批的奶牛离奇死亡。经过当地兽医的诊断，发现这些奶牛是由于食用了发霉的牧草，导致内脏出血引起的死亡。经过进一步的研究，人们从牧草中分离出了一类具有体内抗凝血的化学成分，这类成分就是双香豆素类成分。自此以后，人们便将牧草当中存在的此类成分制成药物，以对付鼠害。

学前导语：

现代研究表明，香豆素类属于苯丙素类化合物，香豆素类药物属于口服类抗凝血药，常见的香豆素类药物有双香豆素、华法林及醋硝香豆素等。由于香豆素类药物可造成维生素 K 的循环被抑制，从而抑制凝血因子在肝脏的合成，起到抗凝血的作用。

本模块将重点学习苯丙素类成分的代表香豆素及木脂素的结构性质、提取分离及应用实例。

中药化学成分中有一类苯环与 3 个直链碳连在一起为结构单元（C_6—C_3）的化合物，统称为苯丙素类。这类成分主要包括香豆素和木脂素。

一、香豆素基础知识

香豆素类化合物（coumarins）是中药蛇床子、独活、白芷、前胡、秦皮、茵陈、补骨脂等中药的有效成分。香豆素类化合物广泛地存在于高等植物中，主要分布于被子植物，如伞形科、芸香科、豆科、唇形科、玄参科、菊科、兰科、木犀科、瑞香科等。除了植物，在某些微生物代谢产物中也有存在。香豆素类化合物多以游离状态或糖苷的形式存在于植物的花、果实、茎和叶中，通常以幼嫩的枝叶中含量较高。

ER-8-1

香豆素的结构类型

（一）香豆素类化学成分的结构类型

香豆素（coumarins）是一类具有苯骈 α-吡喃酮母核的天然产物的总称，在结构上可以看作是顺式邻羟基桂皮酸脱水而形成的内酯类化合物，具有 C_6-C_3 基本碳链骨架的一系列天然产物。

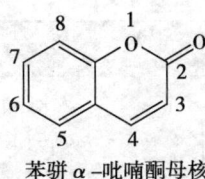

苯骈 α-吡喃酮母核

香豆素的基本骨架上常可连接羟基、甲氧基、亚甲二氧基、苯基、异戊烯基等官能团,简单香豆素多在 7 位连接羟基,而异戊烯基的双键由于性质较活泼,可与邻位的酚羟基环合成呋喃或吡喃环的结构。根据其取代基及连接方式的差异,将主要的香豆素类化合物分为以下几类。

1. **简单香豆素**　是指仅仅在其母核的苯环上有取代,且 7 位羟基与 6 位或者 8 位没有形成呋喃环或者吡喃环的香豆素,取代基包括羟基、甲氧基、亚甲二氧基和异戊烯基等。天然香豆素中结构最简单的是伞形花内酯,即 7-羟基香豆素,常被认为是香豆素类成分的母体(7 位均有含氧功能基)。常见简单香豆素(见表 8-1)如秦皮中具有抗菌、消炎、止咳、平喘作用的秦皮乙素(七叶内酯,aesculetin)和秦皮甲素(七叶苷,aesculin);蛇床子中具有温肾壮阳、燥湿、祛风、杀虫作用的蛇床子素(osthol)。

2. **呋喃香豆素**　基本结构为一个呋喃环稠合在香豆素母核的苯环上。根据稠合位置可分为线型和角型两种(见表 8-1)。

(1)6,7 呋喃香豆素:香豆素母核 C_6 位异戊烯基与 C_7 位的羟基环合,失去三个碳原子,形成 C_6、C_7 位与呋喃环稠合的衍生物,此型香豆素又称作补骨脂内酯型,以补骨脂内酯为代表。如常见中药补骨脂中具有光敏作用的补骨脂素(psoralen)。

(2)7,8 呋喃香豆素:香豆素母核 C_8 位异戊烯基与 C_7 位的羟基环合,失去三个碳原子,形成 C_7、C_8 位与呋喃环稠合的衍生物,此型香豆素又称作异补骨脂内酯型,以异补骨脂内酯(白芷内酯,angelicone)为代表。常见的 7,8 呋喃香豆素如补骨脂中的异补骨脂内酯,具有中枢抑制、解痉作用,紫花前胡中含有的茴芹内酯(pimpinellin)。

3. **吡喃香豆素**　基本结构为一个吡喃环稠合在香豆素母核的苯环上。根据稠合位置亦可分为线型和角型两种(见表 8-1)。

(1)6,7 吡喃香豆素:香豆素母核 C_6 位异戊烯基与 C_7 位的羟基环合,失去两个碳原子,形成 C_6、C_7 位与吡喃环稠合的衍生物。常见的 6,7 吡喃香豆素如美洲花椒中的花椒内酯(xanthyletin)及美花椒内酯(xanthoxyletin),具有解痉、抑制癌细胞作用。

(2)7,8 吡喃香豆素:香豆素母核 C_8 位异戊烯基与 C_7 位的羟基环合,失去两个碳原子,形成 C_7、C_8 位与吡喃环稠合的衍生物。常见的 7,8 吡喃香豆素如印度邪蒿果实中的邪蒿内酯(seselin)。

4. **异香豆素**　异香豆素是香豆素的异构体,在植物中存在的多数为二氢异香豆素的衍生物(见表 8-1)。如茵陈蒿中具有清利湿热、利胆退黄作用的茵陈炔内酯(capillarin);日本植物仙鹤草中具有松弛张力作用,对肠的蠕动也有抑制作用的仙鹤草内酯(agrimonolide)。

表 8-1　香豆素类成分的结构类型

结构类型	活性成分	主要来源	作用与用途
简单香豆素	七叶内酯（aesculetin）	木犀科植物白蜡树（*Fraxinu schinensis* Roxb.）、苦枥白蜡树（*F. rhynchophylla* Hance）、尖叶白蜡树（*F. szaboana* Lingelsh.）、宿柱白蜡树（*F. stylosa* Lingelsh.）的干燥枝皮及干皮	清热解毒、明目、收涩作用
	蛇床子素（osthol）	伞形科植物蛇床[*Cnidium monnieri*(L.)Cuss.]的干燥果实	温肾壮阳、燥湿、祛风、杀虫作用
呋喃香豆素（6,7 呋喃香豆素）	补骨脂内酯（psoralen）	豆科植物补骨脂（*Psoralea corylifolia* L.）的干燥成熟果实	补肾、助阳、止泻
呋喃香豆素（7,8 呋喃香豆素）	异补骨脂内酯（angelicin）	豆科植物补骨脂（*Psoralea corylifolia* L.）的干燥成熟果实	补肾、助阳、止泻
吡喃香豆素（6,7 吡喃香豆素）	花椒内酯（xanthyletin）	芸香科植物美洲花椒[*Zanthoxylum*(*Xanthoxylum*)*americanum* Mill.]的根皮	解痉,体外对人子宫癌细胞培养有抑制作用
吡喃香豆素（7,8 吡喃香豆素）	邪蒿内酯（seselin）	伞形科植物印度邪蒿（*Seseliindicum* Wight et Arn.）的果实	抗真菌作用
异香豆素	茵陈内酯（capillarin）	菊科植物茵陈蒿（*Artemisia capillaris* Thunb.）的干燥地上部分	清利湿热、利胆退黄

知识链接

香豆素类化合物的生物活性

1. 调节植物生长作用　香豆素在较低浓度下可刺激植物发芽和生长，而在高浓度下，能够抑制植物发芽和生长。

2. 光敏作用　多数香豆素具有光敏作用，如补骨脂内酯可以用于治疗白斑病。

3. 抗菌、抗病毒作用　如中药秦皮中的有效成分七叶内酯及七叶苷具有杀灭痢疾杆菌的作用。从藤黄科胡桐属植物中分离的一种吡喃型香豆素类化合物，对 HIV-1 型病毒的反转录酶有很强且特异的抑制性。

4. 平滑肌松弛作用　如茵陈蒿中的滨蒿内酯具有松弛平滑肌，解痉利胆的作用。亮菌中得到的亮菌甲素具有松弛胆总管末端的括约肌的作用，可显著促进胆汁分泌。

5. 抗凝血作用　医疗上常用的华法林是一种双香豆素的衍生物，在体外无抗凝血作用，主要在肝脏微粒体内抑制维生素 K 依赖性凝血因子的合成。来源于红厚壳海棠果的果核中的海棠果内酯也具有很强的抗凝血作用。

（二）香豆素类化学成分的理化性质

1. **性状**　游离香豆素类成分大多为无色至淡黄色结晶状的固体,有比较灵敏的熔点。分子量小的游离香豆素多具有芳香气味与挥发性,能随水蒸气蒸馏,并具有升华性。香豆素苷类一般呈粉末或晶体状,多数无挥发性,也不能升华。

2. **溶解性**　游离香豆素类成分可溶于三氯甲烷、乙醚、乙酸乙酯、丙酮、乙醇、甲醇等有机溶剂,也能溶于沸水,但不溶于冷水。香豆素苷类成分易溶于甲醇、乙醇,可溶于水,难溶于乙醚、三氯甲烷、乙酸乙酯等有机溶剂。

3. **荧光性**　香豆素类化合物在紫外光下大多数具有荧光,在碱液中荧光增强,荧光的强弱和有无,和分子中取代基的种类和位置有关。香豆素母核本无荧光,其 C-7 位羟基取代的香豆素呈现强烈的蓝色荧光,甚至在可见光下即可辨认,加碱后荧光更强;C-7 位的邻位 C-6 和 C-8 位引入羟基,则荧光减弱或消失;C-7 位羟基甲基化或为非羟基基团时,荧光将减弱或消失,如蛇床子素,其结构中 C-7 位羟基甲基化导致蛇床子素的荧光很弱。多烷氧取代的呋喃香豆素类荧光颜色为黄绿色或褐色。

4. **与碱的作用**　香豆素分子中具有内酯结构,在稀碱液中可水解开环,生成可溶于水的顺式邻羟基桂皮酸盐,而溶于水。加酸溶液酸化后又环合成难溶于水的内酯。由于此反应的可逆性,可利用这一性质提取分离香豆素类及其他内酯类成分。但香豆素类与碱液长时间放置、加热或紫外线照射时,水解生成的顺式邻羟基桂皮酸盐可转变为稳定的反式邻羟基桂皮酸衍生物,此时,再经酸化也不能环合成内酯。

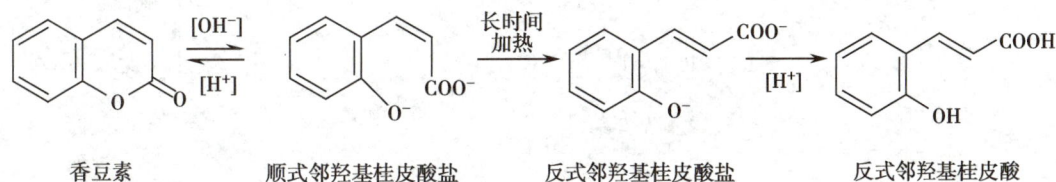

香豆素　　　　顺式邻羟基桂皮酸盐　　　　反式邻羟基桂皮酸盐　　　　反式邻羟基桂皮酸

香豆素类与浓碱共沸,往往得到的是裂解产物:酚类或酚酸类,使内酯环破坏。因此在用碱液提取香豆素类成分时,必须注意碱液的浓度,并避免长时间加热,以防结构被破坏。

香豆素与碱的作用

5. 显色反应

(1)异羟肟酸铁反应:香豆素类具有内酯结构,在碱性条件下开环与盐酸羟胺缩合成异羟肟酸,在酸性条件下再与三价铁离子络合生成异羟肟酸铁而显红色。

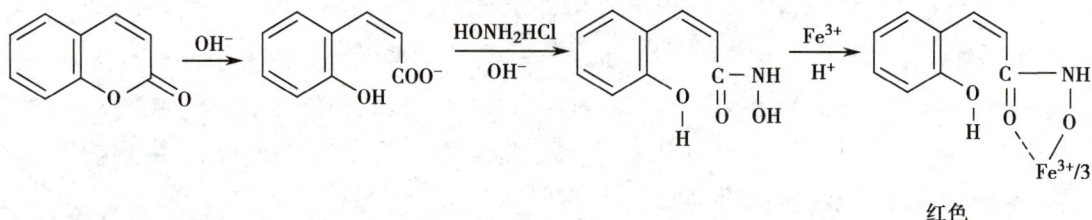

红色

(2)三氯化铁反应:含有酚羟基的香豆素,在酸性条件下可与三氯化铁试剂产生污绿色至蓝绿色,酚羟基数目越多,颜色越深。

(3)Gibb's反应与Emerson反应:香豆素酚羟基的对位无取代或C-6位上无取代时,可与Gibb's试剂或Emerson试剂反应。在碱性条件下,Gibb's试剂、Emerson试剂可与酚羟基对位的活泼氢发生缩合,分别呈蓝色及红色。

(4)重氮化试剂反应:香豆素结构中酚羟基的邻位或对位未被取代,则能与重氮化试剂反应生成红色或紫红色的偶氮化合物。

知识链接

Gibb's反应和Emerson反应的反应机制

Gibb's试剂是2,6-二氯(溴)苯醌氯亚胺;Emerson试剂是氨基安替比林和铁氰化钾试剂。反应机制如下:

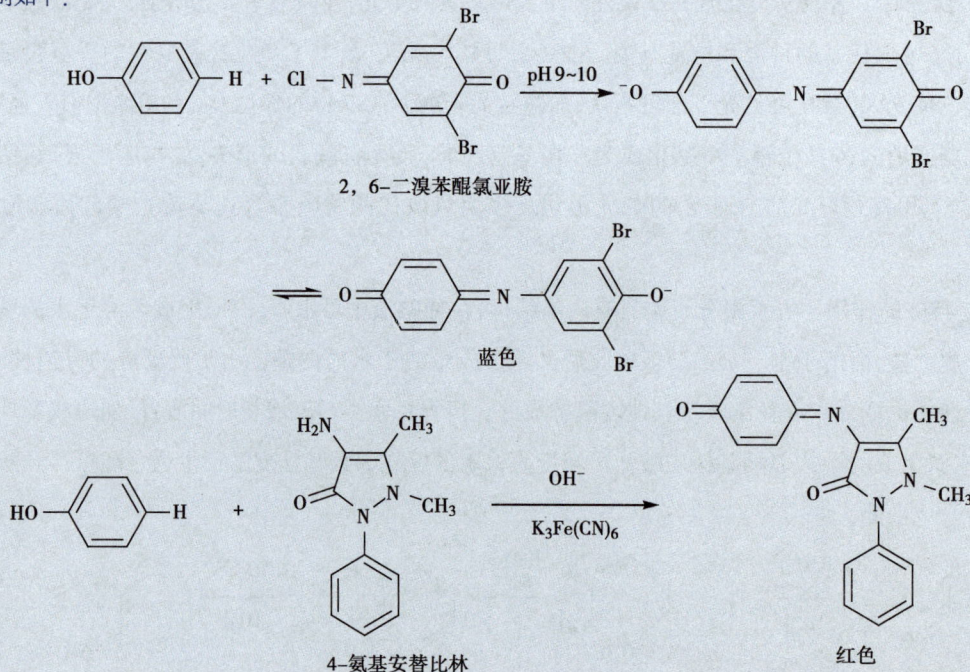

2,6-二溴苯醌氯亚胺

蓝色

4-氨基安替比林　　　　　红色

（三）香豆素类化学成分的提取分离

1. 香豆素类化合物的提取　在天然药物中香豆素以苷元和苷两种形式存在,且香豆素的内酯环可在碱性条件下开环,因此从天然药物中提取香豆素时,既要考虑苷元与苷的极性差异,同时也要考虑香豆素内酯结构的化学性质,从而选择合适的提取方法和溶剂。具有挥发性的香豆素亦可用水蒸气蒸馏法提取。

（1）溶剂提取法:根据香豆素的溶解性,选用不同溶剂进行提取。游离香豆素极性较小,具有亲脂性,可用低极性有机溶剂如乙醚、乙酸乙酯等提取;香豆素苷极性较大,亲水性强,常用水、醇等极性溶剂加热提取。若药材中同时含有多种香豆素,也可采用系统溶剂法提取,采用石油醚、乙醚、乙酸乙酯、丙酮和甲醇顺次提取,将各提取液浓缩、冷却后有可能获得结晶,或结合其他方法再进一步分离。

（2）碱溶酸沉法:香豆素类化合物结构中具有内酯环,能在热碱液中开裂成羧酸盐溶于水,加酸又重新环合成内酯而析出。常用 0.5%氢氧化钠水溶液加热提取,提取液冷却用乙醚等亲脂性有机溶剂萃取除去杂质后,加酸调节 pH 到中性,适当浓缩后,再酸化,香豆素及其苷即可析出。

需要注意的是,碱溶酸沉法所加碱液的浓度不宜太浓,加热时间不宜过长,温度不宜过高,以免破坏内酯环。另外,有些对酸碱敏感的香豆素,如 8 位有酰基的香豆素,水解后不易环合成内酯;5 位有羟基的香豆素闭环时容易异构化,不宜用此法提取。

（3）水蒸气蒸馏法:小分子游离香豆素具有挥发性,可采用水蒸气蒸馏法进行提取。

2. 香豆素类化合物的分离

（1）溶剂萃取法:根据香豆素苷类和香豆素苷元类极性强弱不同的特性,先将提取物用水溶解,以乙醚或三氯甲烷、乙酸乙酯萃取,可得到香豆素苷元;也可用极性强弱不同的溶剂顺次萃取,得到不同极性的部位。

（2）色谱法:结构类似的香豆素类成分用常规经典的溶剂法、结晶法难以分离,可用柱色谱法进行分离纯化。一般采用硅胶为吸附剂,洗脱剂可先用薄层色谱试验筛选,如用己烷-乙醚、石油醚-乙酸乙酯、乙酸乙酯-丙酮等。大孔吸附树脂、葡聚糖凝胶柱色谱等也可用于香豆素类成分分离。

（四）香豆素类化学成分的检识

从中药中提取分离得到的香豆素类化合物,在使用光谱等手段进行进一步的结构测定前,需要先运用化学方法及色谱法进行检识,以增加结构测定的可靠性。检识亦可应用于含有香豆素类中药的真伪鉴别。

1. 理化检识　检识香豆素类化合物的物理方法主要利用香豆素的形态、颜色等物理性质及熔点、比旋度等物理常数进行鉴定。化学方法可通过异羟肟酸铁反应、三氯化铁反应、Gibb's 反应等显色反应进行检识。由于香豆素对各种显色试剂的灵敏度不同,所以通常需采用 3 种以上显色试剂进行检测。

2. 色谱检识　香豆素的色谱检识方法,常用的有薄层色谱法、纸色谱法等,它们具有微量、快速、准确等优点,在实际工作中应用较广泛。

（1）薄层色谱法:薄层色谱鉴定香豆素最常用的吸附剂是硅胶,其次是纤维素和氧化铝,展开剂常采用偏酸性的混合溶剂或中等极性的混合溶剂。常用的展开剂有甲苯-甲酸乙酯-甲酸(5∶4∶1)、正己烷-乙酸乙酯(7∶3)等。

(2)纸色谱法:香豆素分子中多含酚羟基,显弱酸性,纸色谱时,在酸性溶剂系统中,呈分子状态,解离度小,展开效果好;在碱性溶剂系统中呈离子状态,R_f 值相对较小;在中性溶剂系统中则易产生拖尾现象。常用正丁醇-醋酸-水(4∶1∶5上层)为展开剂进行展开。

多数羟基香豆素在紫外光下有强的荧光,所以纸色谱或薄层色谱展开后,首选荧光观察,可看到蓝、棕、绿、黄等荧光。也可喷洒异羟肟酸铁试剂、三氯化铁试剂、Emerson 试剂(用于鉴定酚羟基对位有无取代基)、重氮化试剂等通过显色观察。

▶▶ 课堂活动

1. 香豆素按苷元母核分类可以分为哪几类? 并举例说明。
2. 香豆素类成分为什么可以用碱溶酸沉法提取?

二、木脂素基础知识

木脂素(lignan)是一类由 2 分子苯丙素衍生物(即 C_6-C_3 单体)聚合而成的天然化合物,多数呈游离状态,少数与糖结合成苷而存在于植物的木质部或树脂中,故而称为木脂素。在植物界分布较广,主要存在于被子植物和裸子植物中,在植物木质部和树脂中存在较多,多数以游离状态存在,少数与糖结合成苷。木脂素具有多种生物活性。如抗癌、抗病毒、抗氧化、扩张血管,降低血压作用及抗炎活性等。

(一) 木脂素类化学成分的结构类型

木脂素结构比较复杂,一般分为简单木脂素类、环木脂素、联苯环辛烯型木脂素、聚木脂素、新木脂素等类型。如中药牛蒡中牛蒡子苷(arctiin)属于简单木脂素,具有扩张血管,降低血压作用;鬼臼毒素(podophyllotoxin)属于环木脂素,存在于桃儿七中,具有抗小细胞肺癌、淋巴癌、白血病、睾丸肿瘤等作用;五味子中五味子酯甲(schisantherin A)属于联苯环辛烯型木脂素,具有抗肝炎活性;丹参中的丹酚酸 B(salvianolic acid B)属于聚木脂素,具有清除自由基、溶解纤维蛋白、增加冠脉血流量等作用;厚朴中的厚朴酚、和厚朴酚属于新木脂素,具有肌肉松弛作用及抗菌作用。

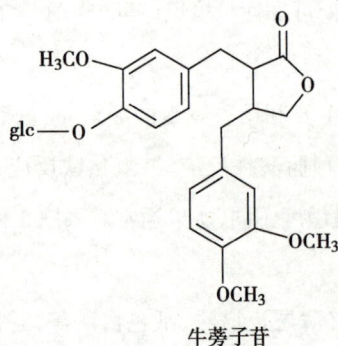

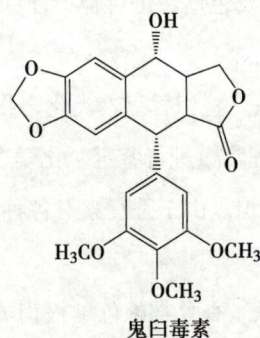

牛蒡子苷　　　　　　　　　　　鬼臼毒素

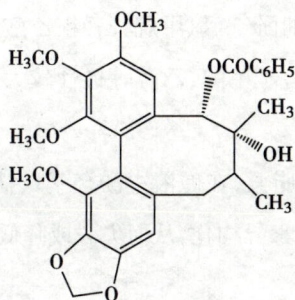

五味子酯甲

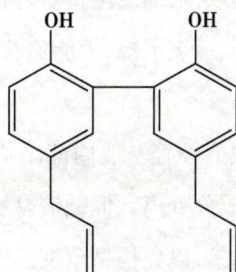

厚朴酚

（二）木脂素类化学成分的理化性质

1. 性状及溶解性　木脂素类化合物一般为无色或白色结晶,不具有挥发性,少数可升华。游离木脂素多具亲脂性,易溶于乙醚、苯、三氯甲烷、乙酸乙酯、乙醇等溶剂,难溶于水。木脂素苷水溶性较大。具有酚羟基的木脂素类可溶于碱水。

2. 光学活性与异构化作用　木脂素分子中常有多个手性碳原子,具有光学活性,遇酸或碱易发生异构化,从而改变其光学活性和生物活性。如左旋鬼臼毒素在碱性溶液中内酯环构型转型,转变为右旋的苦鬼臼毒素,失去抗癌活性。

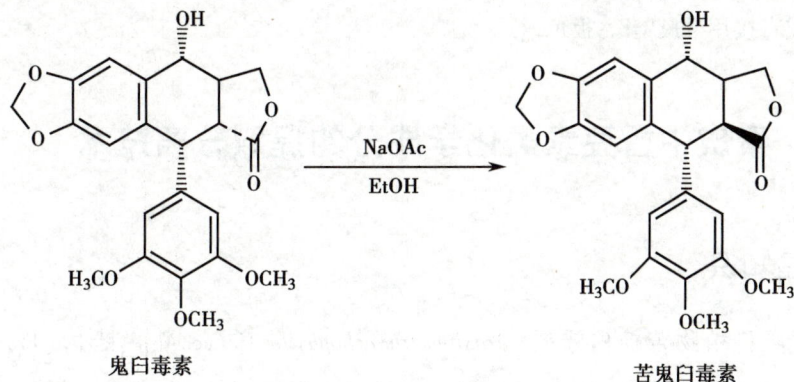

鬼臼毒素　　　　　　　　　　　　　　苦鬼臼毒素

由于木脂素的生物活性与手性碳原子的构型有关,因此,在提取分离过程中应注意操作条件,尽量避免与酸、碱接触,防止构型改变所导致的活性变化。

3. 显色反应　木脂素分子结构中含有酚羟基、亚甲二氧基和内酯环等,可发生下列相应的颜色反应。

(1)酚羟基的反应:可发生三氯化铁、重氮化试剂反应。

(2)亚甲二氧基的反应:具有亚甲二氧基的木脂素可与 Labat 试剂、Ecgrine 试剂反应。

Labat 试剂(没食子酸-硫酸试剂)反应:样品加浓硫酸后,再加没食子酸,可产生蓝绿色。

Ecgrine 试剂(变色酸-硫酸试剂)反应:样品加浓硫酸后,再加变色酸,并保持温度在 70～80℃ 20分钟,可产生蓝紫色。

(3)异羟肟酸铁反应:含有内酯环的木脂素可发生异羟肟酸铁反应,溶液变为紫红色。

（三）木脂素类化学成分的提取分离

1. 提取

(1)溶剂法:利用木脂素苷和游离木脂素均可溶于亲水性有机溶剂的原理,提取时先采用甲醇或丙酮等亲水性溶剂提取,浓缩成浸膏后,再用石油醚、三氯甲烷、乙醚、乙酸乙酯等依次萃取,利用游离木脂素易溶于乙醚、三氯甲烷,木脂素苷类可溶于甲醇、乙醇等极性较大的溶剂,而得到极性不同的部位。

(2)碱溶酸沉法:具有酚羟基或内酯结构的木脂素,在碱液中酚羟基成盐或内酯环开环成盐而溶于水,与其他脂溶性成分分离。但碱液易使木脂素异构化,从而失去或降低生理活性,故此法不宜用于有旋光活性的木脂素,以免构型改变。

2. 分离 色谱技术是分离木脂素最有效的方法。常用的吸附剂为硅胶和中性氧化铝,以石油醚-乙酸乙酯、石油醚-乙醚、苯-乙酸乙酯、三氯甲烷-甲醇等逐级增加极性洗脱,分离效果较好。也可采用大孔树脂色谱、高速逆流色谱等进行分离。

(四)木脂素类化学成分的检识

木脂素没有特征的化学鉴别反应,因此常用色谱鉴定。木脂素的色谱鉴定可用薄层色谱和纸色谱。最常用的是硅胶薄层色谱,展开剂可用苯-甲醇,三氯甲烷-甲醇,石油醚-甲酸乙酯-甲酸等系统展开。显色可利用木脂素在紫外光下呈暗斑,或使用通用显色剂,如:①1%茴香醛浓硫酸试剂,110℃加热5分钟;②5%磷钼酸乙醇溶液,120℃加热至斑点明显出现;③10%硫酸乙醇溶液,110℃加热5分钟;④或直接用硅胶 GF_{254} 板色谱。

任务 8-1　秦皮中香豆素类化学成分的提取分离技术

一、必备知识

秦皮为木犀科植物苦枥白蜡树(*Fraxinus rhynchophylla* Hance.)、白蜡树(*Fraxinus chinensis* Roxb.)、尖叶白蜡树(*Fraxinus szaboana* Lingelsh.)、宿柱白蜡树(*Fraxinus stylosa* Lingelsh.)的干燥枝皮或干皮。味苦,性寒。归肝、胆、大肠经。有清热解毒、收涩、明目之功效,主治热痢、泄泻、赤白带下、目赤肿痛、目生翳膜。

(一)结构和理化性质

秦皮中主要含有香豆素类化合物:七叶苷(aesculin)及其苷元七叶内酯(aesculetin),并含白秦皮苷(fraxin)、秦皮素(fraxetin)、紫丁香苷(syringin)等。

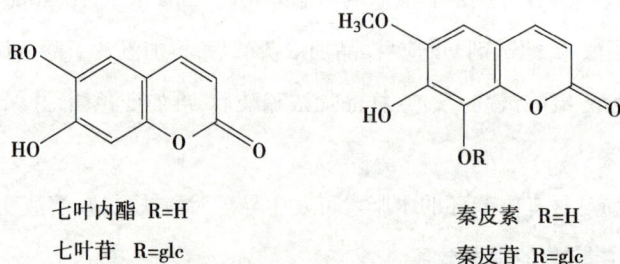

七叶内酯　R=H
七叶苷　R=glc

秦皮素　R=H
秦皮苷　R=glc

1. 七叶内酯 分子式 $C_9H_6O_4$,相对分子质量 178.14。棱状结晶(冰醋酸),熔点 268~270℃,溶于稀碱,显蓝色荧光。易溶于热乙醇及冰醋酸,几乎不溶于乙醚和沸水。

2. 七叶苷　分子式 $C_{15}H_{16}O_9$，相对分子质量 340.28。针状体（热水），熔点 204～206℃。难溶于冷水，可溶于沸水、热乙醇、甲醇、吡啶、醋酸和乙酸乙酯。

3. 秦皮素　分子式 $C_{10}H_8O_5$，相对分子质量 208.16。片状结晶（乙醇水溶液），熔点 227～228℃。溶于乙醇及盐酸水溶液，微溶于乙醚和沸水。

4. 秦皮苷　分子式 $C_{16}H_{18}O_{10}$，相对分子质量 370.30。水合物为黄色针状结晶（水或稀乙醇溶液），无水物熔点 205℃。微溶于冷水，易溶于热乙醇及热水。

（二）提取分离

由于七叶苷极性较七叶内酯的极性大，可通过乙酸乙酯萃取将两者分离，三氯甲烷的萃取可除去浓缩液中的树脂及脂溶性色素。

二、秦皮中七叶内酯和七叶苷的提取分离技术

从秦皮中提取分离七叶内酯和七叶苷是根据秦皮中的七叶内酯和七叶苷的极性差异进行分离，七叶内酯未连接糖，而七叶苷连接一分子葡萄糖，因此七叶苷的极性强于七叶内酯，萃取过程中七叶内酯易溶于乙酸乙酯，而七叶苷留在水中，将两者分离。

工艺流程如下：

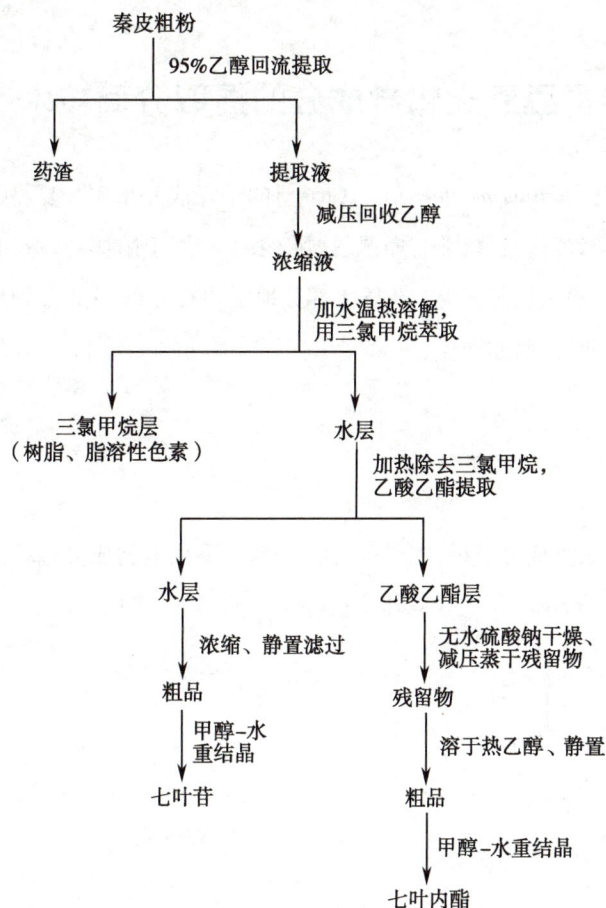

```
                    秦皮粗粉
                      │ 95%乙醇回流提取
          ┌───────────┴───────────┐
        药渣                    提取液
                                  │ 减压回收乙醇
                                浓缩液
                                  │ 加水温热溶解，
                                  │ 用三氯甲烷萃取
          ┌───────────────────────┴────────┐
       三氯甲烷层                          水层
     （树脂、脂溶性色素）                    │ 加热除去三氯甲烷，
                                           │ 乙酸乙酯提取
                      ┌────────────────────┴──────────┐
                    水层                           乙酸乙酯层
                      │ 浓缩、静置滤过               │ 无水硫酸钠干燥、
                    粗品                           │ 减压蒸干残留物
                      │ 甲醇-水                    残留物
                      │ 重结晶                      │ 溶于热乙醇、静置
                   七叶苷                          粗品
                                                    │ 甲醇-水重结晶
                                                 七叶内酯
```

ER-8-3

秦皮中香豆素的提取分离

流程说明：

1. 以 95%乙醇为溶剂提取，将秦皮中的成分尽可能提取出来。

2. 浓缩液加热后用三氯甲烷洗涤,除去脂溶性杂质。

3. 利用七叶苷和七叶内酯在乙酸乙酯中的溶解度不同而分离。

▶ 课堂活动

中药秦皮中含有秦皮甲素、秦皮乙素及树脂、脂溶性色素等杂质,其中秦皮甲素、秦皮乙素的纸层析结果如下:

Rf 值　成分　展开剂	秦皮甲素	秦皮乙素
水	0.77	0.50
乙醇	0.79	0.80
三氯甲烷	0.00	0.00
乙酸乙酯	0.12	0.89

请根据纸层析结果设计自秦皮中提取分离甲素和乙素及去除杂质的方法(以流程图表示)。

任务 8-2　蛇床子中香豆素类化学成分的提取分离技术

蛇床子为伞形科植物蛇床[Cnidium monnieri(L.)Cuss.]的干燥成熟果实。夏、秋果实成熟时采收,除去杂质,晒干。性温,味辛、苦。温肾壮阳,燥湿,祛风,杀虫。用于阳痿、宫冷、寒湿带下、湿痹腰痛;外治外阴湿疹、妇人阴痒、滴虫性阴道炎。我国大部分地区均有分布,主产于河北、山东、江苏、浙江等地,此外,广西、四川、陕西、山西亦产。

一、必备知识

(一)结构和理化性质

蛇床子主含挥发油和香豆素类成分。果实含挥发油 1.3%。香豆素类成分包括蛇床子素、欧前胡素(imperatorin)、佛手柑内酯(bergapten)、异虎耳草素(isopimpinellin)等成分。

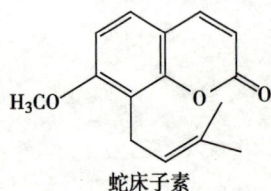

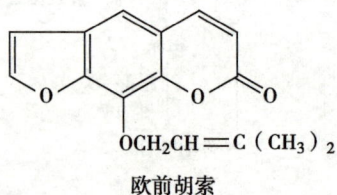

蛇床子素　　欧前胡素

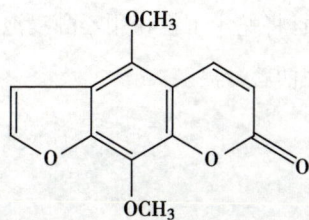

异虎耳草素

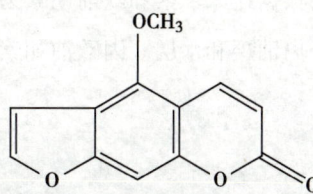

佛手柑内酯

1. **蛇床子素**　异名甲氧基欧芹酚、欧芹酚甲醚。分子式 $C_{15}H_{16}O_3$，相对分子质量 244.28。棱柱状结晶（乙醚），针状结晶（稀乙醇），熔点 83~84℃。溶于甲醇、乙醇、三氯甲烷、丙酮、乙酸乙酯和沸石油醚，不溶于水和冷石油醚。

2. **欧前胡素**　异名欧芹属素乙、前胡内酯、白芷乙素。分子式 $C_{16}H_{14}O_4$，相对分子质量 270.27。棱柱结晶（乙醚），长细针晶（热水），熔点 102℃。不溶于水，易溶于沸水、三氯甲烷，溶于苯、乙醇、乙醚、石油醚和碱性氢氧化物。

3. **异虎耳草素**　异名异茴芹内酯。淡黄色结晶，熔点 189~191℃。

4. **佛手柑内酯**　异名佛手醇甲醚、佛手烯。分子式 $C_{12}H_8O_4$，相对分子质量 216.18。白色带丝光的针状结晶，熔点 188~190℃。易溶于三氯甲烷，微溶于苯、乙酸乙酯和乙醇，不溶于水。有升华性。

5. **其他成分**　蛇床子尚含蛇床明素、二氢山芹醇及其当归酸酯、蛇床定等成分。

（二）提取分离

根据乙醇既能破坏酶的活性又能使香豆素溶于其中的性质进行提取，用石油醚将蛇床子素和欧前胡素进行分离，然后将两种物质分别重结晶便得到较纯的单体化合物。

二、蛇床子中蛇床子素和欧前胡素的提取分离技术

采用溶剂提取法对蛇床子中总香豆素进行提取，两相溶剂萃取法对游离香豆素各成分进行分离。根据各成分结构、性质不同，采用石油醚对提取液的水溶液萃取而达到分离目的。

工艺流程如下：

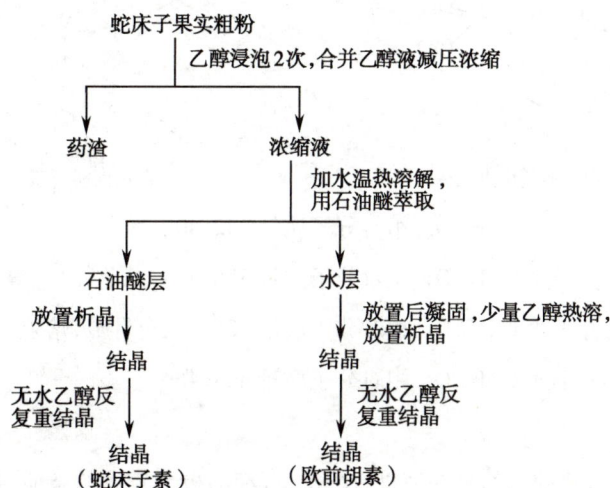

流程说明:根据蛇床子素和欧前胡素易溶于乙醇的性质,将蛇床子粗粉用乙醇浸泡提取,然后减压回收乙醇,分离油层和水层。因欧前胡素易溶于热水而使两者分离。

知识链接

蛇床子的临床应用

蛇床子别名野胡萝卜子,性温,味辛、苦。《本草新编》中有载:蛇床子,功用颇奇,内外俱可施治,而外治尤良。若欲修合丸散,用之于参、芪、归、地、山萸之中,实有利益,然亦宜于阴寒无火之人,倘阴虚火动者,服之非宜。其现代临床应用有:①老年人肾阳不振,阴冷肾亏,阳痿早泄;老年妇人赤白带下,阴中肿痛。常与五味子、菟丝子等同用。②用于治疗皮肤湿疹和瘙痒症,如慢性湿疹急性发作,汗疱疹糜烂期、阴囊湿疹、外阴瘙痒、疥疮、皮癣等。

任务 8-3　前胡中香豆素类化学成分的提取分离技术

一、必备知识

前胡为伞形科植物白花前胡(*Peucedanum praeruptorum* Dunn)的干燥根。具有散风清热、降气化痰的功效,用于风热咳嗽痰多、痰热喘满、咳痰黄稠等症。主产于浙江、江西、四川等省。

(一)结构和理化性质

前胡中主要含有香豆素类化合物,主要有效成分为白花前胡丙素(praeruptorin C)。白花前胡丙素和其消旋体白花前胡甲素(praeruptorin A)为其主要活性成分,研究表明白花前胡丙素与其消旋体白花前胡甲素具有相似的药理作用。此外,前胡中还含有白花前胡乙素(praeruptorin B)、白花前胡丁素(praeruptorin D)、白花前胡戊素(praeruptorin E)等成分。

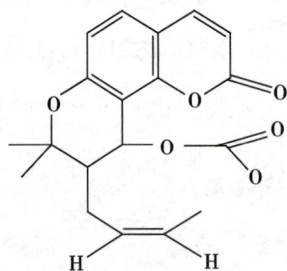

白花前胡甲素　　　　　　白花前胡丙素

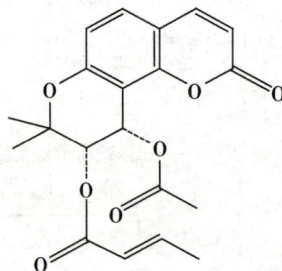

1. **白花前胡甲素**　分子式 $C_{20}H_{22}O_5$,相对分子质量 342.40。
2. **白花前胡丙素**　分子式 $C_{21}H_{22}O_7$,相对分子质量 386.41。白色针晶,熔点 136~138℃。
3. **白花前胡丁素**　分子式 $C_{24}H_{26}O_7$,相对分子质量 426。无色针晶,熔点 174~176℃。
4. **白花前胡戊素**　分子式 $C_{24}H_{28}O_7$,相对分子质量 428.46。

(二)提取分离

使用60%乙醇水溶液将前胡的水提液进行醇沉,沉淀为极性较大的杂质,再使用石油醚萃取进一步将有效成分与大极性杂质分离,接着使用硅胶对白花前胡丙素进行色谱分离,经重结晶得到较纯的白花前胡丙素。

二、前胡中白花前胡丙素的提取分离技术

采用水提醇沉法对前胡中香豆素类成分进行提取,选择色谱法及重结晶法对各成分进行分离。工艺流程如下:

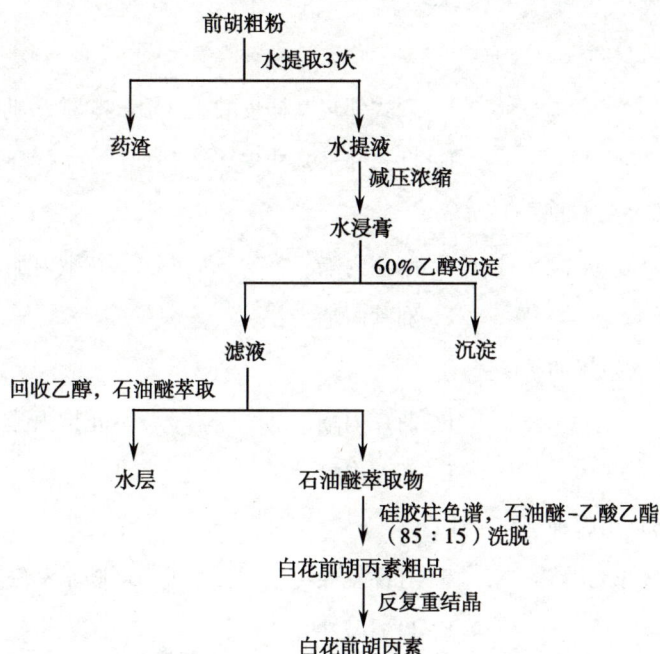

```
                        前胡粗粉
                        │ 水提取3次
          ┌─────────────┴─────────────┐
         药渣                        水提液
                                      │ 减压浓缩
                                     水浸膏
                                      │ 60%乙醇沉淀
          ┌─────────────┬─────────────┐
         滤液                        沉淀
回收乙醇,石油醚萃取
          ┌─────────────┴─────────────┐
         水层                     石油醚萃取物
                                      │ 硅胶柱色谱,石油醚-乙酸乙酯
                                      │ (85:15)洗脱
                                  白花前胡丙素粗品
                                      │ 反复重结晶
                                   白花前胡丙素
```

流程说明:利用游离香豆素类成分可溶于乙醇、三氯甲烷、乙醚、乙酸乙酯、石油醚等有机溶剂,也可溶于热水,但不溶于冷水的性质,采用煎煮法提取,然后用有机溶剂萃取的方法提取白花前胡丙素。

知识链接

前胡的临床应用

前胡别名土当归、野当归,性微寒,味苦、辛。 归肺、脾、肝经。《增订伪药条辨》中有载:真前胡以吴兴产者为胜。 根似柴胡而柔软,味亦香美,为疏风清热,化痰妙药。 闻有一种土前胡,其根硬,其心无纹。 现代临床应用表明,前胡有治疗慢性呼吸衰竭、急性支气管炎、小儿间质性肺炎、慢性支气管炎合并感染以及白内障术后虹膜睫状体炎等功效。

点滴积累 ∨

1. 香豆素的类型主要分为简单香豆素、呋喃香豆素、吡喃香豆素和异香豆素。

2. 香豆素的不饱和内酯环可与碱液反应,生成顺式邻羟基桂皮酸盐,加酸后环合成香豆素,若在强碱、紫外线或高温下不可逆的转化成反式邻羟基桂皮酸盐。

3. 香豆素可通过溶剂提取法、碱溶酸沉法和水蒸气蒸馏法提取。

4. 木脂素分为简单木脂素、环木脂素、联苯环辛烯型木脂素、聚木脂素、新木脂素等类型。

5. 木脂素可通过溶剂提取法、碱溶酸沉法提取，色谱技术是分离木脂素最有效的方法。

目标检测

一、选择题

（一）单项选择题

1. 香豆素的基本母核是（　　　）

    A. 苯丙素　　　　　　　　　　B. 顺式邻羟基桂皮酸　　　　C. 苯骈 α-吡喃酮

    D. 桂皮酸衍生物　　　　　　　E. 反式邻羟基桂皮酸

2. 以下属于简单香豆素的是（　　　）

    A. 补骨脂素　　　　　　　　　B. 茴芹内酯　　　　　　　　C. 花椒内酯

    D. 七叶内酯　　　　　　　　　E. 邪蒿内酯

3. 以下属于呋喃香豆素的是（　　　）

    A. 补骨脂素　　　　　　　　　B. 茴芹内酯　　　　　　　　C. 花椒内酯

    D. 七叶内酯　　　　　　　　　E. 邪蒿内酯

4. 香豆素不具有以下哪种理化性质（　　　）

    A. 具有芳香气味　　　　　　　B. 有挥发性　　　　　　　　C. 随水蒸气蒸馏

    D. 溶于碱水　　　　　　　　　E. 显弱碱性

5. $FeCl_3$ 试剂反应的条件是（　　　）

    A. 内酯环　　　　　　　　　　B. 酚羟基　　　　　　　　　C. 芳环

    D. 甲氧基　　　　　　　　　　E. 羧基

6. 异羟肟酸铁反应作用的基团是（　　　）

    A. 酚羟基　　　　　　　　　　B. 芳环　　　　　　　　　　C. 甲氧基

    D. 内酯环　　　　　　　　　　E. 羧基

7. 茵陈炔内酯属于下列哪类香豆素成分（　　　）

    A. 异香豆素　　　　　　　　　B. 简单香豆素　　　　　　　C. 吡喃香豆素

    D. 呋喃香豆素　　　　　　　　E. 其他香豆素

8. 下列化合物脱水后能生成香豆素的是（　　　）

    A. 桂皮酸衍生物　　　　　　　B. 苯骈 α-吡喃酮　　　　C. 顺式邻羟基桂皮酸

    D. 苯丙素　　　　　　　　　　E. 反式邻羟基桂皮酸

9. 游离香豆素可溶于热的氢氧化钠水溶液是由于其结构中存在（　　　）

    A. 酚羟基对位的活泼氢　　　　B. 酮基　　　　　　　　　　C. 甲氧基

    D. 内酯环　　　　　　　　　　E. 羧基

10. 异补骨脂素属于（　　　）

A. 呋喃香豆素　　　　　B. 简单香豆素　　　　　C. 吡喃香豆素

D. 异香豆素　　　　　　E. 呋喃香豆素

11. 七叶内酯具有（　　）

A. 升华性　　　　　　　B. 香味　　　　　　　　C. 两者均无

D. 两者均有　　　　　　E. 以上均不是

12. 厚朴酚属于下列哪类木脂素类成分（　　）

A. 简单木脂素类　　　　B. 环木脂素　　　　　　C. 联苯环辛烯型木脂素

D. 聚木脂素　　　　　　E. 新木脂素

（二）多项选择题

1. 含有香豆素的中药有（　　）

A. 秦皮　　　　　　　　B. 厚朴　　　　　　　　C. 印度邪蒿

D. 补骨脂　　　　　　　E. 大黄

2. 游离的小分子香豆素提取可用（　　）

A. 碱溶酸沉法　　　　　B. 水蒸气蒸馏法　　　　C. 色谱法

D. 升华法　　　　　　　E. 酸溶碱沉法

3. 以下属于香豆素类成分的有（　　）

A. 七叶内酯　　　　　　B. 五味子酯甲　　　　　C. 花椒内酯

D. 厚朴酚　　　　　　　E. 仙鹤草内酯

4. 蛇床子中主要含有的化学成分有（　　）

A. 槲皮素　　　　　　　B. 蛇床子素　　　　　　C. 欧前胡素

D. 佛手柑内酯　　　　　E. 大黄素

5. 前胡中主要含有的化学成分有（　　）

A. 白花前胡甲素　　　　B. 白花前胡戊素　　　　C. 白花前胡丙素

D. 欧前胡素　　　　　　E. 花色素

6. 含有酚羟基、亚甲二氧基和内酯环等的木脂素类可发生下列哪些颜色反应（　　）

A. 三氯化铁反应　　　　B. 重氮化试剂反应　　　　C. Labat 试剂反应

D. 盐酸镁粉反应　　　　E. 异羟肟酸铁反应

二、简答题

1. 简述香豆素与碱的作用？

2. 简述薄层色谱中展开剂的 pH 对弱酸性香豆素 R_f 值的影响？

实训七　秦皮中七叶苷和七叶内酯的提取分离及鉴定

【实训目的】

1. 能够运用回流和连续回流法、减压浓缩法对秦皮中七叶苷和七叶内酯进行提取和精制。

2. 会用显色反应、色谱法进行香豆素类成分七叶苷和七叶内酯的检识。

【实训原理】

本实验是根据秦皮中的七叶内酯、七叶苷均能溶于沸乙醇,可用沸乙醇将两者提取出来,然后利用两者在乙酸乙酯中的溶解度不同进行分离。

【实训内容】

(一)材料

1. 设备　索氏提取器、分液漏斗、250ml 圆底烧瓶、冷凝管、水浴锅、硅胶 G 薄层板、紫外光灯。

2. 药品　95%乙醇、三氯甲烷、乙酸乙酯、盐酸、盐酸羟胺、甲醇、氢氧化钠、三氯化铁、正丁醇、醋酸、秦皮苷标准品。

(二)步骤

1. 七叶内酯、七叶苷的提取分离　秦皮粗粉 50g 置索氏提取器中,用乙醇回流提取 4 次,减压浓缩,回收乙醇,得浓缩物。浓缩物用水温热溶解加等体积三氯甲烷萃取 2 次,除去非极性杂质。水液挥去残留的三氯甲烷,加等体积的乙酸乙酯萃取 2 次合并萃取液。水液浓缩析晶滤过,甲醇、水反复重结晶得七叶苷。乙酸乙酯液加无水硫酸钠脱水,减压蒸干,残留物用甲醇溶解,适当浓缩后放置过夜析晶滤过,水、甲醇反复重结晶得七叶内酯。

2. 检识

(1)荧光:取样品少量,加入乙醇 0.5ml,用毛细管滴于滤纸上,在紫外灯(254nm)下观察。

(2)三氯化铁反应:取样品少量,加入乙醇 0.5ml,加入 1%三氯化铁试剂 2～3 滴,观察颜色变化。

(3)内酯的颜色反应:取样品少量,加 0.5ml 乙醇溶解,加 10%盐酸羟胺甲醇溶液数滴,10%氢氧化钠 5～6 滴,水浴加热 2 分钟,放冷后加 5%盐酸数滴(pH 3～4),加 5%三氯化铁 2～3 滴,观察颜色变化。

(4)秦皮中香豆素成分七叶苷和七叶内酯的薄层色谱检识

吸附剂:硅胶 GF_{254} 薄层板。

样品:秦皮提取物 1%甲醇溶液。

对照品:2%秦皮甲素标准品甲醇液、2%秦皮乙素标准品甲醇液。

展开剂:三氯甲烷-甲醇-甲酸(6:1:0.5)。

显色:三氯化铁-铁氰化钾试液(1:1)。

【实训注意】

1. 提取秦皮中七叶内酯、七叶苷时,减压回收乙醇至浓缩液即可,不宜过干,以免影响提取效果。

2. 两相溶剂萃取法操作时应注意不要用力振摇,将分液漏斗轻轻旋转摇动,以免产生乳化现象。一旦发生乳化,应及时消除。振摇动作宜缓和,可适当延长振摇时间,但不要因为怕形成乳化而不敢振摇;或为防止乳化的发生而减少振摇的程度和时间,从而造成萃取分离不完全而损失有效成分。在进行两相溶液萃取时,力求萃取完全。

【实训检测】

1. 七叶内酯和七叶苷在结构和性质上有何异同点? 实验过程中,如何利用它们的共性和个性进行提取和分离?

2. 通过提取分离秦皮中的七叶内酯和七叶苷,试述两相溶剂萃取法的原理是什么? 操作时要注意哪些问题? 萃取操作中若已发生乳化应如何处理?

3. 如何利用薄层色谱法判断提取分离的结果?

(朱仝飞)

模块九

中药中皂苷类化学成分的提取分离技术

导学情景

情景描述：

20 世纪 80 年代，植物药学家李信炯带领团队从中药娑罗子的干燥成熟果实中提取分离得到七叶皂苷钠，其具有广泛的抗炎、消肿胀、抗渗出作用，被誉为"中国植物药第一针"。这种名为七叶皂苷钠的药物，成为继青蒿素后，又一种天然植物药的重大创新成果，在我国制药史上树起了一座里程碑。

学前导语：

七叶皂苷钠是三萜皂苷的钠盐，皂苷类化合物是广泛存在于自然界的一类化学成分，具有抗菌抗炎、抗肿瘤、免疫调节等多种生物活性。

本章我们将学习皂苷类化学成分的结构性质、提取分离及应用实例。

皂苷（saponins）是一类结构复杂的苷类化合物。因其水溶液经振摇后能产生大量持久性、似肥皂样的泡沫，故名皂苷。皂苷广泛存在于自然界中，在单子叶植物和双子叶植物中均有分布，常见于百合科、薯蓣科、龙舌兰科、石竹科、远志科、玄参科、豆科、五加科和葫芦科等植物中。许多中药如人参、三七、桔梗、柴胡、远志、甘草、薯蓣、知母、绞股蓝等的主要有效成分均为皂苷类化合物。

皂苷具有抗菌、抗炎、抗肿瘤、免疫调节、降胆固醇、保肝、抗病毒、抗生育、杀软体动物等多种生物活性。如人参皂苷和黄芪皂苷具有增强机体免疫功能的作用；七叶皂苷具有抗渗出、抗炎、抗瘀血作用；柴胡皂苷有明显的抗炎作用，并能降低血浆中胆固醇和甘油三酯水平；夏枯草中乌苏酸具有抑制癌细胞活性作用；薯蓣皂苷元可用作合成甾体避孕药和激素类药物的原料。此外，皂苷具有表面活性，还可用作乳化剂和去垢剂。

一、皂苷类化学成分的结构类型

皂苷由皂苷元和糖组成。常见的组成皂苷的糖有 D-葡萄糖、D-半乳糖、L-鼠李糖、D-木糖、L-阿拉伯糖、D-葡萄糖醛酸、D-半乳糖醛酸等，它们多以低聚糖形式与苷元缩合成苷。皂苷有多种分类方法，按皂苷中连接糖链数目不同，可分为单糖链皂苷，双糖链皂苷和三糖链皂苷。根据皂苷元是否含有羧基，分为酸性皂苷和中性皂苷。与皂苷共存于植物体内的酶可使皂苷低聚糖链部分水解，或双糖链皂苷水解成单糖链皂苷,称为次皂苷。

目前,最常用的分类方法是根据皂苷元的化学结构将皂苷分成甾体皂苷(steroidal saponins)和三萜皂苷(triterpenoid saponins)两大类。

(一)甾体皂苷类

甾体皂苷是由螺甾烷(spirostane)类化合物与糖结合形成的苷,其皂苷元由 27 个碳原子组成,基本骨架为螺旋甾烷(spirostane)及异螺旋甾烷(ispirostane),结构类型见表 9-1。

甾体皂苷元的结构特点:

1. 甾体皂苷元分子含六个环,其中 A、B、C、D 四个环为环戊烷骈多氢菲结构的甾体母核,E、F 环以螺缩酮的形式相连接,两者共同构成了甾体皂苷元的基本骨架。

2. 一般 B/C 环、C/D 环为反式稠合,A/B 环有顺、反两种稠合方式。

3. F 环中 C_{25} 为手性碳原子,当 C_{25} 取代基位于环平面上的直立键时为 β 构型,称螺旋甾烷,当 C_{25} 取代基位于环平面下的平伏键时为 α 构型,称异螺旋甾烷。一般来讲,异螺旋甾烷比螺旋甾烷化合物稳定。

4. 分子中常含羟基、羰基和双键,一般 C_3 连 β-羟基并与糖结合成苷。

5. 甾体皂苷中一般不含羧基,呈中性,故甾体皂苷又称中性皂苷。

表 9-1 甾体皂苷元的结构类型

结构类型	活性成分	主要来源
螺旋甾烷型	菝葜皂苷元	百合科植物菝葜(*Smilax china* L.)的干燥根茎
异螺旋甾烷型	薯蓣皂苷元	薯蓣科植物穿龙薯蓣(*Dioscorea nipponica* Makino.)的干燥根茎

（二）三萜皂苷类

三萜皂苷是由三萜皂苷元和糖结合而成。其皂苷元为三萜类衍生物，由 30 个碳原子组成。分子中常含有羧基，呈酸性，故又称酸性皂苷。根据苷元的结构可将三萜皂苷进一步分为四环三萜和五环三萜两大类。结构类型见表 9-2。

1. **四环三萜类**　四环三萜皂苷数量较少，基本骨架为环戊烷骈多氢菲结构。母核 C_{17} 位上连有一个由 8 个碳组成的侧链，此外，还有 5 个甲基，即 C_4 位的偕二甲基，C_{10}、C_{14} 位甲基，C_8 或 C_{13} 位甲基。四环三萜皂苷元主要有两种类型：

（1）羊毛脂烷（lanostane）型：C_{18} 甲基连在 C_{13} 位。

（2）达玛烷（dammarane）型：C_{18} 甲基连在 C_8 位。

2. **五环三萜类**　五环三萜类皂苷数量较多，在中药中较为常见，其皂苷元主要有以下三种类型：

（1）β-香树脂烷（β-amyrane）型：又称齐墩果烷（oleanane）型，母核为多氢蒎，A/B、B/C、C/D 均为反式，D/E 为顺式。母核上连有 8 个甲基，其中 C_{23}、C_{24} 和 C_{29}、C_{30} 均为偕二甲基分别连接在 C_4 和 C_{20} 位，C_{10}、C_8、C_{14}、C_{17} 位分别连接一个甲基，一般 C_3 连 β-型羟基，并与糖结合成苷。

（2）α-香树脂烷（α-amyrane）型：又称乌苏烷（ursane）型，与 β-香树脂烷型不同之处是 E 环上 C_{29}、C_{30} 甲基分别连接在 C_{19}（β-构型）、C_{20}（α-构型）位上。

（3）羽扇豆烷（lupane）型：与 β-香树脂烷型不同之处是 E 环为五元环，在 C_{19} 位连有 α-构型的异丙烯基或异丙烷，中药中此类成分较少，大多以苷元形式存在。

表 9-2　三萜皂苷元的结构类型

结构类型	活性成分	主要来源
四环三萜类　羊毛脂烷型	猪苓酸A	多孔菌科真菌猪苓［*Polyporus umbellatus* (Pers.) Fries.］的干燥菌核
达玛烷型	20（*S*）-原人参二醇	五加科植物人参（*Panax ginseng* C. A. Mey.）的干燥根及根茎

续表

结构类型	活性成分	主要来源
五环三萜类 β-香树脂烷型（齐墩果烷型）	齐墩果酸	木犀科植物油橄榄（*Olea europaea* L.）的干燥叶
α-香树脂烷型（乌苏烷型）	熊果酸	蔷薇科植物枇杷［*Eriobotrya japonica*（Thunb.）Lindl.］的干燥叶
羽扇豆烷型	白桦脂酸	桦木科植物白桦（*Betula platyphylla* Suk.）的树皮

二、皂苷类化学成分的理化性质

（一）性状

皂苷分子量较大,多为无色或白色无定形粉末,仅少数为结晶,而皂苷元多为晶体;皂苷多具吸湿性,味苦而辛辣,对黏膜有刺激性,少数皂苷如甘草皂苷有显著甜味,对黏膜刺激性也较弱。

（二）溶解性

大多数皂苷极性较大，一般可溶于水，易溶于热水、含水稀醇、热甲醇和乙醇，几乎不溶或难溶于乙醚、苯等极性小的亲脂性有机溶剂。皂苷在含水正丁醇或戊醇中溶解度较大，利用此性质可从含皂苷的水溶液中用正丁醇或戊醇萃取皂苷类成分，从而与糖类、蛋白质等亲水性杂质分离。

皂苷的水溶性强弱因分子中连接糖的数目不同而有差异，糖数目多水溶性强，糖数目少水溶性弱。因此，皂苷水解生成次皂苷后，水溶性随之降低，易溶于中等极性的醇、丙酮、乙酸乙酯中。皂苷元不溶于水，可溶于苯、乙醚、三氯甲烷等亲脂性有机溶剂。此外，皂苷具有一定的助溶性，可促进其他成分在水中溶解。

（三）表面活性

皂苷有降低水溶液表面张力的作用，因此多数皂苷水溶液经强烈振摇后能产生大量持久性泡沫，不因加热而消失（少数皂苷泡沫较少，如甘草皂苷）。皂苷的表面活性与其分子内部亲水性和亲脂性结构的比例有关，只有两者比例适当，才能较好地发挥出表面活性。蛋白质水溶液也可产生泡沫，但加热后蛋白质凝固泡沫消失，而皂苷产生的泡沫不因加热而消失。

中性皂苷在碱性溶液中能够形成稳定的泡沫，因此可以利用发泡试验来区别甾体皂苷与三萜皂苷：取两支试管分别加入 0.1mol/L 的 HCl 及 0.1mol/L 的 NaOH 各5ml，再各加中药水提液 3 滴，振摇 1 分钟，如两管的泡沫持久性和高度相同，则提示水提液中含三萜皂苷；如碱液管的泡沫比酸液管的泡沫高数倍，且持续时间长，则提示水提液中含甾体皂苷。

ER-9-1

皂苷的表面活性

（四）溶血作用

大多数皂苷能破坏红细胞而具有溶血作用，因此含有皂苷的中药制成静脉注射液时必须做溶血试验，而皂苷口服则无溶血作用。皂苷溶血作用的强弱可用溶血指数来表示，溶血指数是指皂苷对同一动物来源的红细胞稀悬浮液，在同一等渗、缓冲条件及恒温下造成完全溶血的最低浓度。例如：薯蓣皂苷的溶血指数为 1∶400 000，甘草皂苷为 1∶4000，洋地黄皂苷为 1∶125 000。溶血指数越小，溶血作用越强。但并非所有皂苷都具有溶血作用，如人参总皂苷无溶血作用，但经分离后，B 型和 C 型人参皂苷有显著的溶血作用，而 A 型有抗溶血作用。

ER-9-2

皂苷的溶血作用

知识链接

皂苷溶血作用的机制及应用

皂苷的溶血作用是由于皂苷能与血红细胞膜上的胆甾醇结合，生成水不溶性分子复合物，破坏血红细胞的正常渗透，细胞内渗透压增高而使细胞破裂导致溶血。皂苷溶血作用的强弱和糖部分有关，单糖链皂苷作用显著，某些双糖链皂苷则无溶血作用，但经酶解转化成单糖链皂苷后便有了溶血作用。利用溶血现象可对皂苷类成分进行定性检查，还可利用溶血指数测定皂苷的粗略含量。

(五)水解性

皂苷的苷键可被酸、碱或酶水解,且酶水解配合化学方法水解可提高皂苷元的收率。由于皂苷所含的糖都是 α-羟基糖,因此酸水解条件较为剧烈,一般用 $2\sim4mol/L$ 的无机酸。若酸浓度过高或酸性过强(如高氯酸),可导致皂苷元在水解过程中发生脱水、环合、双键位移、构型转化等变化,而得不到原始的皂苷元。因此进行水解时,选择温和的水解条件(如酶解法、Smith 氧化降解法、土壤微生物培养法、光解法等)可以保护苷元不被异构化,得到原始皂苷元。皂苷中若存在酯苷键,可在碱性条件下水解,反应条件温和,苷元不易被破坏。

▶▶ **课堂活动**

　　1. 判断下列说法是否正确。

　　(1)所有皂苷都具有溶血作用。

　　(2)中药水提液经振摇能产生大量泡沫,则一定含有皂苷类成分。

　　2. 设计如何利用表面活性初步鉴别皂苷类化学成分。

三、皂苷类化学成分的提取分离

(一)提取

1. 皂苷的提取　皂苷多以苷的形式存在,亲水性较强,可采用不同浓度的甲醇、乙醇作为提取溶剂,提取液回收溶剂后,将残渣溶于水,滤除水不溶物,水溶液再用石油醚、苯等亲脂性有机溶剂萃取,除去油脂、色素等脂溶性杂质,然后用正丁醇对水溶液进行萃取,皂苷则转溶于正丁醇中,而糖类等水溶性杂质则留在水溶液中,收集正丁醇溶液,回收溶剂,即得粗总皂苷。本法为目前提取皂苷的通法。

提取皂苷也可先用石油醚或苯对药材进行脱脂处理,除去油脂、色素后,再用甲醇或乙醇为溶剂加热提取,提取液冷却后,由于多数皂苷难溶于冷甲醇或冷乙醇而沉淀析出。或将醇提取液适当浓缩,再加入适量的丙酮或乙醚,皂苷也可沉淀析出。对于酸性皂苷可先加碱水溶解,再加酸酸化后沉淀析出而与杂质分离。

2. 皂苷元的提取　皂苷元极性小,易溶于苯、三氯甲烷、石油醚等亲脂性有机溶剂,难溶于水。一般可将粗皂苷加酸加热水解后,再用亲脂性有机溶剂萃取;也可直接将药材酸水解,使皂苷水解生成皂苷元,再用亲脂性有机溶剂进行提取。

注意酸水解皂苷时,在剧烈的水解条件下,皂苷元可能发生异构化。先用酶水解再用酸水解,不仅能缩短酸水解时间,还能提高皂苷元得率。

(二)分离精制

1. 溶剂沉淀法(分段沉淀法)　利用皂苷在醇中溶解度大,在丙酮、乙醚中溶解度小的性质,先将粗总皂苷溶于少量甲醇或乙醇中,逐滴加入丙酮、乙醚或丙酮-乙醚(1∶1)的混合溶液至混浊,放置产生沉淀,滤过得极性较大的皂苷。滤液继续滴加丙酮或乙醚至析出沉淀,可得极性较小的皂苷。如此反复处理,可使极性不同的皂苷得到初步分离。

2. 胆甾醇沉淀法　甾体皂苷可与胆甾醇生成难溶性的分子复合物,利用此性质可分离精制甾体皂苷。先将粗皂苷溶于少量乙醇中,加入胆甾醇的饱和乙醇溶液直至不再析出沉淀为止(混合后需稍加热),滤取沉淀,用水、乙醇、乙醚依次洗涤,以除去糖类、色素、油脂及游离的胆甾醇。然后将沉淀干燥后,用乙醚连续回流提取,甾体皂苷与胆甾醇形成的分子复合物受热分解,胆甾醇溶于乙醚中,残留物(沉淀)即为较纯的甾体皂苷。

3. 铅盐沉淀法　利用此法可分离酸性皂苷和中性皂苷。在粗皂苷乙醇溶液中,加入过量的饱和中性醋酸铅,酸性皂苷可与之产生沉淀,滤出沉淀,滤液再加过量的饱和碱性醋酸铅,中性皂苷可与之产生沉淀。将两种沉淀分别悬浮于水或稀醇中,通入硫化氢进行脱铅处理,脱铅后滤液减压浓缩,残渣溶于乙醇,滴加乙醚至产生沉淀,这样可分别得到酸性皂苷和中性皂苷。

4. 色谱法　用以上经典方法分离精制后,除少数皂苷可获得单体成分外,一般只能除去杂质,获得相对纯的总皂苷,若需得到单体皂苷,还应采用色谱法或其他方法进行分离。

(1)分配色谱法:皂苷极性较大,采用分配柱色谱分离效果较好。支持剂可用水饱和的硅胶,用三氯甲烷-甲醇-水等溶剂系统进行梯度洗脱。

(2)吸附色谱法:适用于分离亲脂性皂苷元和少数皂苷。吸附剂常用硅胶,采用苯、三氯甲烷、甲醇等混合溶剂进行梯度洗脱,可按极性由小到大的顺序依次得到皂苷元。

(3)高效液相色谱法:多采用反相色谱柱,以甲醇-水或乙腈-水等为流动相,对皂苷的分离和纯化效果较好。

(4)大孔吸附树脂法:皂苷的甲醇提取液回收溶剂,残渣用水溶解,上大孔吸附树脂柱,先用水洗去糖类杂质,再用乙醇梯度洗脱,可得到不同组分的皂苷混合物,进一步用硅胶柱色谱或高效液相色谱分离即可得到单体皂苷。

四、皂苷类化学成分的检识

(一) 显色反应

皂苷在无水条件下,与强酸(硫酸、磷酸、高氯酸)、中等强酸(三氯醋酸)或某些 Lewis 酸(氧化锌、三氯化锑、五氯化锑)作用,会出现颜色变化或呈现荧光。此类反应虽然比较灵敏,但专属性较差。常用的显色反应有:

1. 醋酐-浓硫酸反应 (Liebermann-Burchard 反应)　试样溶于醋酐中,加入醋酐-浓硫酸(20∶1)数滴,可出现以下现象:

三萜皂苷:黄→红→紫→褪色

甾体皂苷:黄→红→紫→蓝→绿→褪色

甾体皂苷颜色变化较快,最后呈蓝绿色。三萜皂苷只能呈红色或紫色,不出现绿色。用此法可初步区别甾体皂苷和三萜皂苷。

2. 三氯甲烷-浓硫酸反应 (Salkowski 反应)　试样溶于三氯甲烷,加入浓硫酸后,三氯甲烷层呈红色或蓝色,硫酸层呈现绿色荧光。

3. 三氯醋酸反应 (Rosen-Heimer 反应)　将试样的三氯甲烷溶液滴在滤纸上,喷25%三氯醋酸乙醇溶液,甾体皂苷加热至60℃,呈现红色渐变为紫色;三萜皂苷加热到100℃才显色。由于三氯醋酸较浓硫酸温和,因此可作纸色谱的显色剂。

4. 五氯化锑反应(Kahlenberg反应) 将试样三氯甲烷或醇溶液滴在滤纸上,喷以20%五氯化锑的三氯甲烷溶液,干燥后加热,显蓝色、灰蓝色或灰紫色斑点。用三氯化锑结果相同。

5. 冰醋酸-乙酰氯反应(Tschugaeff反应) 试样溶于冰醋酸中,加乙酰氯数滴及氯化锌结晶数粒,稍加热,呈现淡红色或紫色。

(二)色谱检识

1. 薄层色谱 亲水性强的皂苷易选用分配色谱。展开剂极性大,效果较好,常用展开剂有水饱和的正丁醇、正丁醇-乙酸乙酯-水(4:1:5)、乙酸乙酯-吡啶-水(3:1:3)等。皂苷元和亲脂性强的皂苷用吸附色谱或分配色谱均可,如用硅胶为吸附剂,可采用亲脂性较强的展开剂如苯-乙酸乙酯(1:1)、环己烷-乙酸乙酯(1:1)、苯-丙酮(1:1)、三氯甲烷-丙酮(95:5)等。分离酸性皂苷时,可在展开剂中加少量酸,可避免产生拖尾现象。

薄层色谱常用的显色剂有三氯醋酸、三氯化锑或五氯化锑、醋酐-浓硫酸及磷钼酸等试剂。

2. 纸色谱 亲水性强的皂苷,多以水为固定相,展开剂的极性也相应增大。常用的展开剂有水饱和的正丁醇、正丁醇-乙醇-水(9:2:9)、正丁醇-醋酸-水(4:5:1)等。亲水性弱的皂苷多用甲酰胺为固定相,用甲酰胺饱和的三氯甲烷或苯为展开剂。显色剂常用磷钼酸、三氯化锑或五氯化锑等。

▶ **课堂活动**

1. 试述如何区别三萜皂苷和甾体皂苷。

2. 根据被分离物质的性质,选择不同分离方法,请用线一一连接起来。

甾体皂苷的分离精制　　　　溶剂沉淀法

甾体皂苷和三萜皂苷的分离　　铅盐沉淀法

不同极性皂苷的分离　　　　　胆甾醇沉淀法

3. 试分析从百合科植物菝葜中提取分离菝葜皂苷可采用哪些方法。

任务9-1 人参中皂苷类化学成分的提取分离

一、必备知识

人参为五加科人参属植物人参(*Panax ginseng* C. A. Mey.)的干燥根和根茎,是传统的名贵药材。具有大补元气、复脉固脱、补脾益肺、生津安神的功效。临床常用于治疗体虚欲脱、肢冷脉微、脾虚食少、肺虚喘咳、津伤口渴、久病虚羸、阳痿、心力衰竭等症。人参中含有皂苷、多糖和挥发油等多种化学成分。

（一）人参中主要有效成分的结构类型

人参皂苷为人参中主要有效成分。目前已分离得到人参皂苷 Ro、Rb$_1$、Rb$_2$、Rc 等三十余种皂苷，依据皂苷元的不同，将人参皂苷分为 A、B 和 C 三种类型。其中 A 型和 B 型属四环三萜的达玛烷型衍生物，C 型是五环三萜的齐墩果烷型衍生物，人参中皂苷的类型及化学结构见表 9-3。

表 9-3 人参皂苷的类型及化学结构

苷元结构、名称	人参皂苷	糖	
		R$_1$	R$_2$
A 型 20(S)-原人参二醇	Rb$_1$	glc^2–^{1}glc	glc^6–^{1}glc
	Rb$_2$	glc^2–^{1}glc	glc^6–^{1}arab 吡喃糖
	Rc	glc^2–^{1}glc	glc^6–^{1}arab 呋喃糖
	Rd	glc^2–^{1}glc	glc
	Rh$_2$	glc	glc
B 型 20(S)-原人参三醇	Re	glc^2–^{1}rham	glc
	Rf	glc^2–^{1}glc	H
	Rg$_1$	glc	glc
	Rg$_2$	glc^2–^{1}rham	H
	Rh$_1$	glc	H
C 型齐墩果烷型	Ro	葡萄糖醛酸^2–^{1}glc	glc

（二）人参中主要有效成分的理化性质

1. 人参皂苷 Rb$_1$　白色粉末（乙醇-丁醇），分子式 C$_{54}$H$_{92}$O$_{23}$，分子量 1109.26，熔点 197~198℃，$[\alpha]_D^{22}$ +12.42°（C=0.91，甲醇）。

2. 人参皂苷 Rb$_2$　白色粉末（甲醇-丁醇），分子式 C$_{53}$H$_{90}$O$_{22}$，分子量 1079.24，熔点 200~203℃，

$[\alpha]_D^{22}+3.05°(C=0.98,甲醇)$。

3. 人参皂苷 Rc　白色粉末（乙醇-丁醇），分子式 $C_{53}H_{90}O_{22}$，分子量 1079.24，熔点 199~201℃，$[\alpha]_D^{20}+1.93°(C=1.03,甲醇)$。

4. 人参皂苷 Rd　白色粉末（乙醇-乙酸乙酯），分子式 $C_{48}H_{82}O_{18}$，分子量 947.12，熔点 206~209℃，$[\alpha]_D^{20}+19.38°(C=1.03,甲醇)$。

5. 人参皂苷 Re　无色针状结晶（50%乙醇），分子式 $C_{48}H_{82}O_{18}$，分子量 947.12，熔点 201~203℃，$[\alpha]_D^{22}-7.2°(C=0.982,甲醇)$。

6. 人参皂苷 Rf　白色粉末（丙酮），分子式 $C_{42}H_{72}O_{14}$，分子量 801.00，熔点 197~198℃，$[\alpha]_D^{30}+6.99°(C=1.00,甲醇)$。

7. 人参皂苷 Rg₁　无色半结晶物（正丁醇-甲基乙基酮），分子式 $C_{42}H_{72}O_{14}\cdot2H_2O$，分子量 830.03，熔点 194~196.5℃，$[\alpha]_D^{19.5}+32°(吡啶)$。

人参总皂苷多为白色无定形粉末或无色结晶，味微甘苦，有吸湿性，易溶于水、甲醇、乙醇，可溶于正丁醇、乙酸乙酯、醋酸，不溶于乙醚、苯；水溶液振摇后能产生大量泡沫，但无溶血作用。

知识链接

人参的临床应用

人参是我国特产珍贵药材之一，古代医药学书籍《神农本草经》将其列为上品。其原植物为五加科多年生草本，入药部位主要为根和根茎。人参味甘、微苦，性温，归脾、肺、心、肾经。现代科学研究表明，人参具有多方面的功效：具有调节中枢神经系统的作用，能够提高体力和脑力劳动的能力，并有抗疲劳作用；能够促进大脑对能量物质的利用，提高学习、记忆能力；能增加心肌收缩力，减慢心率，增加心输出量与冠脉血流量，可抗心肌缺血与心律失常；对正常人和免疫功能低下的人均有提高免疫功能作用；此外，还有降血糖、抗肿瘤、抗氧化等多种药理作用。

二、人参中皂苷类化学成分的提取分离技术

人参总皂苷的提取可按皂苷提取通法，即以醇为提取溶剂，回收醇后用水溶解，再分别用亲脂性有机溶剂、正丁醇萃取除去杂质，得粗人参总皂苷。利用各人参皂苷的极性不同，采用色谱分离法得到人参皂苷单体。

ER-9-3

人参中皂苷
类化学成分
的提取分离

工艺流程如下：

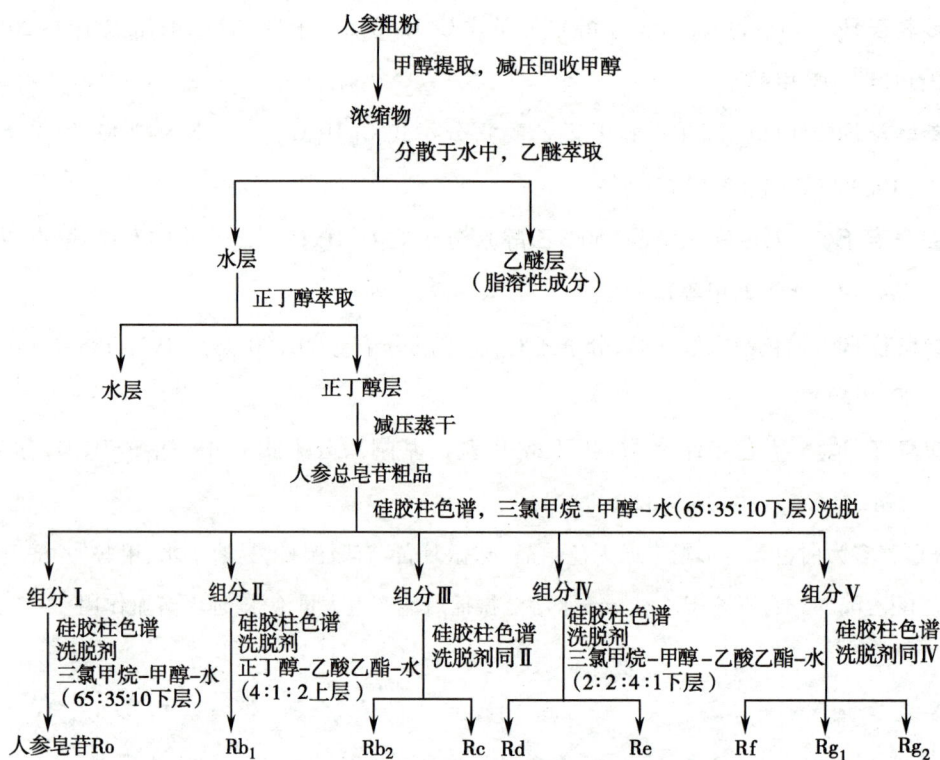

流程说明：根据人参皂苷的溶解性，选择甲醇为溶剂加热提取，提取液减压浓缩后加水溶解，用乙醚萃取除色素等脂溶性杂质，用正丁醇萃取除糖、蛋白质等水溶性杂质，回收正丁醇得粗人参总皂苷，总皂苷再通过硅胶柱色谱进行分离，溶剂系统采用三氯甲烷-甲醇-水、正丁醇-乙酸乙酯-水等，得到各人参皂苷的单体。

▶▶ 课堂活动

1. 人参中已分离得到的皂苷类成分可分为哪三种类型？各属于哪类皂苷？溶解性如何？
2. 试分析人参皂苷的甲醇提取液中可能混有哪些杂质，如何去除这些杂质？
3. 设计提取人参皂苷元的流程，提取中应注意哪些问题？

任务 9-2 甘草中皂苷类化学成分的提取分离技术

一、必备知识

甘草为豆科植物甘草（*Glycyrrhiza uralensis* Fisch. ）、胀果甘草（*Glycyrrhiza inflate* Bat. ）或光果甘草（*Glycyrrhiza glabra* L. ）的干燥根及根茎。主产于内蒙古、山西、甘肃、新疆等地。具有补脾益气、清热解毒、祛痰止咳、缓急止痛、调和诸药的功效。用于脾胃虚弱，倦怠乏力，心悸气短，咳嗽痰多，脘腹、四肢挛急疼痛，痈肿疮毒，能够缓解其他药物的毒性和烈性。

（一）甘草中主要有效成分的结构类型

甘草中含有三萜皂苷类化合物,其中主要有效成分为甘草皂苷,含量约为 7%~10%。甘草皂苷属 β-香树脂烷型五环三萜类皂苷,苷元部分有羧基,C_3 位羟基与两分子葡萄糖醛酸连接,属于酸性皂苷,故称甘草酸。甘草皂苷在 5% 硫酸溶液中,加压,110~120℃ 进行水解,可产生 2 分子葡萄糖醛酸及 1 分子甘草皂苷元(甘草次酸)。

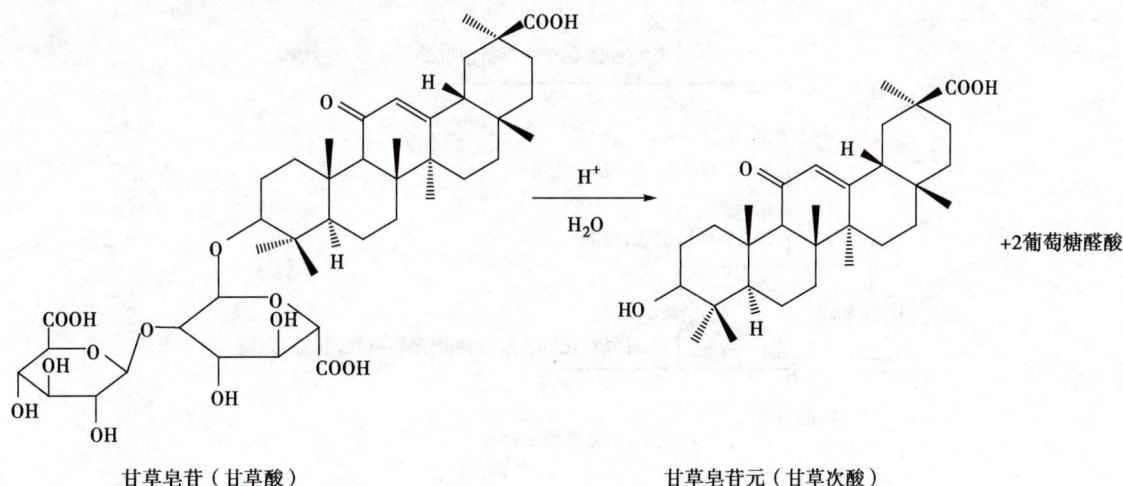

甘草皂苷（甘草酸）　　　　　　　　　　甘草皂苷元（甘草次酸）

（二）甘草中主要有效成分的理化性质

甘草皂苷为无色柱状结晶,熔点 220℃(分解),强甜味,$[\alpha]_D^{27}$+46.2°(乙醇)。易溶于热水及乙醇,在冷水中溶解度较小,几乎不溶于无水乙醇或乙醚。

甘草次酸有两种构型,一种为 18α-H 型,为白色小片状结晶,熔点 283℃,$[\alpha]_D^{20}$+140°(乙醇);另一种为 18β-H 型,为白色针状结晶,熔点 296℃,$[\alpha]_D^{20}$+86°(乙醇),两种结晶均易溶于三氯甲烷或乙醇。

知识链接

甘草的临床应用

甘草为我国常用药材之一,南朝医学家陶弘景将其誉为"众药之王"。其味甘,性平,归心、肺、脾、胃经。现代药理研究表明,甘草不但有较强的解毒作用,还有抗溃疡、抗炎症、镇痉镇咳、降血压、降血脂、抗癌等作用。临床上用来治疗气管炎、支气管炎、咳嗽、咯血、胃炎、胃溃疡、三叉神经痛、先天性肌强直症、风湿性关节炎及过敏性紫癜、血小板减少性紫癜等疾病。需要注意的是长期服用甘草可引起高血压、水肿、血钾降低等,故高血压、水肿病人要慎用。甘草一般煎服,2~6g,调和诸药用量宜小,作为主药用量宜稍大,可用 10g 左右。

二、甘草中皂苷类化学成分的提取分离技术

甘草酸分子中含有三个羧基,通常以钾盐或钙盐形式存在于甘草中,其盐易溶于水,故可用水提法提取。水提液加酸酸化即产生游离的皂苷。甘草酸不易精制,一般制成钾盐后,才能得到精制品。

工艺流程如下：

（一）甘草酸单钾盐的制备

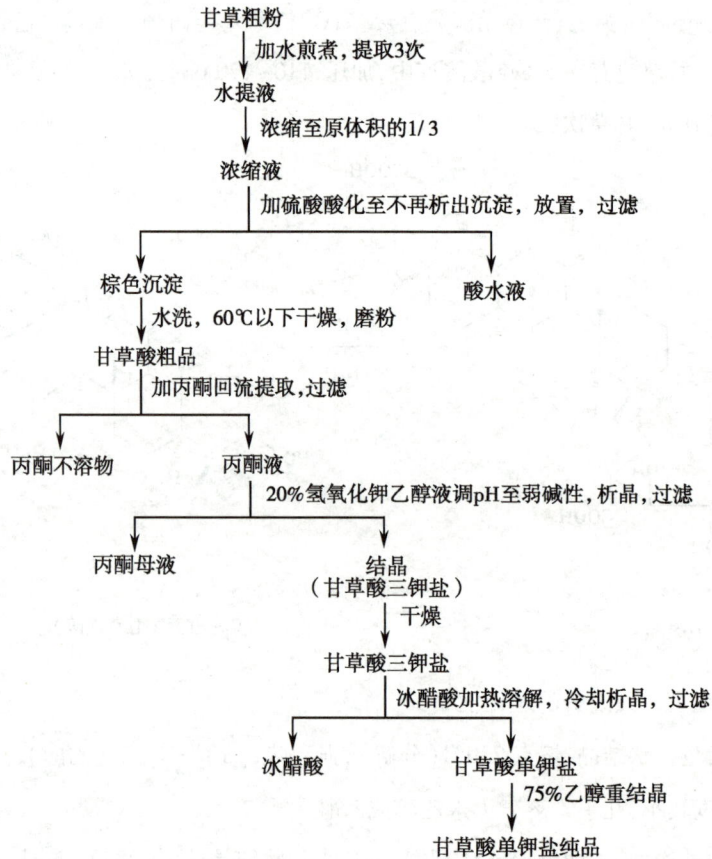

```
                        甘草粗粉
                          │加水煎煮，提取3次
                        水提液
                          │浓缩至原体积的1/3
                        浓缩液
                          │加硫酸酸化至不再析出沉淀，放置，过滤
           ┌──────────────┴──────────────┐
        棕色沉淀                        酸水液
           │水洗，60℃以下干燥，磨粉
        甘草酸粗品
           │加丙酮回流提取，过滤
     ┌─────┴─────┐
  丙酮不溶物    丙酮液
                 │20%氢氧化钾乙醇液调pH至弱碱性，析晶，过滤
           ┌─────┴─────┐
        丙酮母液        结晶
                    （甘草酸三钾盐）
                        │干燥
                    甘草酸三钾盐
                        │冰醋酸加热溶解，冷却析晶，过滤
                ┌───────┴───────┐
             冰醋酸          甘草酸单钾盐
                                │75%乙醇重结晶
                            甘草酸单钾盐纯品
```

（二）甘草次酸的制备

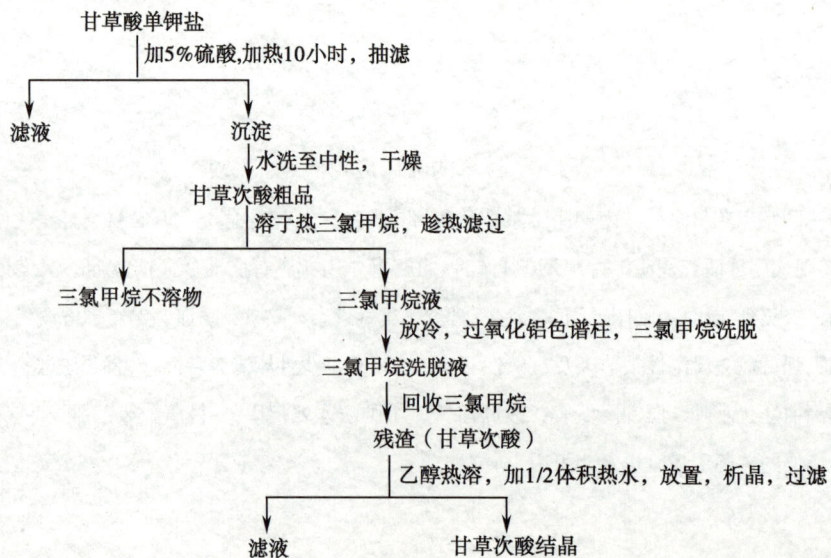

```
                  甘草酸单钾盐
                     │加5%硫酸，加热10小时，抽滤
          ┌──────────┴──────────┐
        滤液                  沉淀
                                │水洗至中性，干燥
                           甘草次酸粗品
                                │溶于热三氯甲烷，趁热滤过
          ┌─────────────────────┴─────────┐
     三氯甲烷不溶物                   三氯甲烷液
                                        │放冷，过氧化铝色谱柱，三氯甲烷洗脱
                                   三氯甲烷洗脱液
                                        │回收三氯甲烷
                                   残渣（甘草次酸）
                                        │乙醇热溶，加1/2体积热水，放置，析晶，过滤
          ┌─────────────────────────────┴─────────┐
        滤液                              甘草次酸结晶
```

　　流程说明：甘草中甘草酸以钾盐形式存在，可溶于水，甘草粗粉用水煎煮，提取液加硫酸酸化，静置后过滤得甘草酸粗品。甘草酸丙酮液与氢氧化钾反应生成甘草酸三钾盐，加乙醇析出甘草酸三钾

盐沉淀,该盐与热冰醋酸反应生成甘草酸单钾盐,放冷后析出甘草酸单钾盐结晶,用乙醇重结晶进一步精制。

甘草次酸较难水解,故需要5%硫酸溶液长时间加热,甘草次酸极性相对较小,易溶于三氯甲烷,因此用三氯甲烷萃取,氧化铝柱色谱用三氯甲烷洗脱,甘草次酸溶于三氯甲烷中。利用甘草次酸可溶于热乙醇,难溶于冷稀乙醇及水的性质,对其进行精制。

▶▶ 课堂活动

甘草酸三钾盐沉淀与热冰醋酸反应生成甘草酸单钾盐的原理是什么? 如何鉴别提取液中含有甘草皂苷类成分?

任务 9-3　穿山龙中皂苷类化学成分的提取分离技术

一、必备知识

穿山龙,别名穿龙薯蓣,为薯蓣科植物穿龙薯蓣(*Dioscorea nipponica* Makino)的干燥根茎。分布于内蒙古、吉林、辽宁、河北、河南、山西、陕西、甘肃、四川、贵州、湖南、湖北等地。穿山龙具有祛风除湿、舒筋通络、活血止痛、止咳平喘的功效,用于风湿痹病,关节肿胀,疼痛麻木,跌仆损伤,闪腰岔气,咳嗽气喘等症状。其主要成分薯蓣皂苷的皂苷元是制药工业合成甾体激素和甾体避孕药的重要原料。

(一) 穿山龙中主要有效成分的结构类型

穿山龙含多种甾体皂苷类化合物,其主要成分为薯蓣皂苷,属于异螺旋甾烷型甾体皂苷类,由薯蓣皂苷元和1分子葡萄糖及2分子鼠李糖结合而成,结构如下:

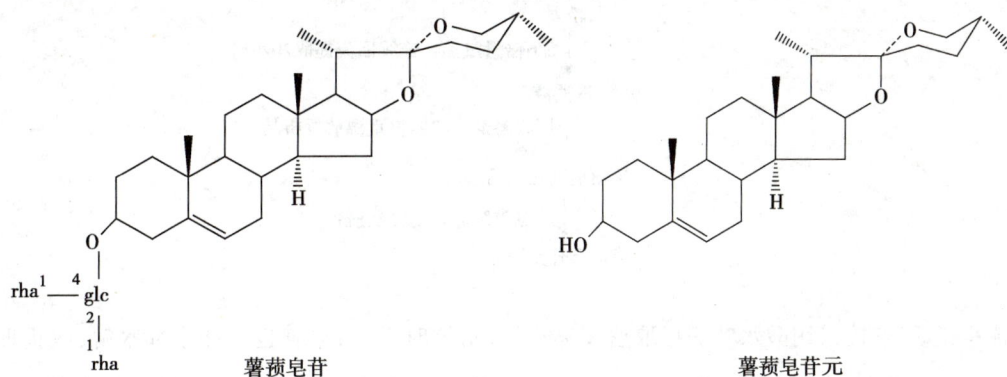

薯蓣皂苷　　　　　　　薯蓣皂苷元

(二) 穿山龙中主要有效成分的理化性质

薯蓣皂苷,分子式为 $C_{45}H_{72}O_{16}$,分子量869.08,白色针晶或无定形粉末,熔点 275～277℃(分解),$[\alpha]_D^{13}-115°$(C=0.373,乙醇)。微溶于水,可溶于甲醇、乙醇,难溶于苯,乙醚,三氯甲烷等溶剂。

薯蓣皂苷元,分子式 $C_{27}H_{42}O_3$,分子量414.61,熔点 204～207℃,$[\alpha]_D^{25}-129°$(三氯甲烷),可溶于

乙醚、石油醚、汽油等有机溶剂,不溶于水。

二、穿山龙中皂苷类化学成分的提取分离技术

　　工业上提取薯蓣皂苷元,采用穿山龙为原料,直接加热酸水解或酸水解前进行预发酵的方法,使皂苷水解成皂苷元,再利用薯蓣皂苷元不溶于水,而溶于亲脂性有机溶剂的性质,用汽油或甲苯等有机溶剂把它提取出来,经结晶与重结晶、脱色处理后即得到薯蓣皂苷元。

　　工艺流程如下:

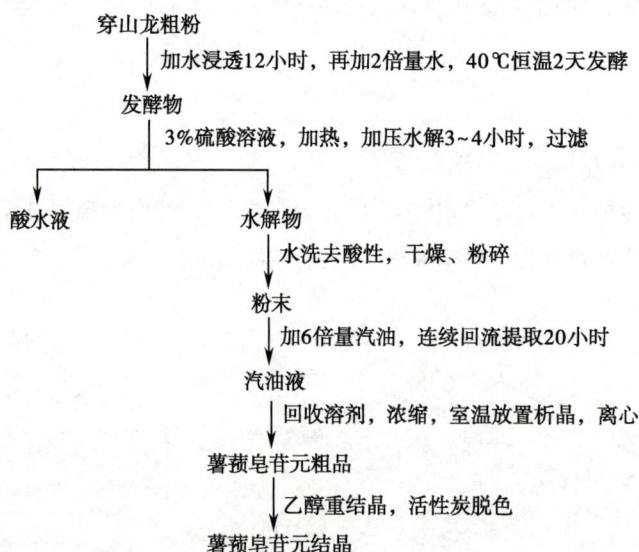

穿山龙粗粉
│　加水浸透12小时,再加2倍量水,40℃恒温2天发酵
发酵物
│　3%硫酸溶液,加热,加压水解3~4小时,过滤
┌──────────────┴──────────────┐
酸水液　　　　　　　　　　水解物
　　　　　　　　　　　　│　水洗去酸性,干燥、粉碎
　　　　　　　　　　　粉末
　　　　　　　　　　　│　加6倍量汽油,连续回流提取20小时
　　　　　　　　　　　汽油液
　　　　　　　　　　　│　回收溶剂,浓缩,室温放置析晶,离心
　　　　　　　　　薯蓣皂苷元粗品
　　　　　　　　　│　乙醇重结晶,活性炭脱色
　　　　　　　　　薯蓣皂苷元结晶

　　流程说明:直接采用酸水解法提取薯蓣皂苷元,水解时间长,皂苷也未能全部水解,故提取率较低,约2%。在原料酸水解前进行预发酵处理,不仅可以缩短水解时间,还可提高薯蓣皂苷元的收率。

▶ **课堂活动**

　　从植物中提取甾体皂苷元,还可采用什么方法? 如何鉴定提取物是否为薯蓣皂苷元?

点滴积累 ∨

1. 皂苷按皂苷元化学结构可分为甾体皂苷（中性皂苷）和三萜皂苷（酸性皂苷）。

2. 皂苷具有表面活性和溶血作用，皂苷在含水正丁醇中有较大溶解度。

3. 可采用溶剂提取法提取皂苷类化学成分，采用溶剂沉淀法、胆甾醇沉淀法、铅盐沉淀法及色谱法对皂苷进行分离和精制。

目标检测

一、选择题

（一）单项选择题

1. 三萜皂苷元由多少个碳原子组成（　　　）

    A. 27　　　　　　　　　　　B. 30　　　　　　　　　　　C. 23

    D. 24　　　　　　　　　　　E. 21

2. 螺旋甾烷的结构为（　　　）

    A. C_{25} 上甲基处于平伏键　　　　　　　B. C_{25} 上甲基处于直立键

    C. C_{20} 上甲基处于平伏键　　　　　　　D. C_{20} 上甲基处于直立键

    E. A/B、B/C 和 C/D 环都反式稠合

3. 不符合 β-香树脂烷型结构特点的是（　　　）

    A. 属于三萜类皂苷　　　　　　　　　　B. C_{23}、C_{24} 连接在 C_4 位上

    C. C_{29}、C_{30} 连接在 C_{20} 上　　　　　　D. A、B、C、D、E 环都是六元环

    E. C_{29}、C_{30} 分别连接在 C_{19}、C_{20} 上

4. 不符合皂苷通性的是（　　　）

    A. 为白色结晶　　　　　　　　　　　　B. 多具辛辣味

    C. 黏膜刺激性　　　　　　　　　　　　D. 振摇后能产生泡沫

    E. 多有溶血作用且强弱不同

5. 分别向酸管（盐酸）和碱管（氢氧化钠）中加入三萜皂苷水溶液后振摇，现象是（　　　）

    A. 两管泡沫高度相同　　　　　　　　　B. 两管均无泡沫

    C. 酸管有泡沫，碱管无泡沫　　　　　　D. 碱管泡沫高于酸管几倍

    E. 酸管泡沫高于碱管几倍

6. 皂苷难溶于下列哪种溶剂（　　　）

    A. 水　　　　　　　　　　　B. 甲醇　　　　　　　　　　C. 乙醇

    D. 正丁醇　　　　　　　　　E. 三氯甲烷

7. 具有溶血作用的苷类化合物为（　　　）

    A. 人参总皂苷　　　　　　　B. A 型人参皂苷　　　　　　C. B 型人参皂苷

    D. 强心苷　　　　　　　　　E. 香豆素苷

8. 从水液中萃取皂苷类化合物常用的溶剂是( )
   A. 丙酮　　　　　　　B. 乙醚　　　　　　　C. 乙酸乙酯
   D. 正丁醇　　　　　　E. 甲醇

9. Liebermann-Burchard 反应所使用的试剂是( )
   A. 三氯甲烷-浓硫酸　　B. 三氯醋酸　　　　　C. 香草醛-浓硫酸
   D. 醋酐-浓硫酸　　　　E. 三氯化铁-冰醋酸

10. 含皂苷的中药制成下列何种剂型时必须做溶血试验( )
   A. 片剂　　　　　　　B. 颗粒剂　　　　　　C. 散剂
   D. 合剂　　　　　　　E. 注射剂

（二）多项选择题

1. 按皂苷元的化学结构可将皂苷分为( )
   A. 甾体皂苷　　　　　B. 单糖链皂苷　　　　C. 三萜皂苷
   D. 次皂苷　　　　　　E. 双糖链皂苷

2. 五环三萜皂苷包括( )
   A. β-香树脂烷型　　B. α-香树脂烷型　　C. 羽扇豆烷型
   D. 达玛烷型　　　　　E. 羊毛脂甾烷型

3. 皂苷具有下列哪些性质( )
   A. 吸湿性　　　　　　B. 表面活性　　　　　C. 溶血性
   D. 味苦辛辣　　　　　E. 黏膜刺激性

4. 皂苷可溶于下列哪些溶剂( )
   A. 含水稀醇　　　　　B. 正丁醇　　　　　　C. 热水
   D. 乙醚　　　　　　　E. 三氯甲烷

5. 从中药中提取纯化皂苷常用的方法包括( )
   A. 乙醇提取液回收溶剂,正丁醇萃取法
   B. 乙醇提取,乙醚沉淀法
   C. 乙醇提取丙酮沉淀法
   D. 甲醇提取丙酮沉淀法
   E. 盐酸水解三氯甲烷萃取法

6. 精制皂苷时,将粗皂苷溶于甲醇,然后加什么溶剂可使皂苷析出( )
   A. 水　　　　　　　　B. 丙酮　　　　　　　C. 甲醇
   D. 乙醚　　　　　　　E. 乙醚-丙酮(1:1)

7. 皂苷的分离与精制方法有( )
   A. 溶剂沉淀法　　　　B. 胆甾醇沉淀法　　　C. 乙醇沉淀法
   D. 色谱法　　　　　　E. 铅盐沉淀法

8. 分离皂苷时常使用的色谱分离方法有( )

A. 吸附色谱法　　　　B. 分配色谱法　　　　C. 大孔吸附树脂法

D. 离子交换树脂法　　E. 高效液相色谱法

9. 区别三萜皂苷和甾体皂苷的方法有(　　)

A. 发泡试验　　　　B. 三氯甲烷-浓硫酸反应　　C. 溶血试验

D. 三氯醋酸反应　　E. 醋酐-浓硫酸反应

10. 有关甘草皂苷叙述正确的是(　　)

A. 酸性皂苷　　　　　　　　B. 植物体内以钾、钙盐存在

C. 又称甘草次酸　　　　　　D. 属于五环三萜类皂苷

E. 中性皂苷

二、简答题

1. 皂苷类化合物按化学结构可分为哪几类?

2. 为什么含有皂苷的中药一般不能作成注射剂? 为什么人参总皂苷能作成注射剂?

3. 常用哪些试验来检测药材中是否存在皂苷类成分?

实训八　甘草中甘草酸的提取分离与检识

【实训目的】

1. 学会运用煎煮法、回流法和结晶法等方法从甘草中提取、分离精制皂苷类成分。

2. 学会用显色反应及色谱法检识皂苷类成分。

【实训原理】

甘草酸以钾盐的形式存在于植物体内,易溶于热水,因此可用水提取甘草酸钾盐,水提液加硫酸酸化后生成游离甘草酸,因其在冷水中的溶解度较小而沉淀析出,即可得甘草酸。

由于甘草酸不易精制,一般将其转变为甘草酸的单钾盐。甘草酸可溶于丙酮,加氢氧化钾后生成甘草酸三钾盐结晶,此结晶用热冰醋酸溶解生成甘草酸的单钾盐,该盐难溶于冷冰醋酸而结晶析出。

【实训内容】

(一) 实训材料

1. 设备　电炉、托盘天平、量筒、玻璃棒、纱布、滴管、抽滤装置、圆底烧瓶、冷凝管、水浴锅、烧杯、pH试纸、层析缸、试管、锥形瓶、渗漉筒。

2. 药品　甘草粗粉、蒸馏水、硫酸、丙酮、氢氧化钾、乙醇、冰醋酸、盐酸、甲醇、三氯甲烷、甘草酸对照品、正丁醇、醋酐、氯化钠、红细胞悬浮液、五氯化锑、氢氧化钠、硅胶G、CMC-Na。

（二）实训步骤

1. 甘草酸（粗品）的提取　取甘草粗粉 100g，加水煎煮提取 2~3 次，滤过得水提液，静置，取上清液，浓缩至原体积的 1/3 得甘草浸膏（含甘草酸>20%）。浸膏加 3 倍量水溶解，加硫酸酸化至不再析出沉淀，放置，滤过得棕色沉淀，沉淀水洗至中性，干燥，即得甘草酸粗品。

2. 甘草酸单钾盐的制备　取甘草酸粗品，加丙酮回流提取 2~3 次，合并丙酮液，滤过，滤液加 20%KOH 乙醇液调 pH 至弱碱性，静置析晶，得结晶（甘草酸三钾盐）。结晶物干燥，冰醋酸热溶，冷却，析晶，滤过得甘草酸单钾盐结晶，75% 乙醇重结晶即可得精制品。

3. 检识

1）溶血试验：取清洁试管两支，一支加入甘草的水浸液 0.5ml，另一支加入蒸馏水 0.5ml 作对照，然后各加入 0.9% 氯化钠水溶液 0.5ml，摇匀，再向每支试管中加入红细胞悬浮液 1ml，充分摇匀，静置，观察溶血现象。

2）醋酐-浓硫酸反应：将样品溶于醋酐中，加浓硫酸－醋酐（1∶20），观察颜色变化。

3）三氯甲烷-浓硫酸反应：样品溶于三氯甲烷，加入浓硫酸后，观察两层的颜色变化及荧光。

4）五氯化锑反应：将样品三氯甲烷或醇溶液点于滤纸上，喷以 20% 五氯化锑的三氯甲烷溶液（不应含乙醇和水），干燥后 60~70℃ 加热，观察颜色变化。

5）薄层色谱检识：

薄层板：1% 氢氧化钠溶液制备的硅胶 G-CMC-Na 板。

样品：甘草酸精制品乙醇溶液。

对照品：甘草酸对照品乙醇溶液。

展开剂：乙酸乙酯-甲酸-冰醋酸-水（15∶1∶1∶2）。

显色剂：10% 硫酸乙醇溶液，在 105℃ 加热至斑点显色清晰。

【实训注意】

1. 提取甘草酸粗品时，水提液酸化后析出的沉淀，杂质较多难以过滤，故可倾出上清液再抽滤。

2. 甘草酸粗品必须洗涤至中性，干燥，以免影响下一步操作。

3. 甘草酸与氢氧化钾生成甘草酸的三钾盐，在丙酮与乙醇混合溶剂中难溶而析出结晶。将此盐溶于热冰醋酸，由于皂苷元上羧基酸性强于糖上羧基，而形成甘草酸的单钾盐，甘草酸的单钾盐难溶于冷冰醋酸而析晶。

4. 甘草酸三钾盐易吸潮，保存时需在干燥器中保存。

【实训检测】

1. 甘草酸属于哪类皂苷，从甘草中提取甘草酸是利用了它的什么性质？

2. 从植物中提取分离三萜皂苷可用什么方法？

3. 请设计从其他含三萜皂苷的药材中提取分离皂苷元的方法，并说明原理。

（张　晶）

模块十

中药中萜类与挥发油化学成分的提取分离技术

导学情景 ∨

情景描述：

　　东晋名医葛洪在其著作《肘后备急方》中记载："青蒿一握，以水二升渍，绞取汁，尽服之"，以此治疗疟疾寒热。

学前导语：

　　以屠呦呦为代表的我国科学家，对青蒿进行了深入细致的研究，终于从青蒿中成功提取得到了抗疟有效成分青蒿素。经过对青蒿素结构进行修饰改造，又获得了一系列临床疗效更好的青蒿素衍生物，首次在自然科学领域为我国夺得诺贝尔奖。青蒿素就属于我们要介绍的萜类化合物。轻揉青蒿茎叶，蒿香四溢。说明除青蒿素外，青蒿尚含大量挥发性成分，该成分气清香、易挥发、难溶于水，我们称之为"挥发油"。

　　本模块将重点学习萜与挥发油类成分的结构性质、提取分离及应用实例。

一、萜类化学成分基础知识

　　萜类化合物(terpenoids)在自然界分布极为广泛，因其多有苦味，也曾被称为苦味素(bitter principles)，它是甲戊二羟酸(mevalonic acid, MVA)在植物体内经复杂的生物过程演变而成的一系列化合物，多具有异戊二烯聚合体样的基本骨架。萜类化合物主要存在于种子植物，在菌类及苔藓类植物中也有发现，数量众多，活性广泛。例如：丹参酮有抗心绞痛作用，莪术醇有抗肿瘤作用，栀子苷有通利胆汁作用，穿心莲内酯有抗菌消炎作用，甘草次酸有肾上腺皮质激素样作用，青蒿素有抗疟作用等。

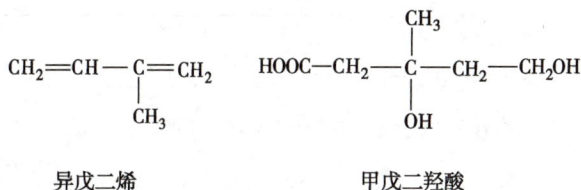

$$CH_2=CH-\underset{\underset{CH_3}{|}}{C}=CH_2 \qquad HOOC-CH_2-\underset{\underset{OH}{|}}{\overset{\overset{CH_3}{|}}{C}}-CH_2-CH_2OH$$

　　　　　异戊二烯　　　　　　　　　甲戊二羟酸

知识链接

萜的生源途径

经验异戊二烯法则：早年对"萜"进行结构研究时，发现其基本碳架均由异戊二烯单位以头-尾顺序或非头-尾顺序相连而成，具 $(C_5H_8)_n$ 通式。此外，对"萜"进行降解反应可得到异戊二烯，用异戊二烯亦可合成简单的"萜"。Wallach 总结了大量此类实验结果，于1887年提出"异戊二烯法则"，认为"萜"是由异戊二烯单位以头-尾或非头-尾顺序相连而成。

生源异戊二烯法则：随着新的"萜"不断涌现，人们发现许多"萜"的结构不合乎"异戊二烯法则"，且在相当长的一段时间内，在几乎所有植物体内未发现游离异戊二烯的存在。于是 Ruzicka 在1938年提出"生源异戊二烯法则"，认为甲戊二羟酸是各类"萜"生物合成的关键前体，由其衍变所形成的植物成分都可称为萜类化合物。

（一）萜类化学成分的结构类型

异戊二烯虽然不是生成萜类化合物的真正前体物，但大部分萜类化合物的结构仍可看作异戊二烯的聚合体及其含氧和饱和程度不等的衍生物。借异戊二烯单位对萜类化合物进行碳架划分，有助于未知萜类成分的结构测定，也方便人们对其结构进行分类。因此，目前通常按照萜类化合物分子中含有的异戊二烯单位多少对其进行分类，结果见表10-1。

ER-10-1

萜类化合物的分类

表 10-1　萜类化合物的分类及分布

名称	异戊二烯单位数	分布
单萜（monoterpenoids）	2	挥发油
倍半萜（sesqniterpenoids）	3	挥发油、苦味素、树脂
二萜（diterpenoids）	4	树脂、苦味素、植物醇
二倍半萜（sesterpenoids）	5	海绵、植物病菌、昆虫代谢物
三萜（triterpenodis）	6	树脂、植物乳汁等
四萜（tetraterpenodis）	8	植物胡萝卜素类
多萜（polyterpenoids）	>8	橡胶

1. 单萜类　单萜类化合物可看作由2个异戊二烯单位构成、含10个碳原子的化合物及其衍生物，广泛分布于高等植物的分泌组织中，是多数植物挥发油的主要组成成分。单萜类化合物常见结构类型见表10-2。

表 10-2 单萜类化合物常见结构类型

结构类型	活性成分	主要来源
链状单萜	香叶醇（geraniol）	牻牛儿苗油、玫瑰油、香茅油等
单环单萜	薄荷醇（menthol）	唇形科植物薄荷（*Mentha haplocalyx* Briq.）的挥发油。它可从薄荷油中析出，习称薄荷脑
双环单萜	樟脑（camphor）	樟树科植物樟［*Cinnamomum camphora*（L.）Presl］的挥发油
环烯醚萜	栀子苷（geniposide）	茜草科植物栀子（*Gardenia jasminoides* Ellis）的干燥成熟果实
裂环环烯醚萜	龙胆苦苷（gentiopicroside）	龙胆科植物条叶龙胆（*Gentiana manshurica* Kitag.）、龙胆（*Gentiana scabra* Bge.）、三花龙胆（*Gentiana triflora* Pall）或坚龙胆（*Gentiana rigescens* Franch.）的干燥根和根茎

2. 倍半萜类 倍半萜类化合物可看作由 3 个异戊二烯单位构成、含 15 个碳原子的一类化合物及其衍生物。倍半萜多与单萜共存于植物挥发油中，也是挥发油的主要组成成分。倍半萜的含氧衍生物多有较强的生物活性及香气，是医药、食品、化妆品工业的重要原料。著名的抗疟药物青蒿素即属于倍半萜内酯类。倍半萜类化合物常见结构类型见表 10-3。

表 10-3　倍半萜类化合物常见结构类型

结构类型	活性成分	主要来源
链状倍半萜	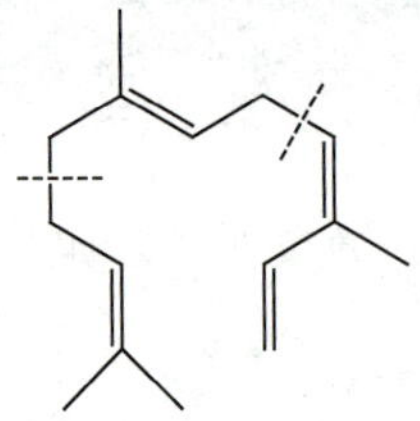 α-金合欢烯（α-farnesene）	金合欢花的挥发油
单环倍半萜	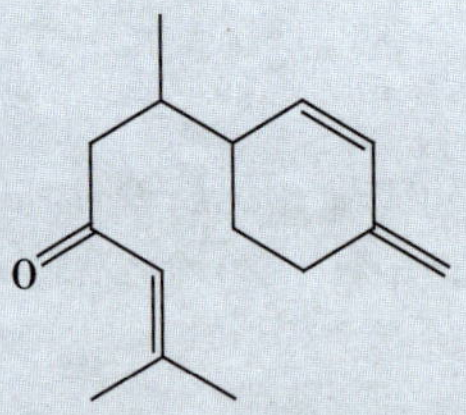 姜黄酮（turmerone）	姜科植物姜黄（Curcuma longa L.）根茎的挥发油
双环倍半萜	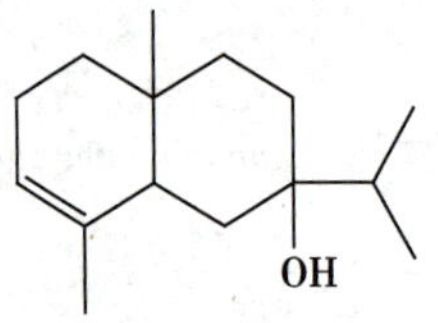 α-桉叶醇（α-eudesmol）	桃金娘科植物蓝桉（Eucalyptus globules Labill.）叶的挥发油
奠类倍半萜	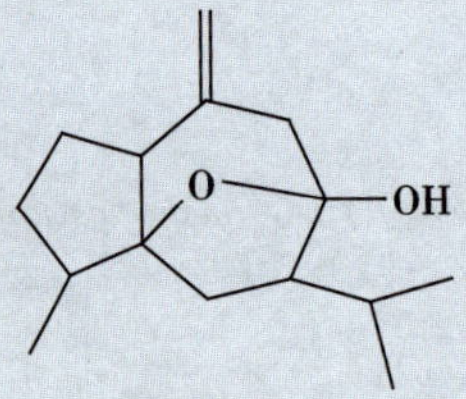 莪术醇（curcumol）	姜科植物蓬莪术（Curcuma phaeocaulis Val.）、温郁金（Curcuma wenyujin Y. H. Chen et C. Ling）、广西莪术（Curcuma kwangsiensis S. G. Lee et C. F. Liang）的根茎挥发油

知识链接

青 蒿 素

　　青蒿素（artemisinin）是中国科学家 1972 年从菊科植物黄花蒿（Artemisia annua L.）中分离得到的倍半萜的过氧化物，具有显著的抗恶性疟疾作用。青蒿素具有高效、速效等优点，但半衰期短、水溶性小、复发率高，影响临床应用。对其结构进行修饰后获得一批新药。如将青蒿素还原成双氢青蒿素（dihydroartemisinin），再甲基化制成蒿甲醚（artemether），抗疟活性提高 6~8 倍，临床复发率由 48% 降至 7%；若与丁二酸（琥珀酸）生成水溶性的青蒿琥珀酰单酯钠（青蒿琥酯，artesunate），可制成注射剂，疗效提高 9 倍。

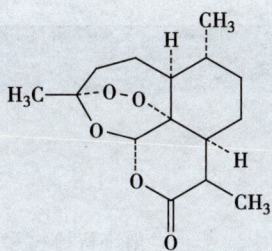

青蒿素

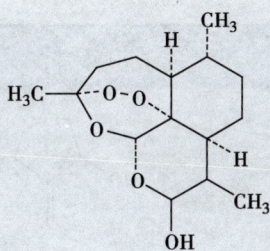

双氢青蒿素

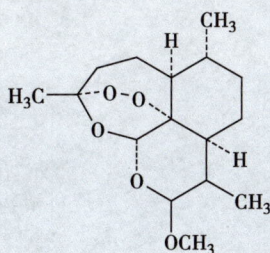

蒿甲醚

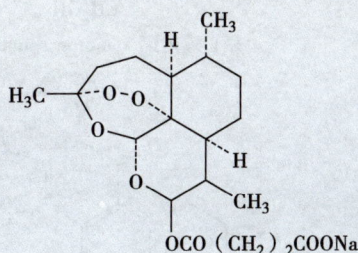

青蒿琥酯钠

青蒿素类药物毒性低、抗疟性强，被 WTO 批准为世界范围内治疗脑型疟疾和恶性疟疾的首选药物。1986 年，青蒿素获得一类新药证书，双氢青蒿素也获一类新药证书。这些成果分别获得国家发明奖和全国十大科技成就奖。2011 年 9 月 23 日，青蒿素研究的领军人物，中国女科学家屠呦呦首次为我国获得美国纽约拉斯克奖。2015 年 10 月 5 日，屠呦呦又获得本年度诺贝尔生理学与医学奖，这是中国人第一次代表祖国获取自然科学类诺贝尔奖。

3. 二萜类与二倍半萜类　二萜类化合物可看作由 4 个异戊二烯单位构成、含 20 个碳原子的一类化合物及其衍生物，二萜及以上聚合度的萜类化合物无挥发性，不能随水蒸气蒸馏。许多二萜类化合物具显著生理活性。

二倍半萜类化合物可看作由 5 个异戊二烯单位构成、含 25 个碳原子的一类化合物及其衍生物，数量较少。

二萜类化合物常见结构类型见表 10-4。

表 10-4　二萜类化合物常见结构类型

结构类型	活性成分	主要来源
链状二萜	植物醇（phytol）	叶绿素的水解产物
单环二萜	维生素 A(vitamin A)	鱼肝油

结构类型	活性成分	主要来源
双环二萜	穿心莲内酯（andrographolide）	爵床科植物穿心莲［*Andrographis paniculata*（Burm. f.）Nees］的干燥地上部分
多环二萜	丹参酮 II_A（tanshinone II_A）	唇形科植物丹参（*Salvia miltiorrhiza* Bge.）的干燥根和根茎

4. **三萜、四萜和多萜类**　三萜类化合物有 6 个异戊二烯单位，30 个碳原子，以游离或皂苷形式存在。四萜类化合物有 8 个异戊二烯单位，40 个碳原子，以胡萝卜烃类为代表。异戊二烯单位数多于 8 的萜类化合物称为多萜，在自然界数量不多，以橡胶为代表。三萜、四萜类化合物常见结构类型见表 10-5。

表 10-5　三萜、四萜类化合物常见结构类型

结构类型	活性成分	主要来源
四环三萜	茯苓酸（pachymic acid）	多孔菌科真菌茯苓［*Poria cocos*（Schw.）Wolf］的干燥菌核
五环三萜	甘草次酸（glycyrrhetinic acid）	豆科植物甘草（*Glycyrrhiza uralensis* Fisch.）、胀果甘草（*Glycyrrhiza inflata* Bat.）或光果甘草（*Glycyrrhiza glabra* L.）的干燥根和根茎

结构类型	活性成分	主要来源
四萜	\n\n*β*-胡萝卜素（*β*-carotene）	伞形科植物胡萝卜（*Daucus carota* L. var. *sativa* Hoffm.）的根

▶ **课堂活动**

画一画，看看三萜类化合物茯苓酸能否画出 6 个异戊二烯结构单位？结果说明了什么问题？

（二）萜类化学成分的理化性质

1. 性状 小分子的单萜、倍半萜类化合物常温下多为油状液体，少数为低熔点晶形固体，多数具有特殊香气和挥发性。二萜、二倍半萜、三萜和四萜类化合物为固体结晶或粉末，无挥发性。萜苷类化合物均为固体且无挥发性。

萜类化合物多数缺乏长的共轭系统，没有颜色。少数萜类如四萜胡萝卜素类化合物、薁类倍半萜化合物（详见"挥发油类化学成分的理化性质"）结构中有较长的共轭双键系统，分别显美丽的橙黄至深红色及蓝色。

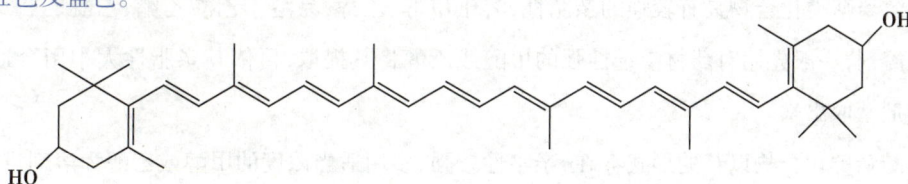

玉米黄素（橙黄色）

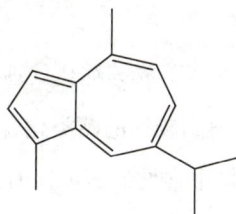

愈创木薁（蓝色）

萜类化合物多数具有苦味，尤其是环烯醚萜、倍半萜、二萜及三萜类化合物，早年所称苦味素即属此类。个别萜类化合物具有强烈的甜味，如甜菊苷、甘草苷。

多数萜类化合物有不对称碳原子，具光学活性。低分子萜类化合物具有较高的折光率。

2. 溶解性 游离萜类化合物亲脂性强，难溶于水，易溶于一般有机溶剂。但萜苷则亲水性明显，易溶于水、甲醇及乙醇，难溶于多数亲脂性有机溶剂。具羧基、内酯结构的萜类化合物能溶于碱水或加热时溶于碱水，酸化后又可重新析出，此性质可用于分离和纯化具有此类结构的萜类化合物。

3. 水解性 环烯醚萜类化合物在植物中以葡萄糖苷的形式存在，对酸很敏感，其苷键易被酸水解断裂,产生的苷元因具有半缩醛结构,性质活泼,容易进一步发生聚合等反应而变黑色。中药玄参、地黄、龙胆经炮制或久贮后变黑,就是植物中所含环烯醚萜苷水解的缘故。

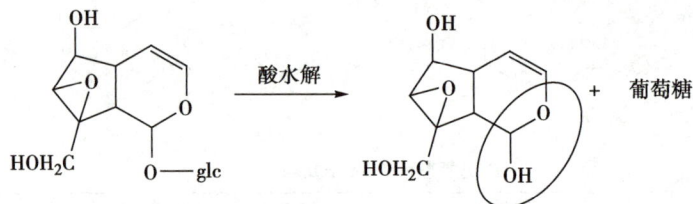

地黄中梓醇的水解（圈出部分示半缩醛结构）

注意萜类化合物对热、光、酸及碱较敏感,长时间接触,常会引起其氧化、重排及聚合反应,导致结构变化。因此,在提取分离及贮存萜类化合物时,应注意尽量避免以上因素的影响。

▶ 课堂活动

　　试从结构上分析游离萜类化合物为什么多数亲脂性较强?

（三）萜类化学成分的提取分离

1. 萜类化合物的提取　对于具有较强挥发性的单萜和倍半萜类化合物,常用水蒸气蒸馏法提取。具有升华性的萜类化合物（如樟脑）,可用升华法提取。

一般游离萜类化合物具有较强的亲脂性,溶于甲醇、乙醇,易溶于乙酸乙酯、乙醚、三氯甲烷、苯等亲脂性溶剂,一般先用对药材渗透性强的甲醇或乙醇将其提取,再依其亲脂性大小用合适的亲脂性有机溶剂萃取出来。

环烯醚萜类化合物以苷的形式存在,亲水性较强,多用适当浓度的甲醇或乙醇为溶剂进行提取,并注意避免与酸接触,以防止苷键发生裂解。

其他以萜苷形式存在的萜类化合物亦用极性较高的溶剂,如水、适当浓度的乙醇等提取。

2. 萜类化合物的分离

（1）结晶法:有些萜类化合物的提取液经萃取等纯化处理后,回收溶剂到小体积时,往往有结晶析出,滤取结晶,用合适的溶剂重结晶,可得到较纯的萜类化合物。

（2）利用特殊功能团分离:萜类化合物中常见的官能团有双键、羰基、内酯环、羧基、碱性氮原子（萜类生物碱）等。具有双键、羰基的萜类化合物,可与某些试剂生成结晶性加成物而实现分离;具有内酯环的萜类化合物,可利用内酯环在碱水中加热开环溶解、酸化后又环合沉出的性质而分离;具有羧基的萜类化合物可利用其碱溶酸沉的性质而分离;而萜类生物碱可利用酸溶碱沉法分离。

（3）柱色谱法:常用的吸附剂有硅胶、中性氧化铝等,其中硅胶应用最广。分离萜烃时,洗脱剂通常选用低极性单一有机溶剂,如石油醚、环己烷、苯、三氯甲烷等。分离萜的含氧衍生物时,多采用添加一定比例高极性溶剂的混合溶剂,如石油醚-乙酸乙酯,甚至混以甲醇等,以适合不同极性的含氧萜类化合物的分离。

（四）萜类化学成分的检识

萜类化合物结构繁杂,无专属性检识方法,常用薄层色谱进行对照检识。薄层色谱吸附剂多用硅胶 G、中性氧化铝 G 或再添加一定比例硝酸银的络合吸附剂(硝酸银络合色谱详见"挥发油类化学成分的提取分离"),展开剂的选择参考上述萜类化合物柱色谱分离法,以通用显色剂如硫酸-香草醛喷雾后加热显色。对于具有特殊结构或特殊官能团的萜类化合物,则可依特殊结构或特殊官能团的性质进行检识。如薁类衍生物的三氯甲烷液滴加 5%溴的三氯甲烷液,可产生蓝色、紫色或绿色;环烯醚萜类化合物与氨基酸共热可产生红色至蓝色;具酚羟基结构的萜类化合物可与三氯化铁试剂反应产生蓝、紫等颜色;具内酯结构的萜类化合物可发生异羟肟酸铁反应显红色,等等。

二、挥发油类化学成分基础知识

挥发油(volatile oils)又称精油(essential oils),是广泛存在于植物体中的一类常温下可挥发、具有特异芳香气味、与水不相混溶的油状液体的总称。

挥发油类成分广泛分布在植物界,我国野生与栽培的含挥发油的芳香药用植物有数百种,主要分布在菊科、芸香科、伞形科、唇形科、姜科、木兰科和樟科植物中。挥发油存在于植物的油管、油室、腺毛和树脂道等组织中,多呈油滴状,也有的与树脂、黏液质共存。个别挥发油成分以苷的形式存在,如黑介子油以硫苷的形式存在。挥发油在植物中含量高低不等,多在 1%以下,但某些植物挥发油含量却很高,如丁香挥发油含量可高达 20%左右。

挥发油是中药中很重要的一类有效成分,具有止咳、平喘、祛痰、抗菌、驱虫、祛风、镇痛、解表等功效,在香料工业上也应用广泛。

(一)挥发油类化学成分的结构类型

挥发油为组成复杂的混合物,一种植物挥发油往往含有几十种甚至几百种成分,但常以某一种或数种成分为主。挥发油的化学组成主要有萜类、小分子芳香族、小分子脂肪族化合物。

ER-10-2

挥发油的化学组成

1. 萜类化合物　是挥发油的最主要组成成分,包括单萜、倍半萜及其含氧衍生物。萜类的含氧衍生物有芳香气味且往往活性较强。如龙脑、金合欢醇等。

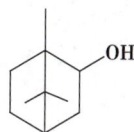

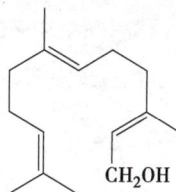

龙脑　　　　　　　　　　　　　　金合欢醇

2. 芳香族化合物　含量仅次于萜类,多属苯丙素衍生物,具有 C_6—C_3 基本骨架。如桂皮醛、茴香醚等。

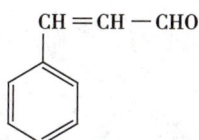

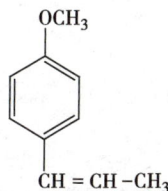

桂皮醛　　　　　　　　　　　　　茴香醚(脑)

3. 脂肪族化合物 含量较低,一般为小分子化合物。如鱼腥草中的甲基正壬酮和橙皮中的正壬醇等。

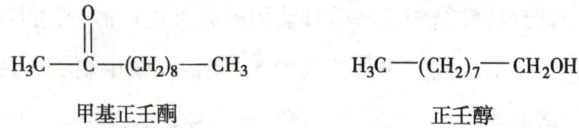

甲基正壬酮   正壬醇

4. 含氮、硫等杂原子的化合物 某些挥发油含有一些含氮、硫等杂原子的挥发性成分。如黑芥子油含芥子苷水解产生的挥发性成分异硫氰酸烯丙酯;大蒜油含大蒜氨酸水解产生的挥发性成分大蒜辣素。

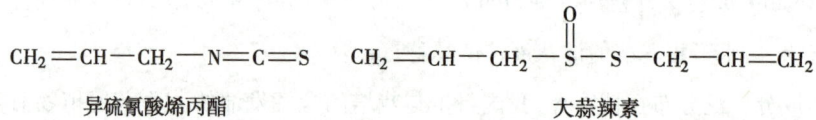

异硫氰酸烯丙酯   大蒜辣素

(二) 挥发油类化学成分的理化性质

1. 性状 多数挥发油常温下为无色或淡黄色油状液体。少数挥发油因含有色素或薁类成分而具有颜色,如洋甘菊油显蓝色。多数挥发油有该植物的特异香味,少数有臭气或腥气味。挥发油的气味常常是鉴别挥发油质量优劣的重要依据。

知识链接

薁与薁类倍半萜

"薁"(azulene)是五元环与七元环骈合成的非苯型的芳烃类化合物。薁类化合物有美丽的颜色,不溶于水,能溶于石油醚、乙醚、乙醇及强酸中,可用 60%~65% 的硫酸或磷酸提取,加水稀释后又可沉淀析出。

薁类倍半萜成分存在于愈创木油、香附子油、桉叶油、胡萝卜油、苍耳子油、洋甘菊油等挥发油中,沸点一般在 250~300℃,多由植物中无色的氢化薁类成分在蒸馏时因高温氧化脱氢而生成,有美丽的蓝色、紫色或绿色。薁类倍半萜成分多具有抑菌、抗肿瘤、杀虫等作用。

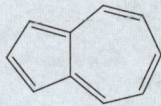   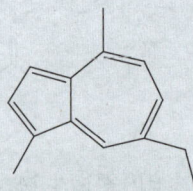   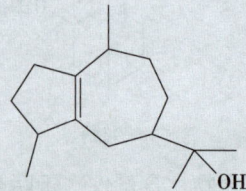

薁(蓝色)   洋甘菊薁(蓝色)   愈创木醇(无色)

---

2. 挥发性 挥发油具有较强的挥发性,在常温下可自行挥散而不留有痕迹,借此与脂肪油相区别。

3. 溶解性 挥发油具有较强的脂溶性,不溶于水,可溶于醇,在醇中的溶解度随醇的浓度增大而升高,易溶于石油醚、苯和乙醚等有机溶剂。挥发油中极性较大的含氧衍生物能微溶于水,如薄荷醇在水中的溶解度为 0.5‰。挥发油虽然难溶于水,但溶解的多为油中具特异香味的含氧衍生物,故挥发油饱和水溶液被称为芳香水剂。如薄荷水,在药物制剂中常用作为矫味剂使用。

4. 结晶性　少数挥发油低温放置时含量高的成分可析出结晶,析出的结晶被称为"脑",如薄荷脑、龙脑等。析出"脑"后的挥发油叫"脱脑油"或"素油"。

5. 稳定性　挥发油长时间与空气、光线接触,会发生氧化变质,从而使挥发油颜色加深,密度增大,改变原有的香气,同时逐渐变成树脂样物质,失去挥发性,高温会加速这一过程。因此,挥发油应贮存在密闭的棕色瓶内,于阴凉低温处保存。

6. 物理常数　折光率、比旋度、相对密度等是挥发油重要的物理常数。多数挥发油比水轻,丁香油、桂皮油等少数挥发油比水重。挥发油无固定沸点,一般沸程在 70~300℃。挥发油具有光学活性,比旋度在 +97°~-117°,折光率在 1.43~1.61 之间。

7. 化学常数　是表示挥发油质量的重要化学指标,包括酸价、酯价、皂化价、碘价等。

酸价(酸值)代表挥发油中游离羧酸和酚类成分的含量。以完全中和 1g 挥发油中含有游离羧酸和酚类化合物所需氢氧化钾的毫克数表示。

酯价(酯值)代表挥发油中酯类成分的含量。以 1g 挥发油中酯类化合物完全水解所消耗氢氧化钾的毫克数表示。

皂化价(皂化值)代表挥发油中酯类、游离羧酸及游离酚类成分的含量总和,等于酸值加酯值。

碘值代表了挥发油中不饱和双键的含量。指 100g 挥发油所能吸收(加成)碘的克数。

上述化学常数不仅反映了挥发油中含氧衍生物或双键的含量,还可以作为检查挥发油质量好坏的依据。当挥发油发生变质时,含氧衍生物的量会增加,不饱和双键减少,上述化学常数中的酸价、酯价、皂化价也会相应增加,碘值会相应降低。

(三) 挥发油类化学成分的提取分离

1. 提取方法

(1)水蒸气蒸馏法:挥发油具有挥发性,可利用加热使其沸腾而大量挥发出来的方法将其提取,但挥发油的沸点一般较高,多在 70~300℃间,此温度下挥发油易遭破坏。水蒸气蒸馏法是依据分压原理,将其与互不混溶的水混合加热,则挥发油将在低于 100℃时即沸腾,此法是从植物中提取挥发油最常用的方法。它的操作分为两种形式:一种是共水蒸馏法,即将已粉碎的药材放入蒸馏器中加水浸泡后,直接加热蒸馏。此法操作简单,但因原料易局部受强热而焦化,或使成分发生变化,所得挥发油芳香性气味发生改变,从而降低挥发油应有的品质。另一种方法为通入水蒸气蒸馏法,是将水蒸气通入待提取的药材中,使挥发油和水蒸气一起蒸出,避免了局部过热对挥发油品质的影响。

水蒸气蒸馏法得到的蒸馏液经冷却分层后即可分取油层。如果挥发油在水中溶解度稍大,不易分层,可加氯化钠或硫酸钠等进行盐析,降低挥发油在水中的溶解度,促使挥发油与水分层,也可盐析后用低沸点有机溶剂如乙醚萃取,低温蒸去萃取溶剂即得挥发油。

水蒸气蒸馏法具有产品纯度高、收率高、成本低、适合大多数挥发油的提取等优点,但提取耗时长、能耗大,且提取温度高,某些在 100℃高温条件下不稳定的挥发油不能采用此方法。

（2）溶剂提取法：挥发油具有亲脂性，可用低沸点亲脂性有机溶剂如乙醚、石油醚等回流提取挥发油，提取液蒸去溶剂即得挥发油。此法所得浸膏含有其他脂溶性成分如树脂、油脂、蜡等，需进一步精制。一般用浓热乙醇溶解浸膏，-20℃左右放置，过滤除去沉淀后，减压蒸去乙醇即可得较纯的挥发油。

（3）冷压法：此法主要适用于挥发油含量较高的新鲜原料中挥发油的提取，如鲜橘、鲜柠檬的果皮。此法所得挥发油保持植物原有的新鲜香气，但纯度较低，常混有水分、黏液质及细胞组织碎片等杂质，并且挥发油提取不完全，往往压榨后的药渣需再进行水蒸气蒸馏提取。

2. 分离方法

（1）结晶法：某些挥发油于-20～0℃低温放置时，其中含量高的成分可析出结晶而被分离。本法操作简便，但分离不完全，适用范围不广泛，常用于挥发油"脑"的制备。例如薄荷油冷至-10℃，12小时析出第一批粗脑，油继续在-20℃冷冻24小时后可析出第二批粗脑，粗脑加热熔融，在0℃冷冻即可得较纯的薄荷脑。

（2）分馏法：分馏法是利用挥发油中各成分沸点不同进行分离的方法。挥发油主要由单萜、倍半萜及它们的含氧衍生物组成，因化合物的碳原子数、双键数目和含氧官能团的不同，各类成分间的沸程有一定差异，并有一定的规律：分子量越小，沸点越低，如一般单萜的沸点小于倍半萜的沸点；萜烃的沸点小于相应含氧衍生物的沸点；同一类萜烃，双键越少，沸点越低；同一类萜的含氧衍生物，含氧官能团的极性越小，沸点越低，如醚<酮<醛<醇<羧酸，但酯比相应的醇沸点高（分子量增加较多的缘故）。

为了防止高温引起挥发油成分结构改变，一般采用减压（如1.333kPa）分馏法，此压力下按温度分为3个馏分：

低沸点（35～70℃）馏分为单萜烯类化合物。

中沸点（70～100℃）馏分为单萜含氧衍生物。

高沸点（100～140℃）馏分为倍半萜及其含氧衍生物和薁类化合物。

分馏法所得的每一馏分为沸点接近的成分的混合物，但已相对单纯，经精馏或结合其他分离方法可得单一化合物。

挥发油的化学法分离

（3）化学法：根据挥发油中各成分的化学结构或功能基的不同，用化学法分离。

1）酸（碱）性成分的分离：挥发油中的酸（碱）性成分可利用它们可与碱（酸）成盐而溶于水，从乙醚液中分离出来，酸（碱）化后，再用乙醚萃取，蒸去乙醚，即得挥发油中的酸（碱）性成分。

2）羰基成分的分离：用亚硫酸氢钠法或吉拉德试剂法将醛或酮类成分从挥发油乙醚液中分离出来。

亚硫酸氢钠法：分离酸、碱性成分后的挥发油乙醚液加30%亚硫酸氢钠水溶液，低温短时振摇萃取，分出水层及析出的结晶物，加酸或碱液使加成物分解，乙醚萃取可得醛、酮类成分。但要注意亚硫酸氢钠过量或温度过高、接触时间过长都可能生成不可逆的双键加成物。

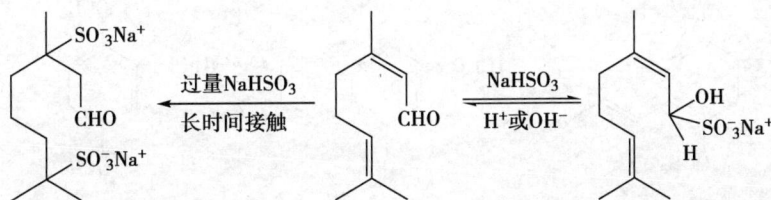

吉拉德试剂法:吉拉德试剂是一类带季铵基团的酰肼化合物,常用吉拉德 P、T 两种,适用于所有羰基成分的分离,方法如下:

分离酸、碱性成分后的挥发油,加吉拉德试剂乙醇液并加 10%醋酸促使反应,加热回流约 1 小时,反应完全后加水稀释,乙醚萃取非羰基成分,分取水层并酸化使加成物分解,再用乙醚萃取出羰基成分。

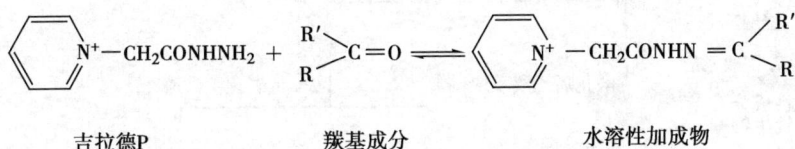

吉拉德P　　　　　羰基成分　　　　　水溶性加成物

3)醇类成分的分离:剩下的挥发油中的醇类成分可利用其与邻苯二甲酸酐或丁二酸酐或丙二酸单酰氯反应生成相应的酸性单酯,转溶于碳酸钠溶液,再将已用乙醚萃取多次的碳酸钠溶液用盐酸酸化后,乙醚提出单酯,蒸去乙醚,残渣用碱水皂化,乙醚萃取,即得醇类成分。

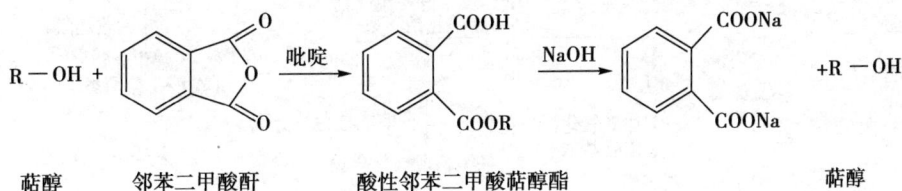

萜醇　　邻苯二甲酸酐　　　酸性邻苯二甲酸萜醇酯　　　萜醇

(4)色谱法:一般用上述方法分离得到的各部分还须进一步分离,通常采用色谱分离法分离会得到较好的分离效果。常用硅胶和氧化铝吸附色谱,洗脱剂石油醚、己烷或用混加一定比例的乙酸乙酯等溶剂系统,等度洗脱或极性由小到大梯度洗脱。

硝酸银络合色谱在挥发油的分离中也很有意义,它可将结构高度相似但双键数目、位置、构型不同的成分分离。吸附剂中硝酸银的添加量一般为 2%~25%,添加方法:将需要量的硝酸银加少量水溶解后用甲醇稀释至约 10%浓度,拌入吸附剂中,挥干溶剂,活化后装柱;薄层色谱可在加水匀浆铺板时将硝酸银预先溶入水中,或将已铺好的色谱板浸入上述 10%浓度的硝酸银甲醇液中片刻,阴干后活化备用。注意硝酸银怕光,操作及贮存应尽量避光进行,柱色谱可外裹一层黑纸遮光。一般被分离化合物的双键数目多、在环外、靠近末端或为顺式结构时形成的硝酸银 π 络合物更稳定,吸附更牢固。例如将 α-细辛醚、β-细辛醚和欧细辛醚的混合物,通过硅胶硝酸银柱,用苯-乙醚(5∶1)洗脱,流出先后顺序是:α-细辛醚、β-细辛醚、欧细辛醚。

α-细辛醚　　　　　　　β-细辛醚　　　　　　　欧细辛醚

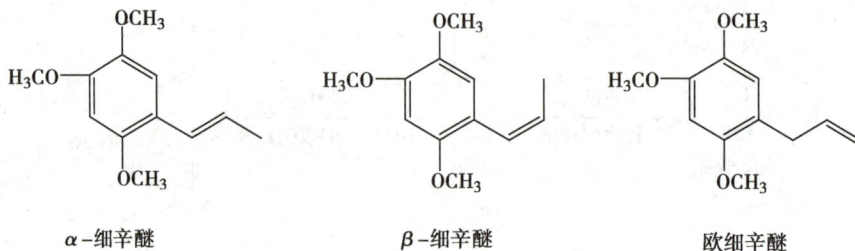

3. 挥发油系统分离工艺

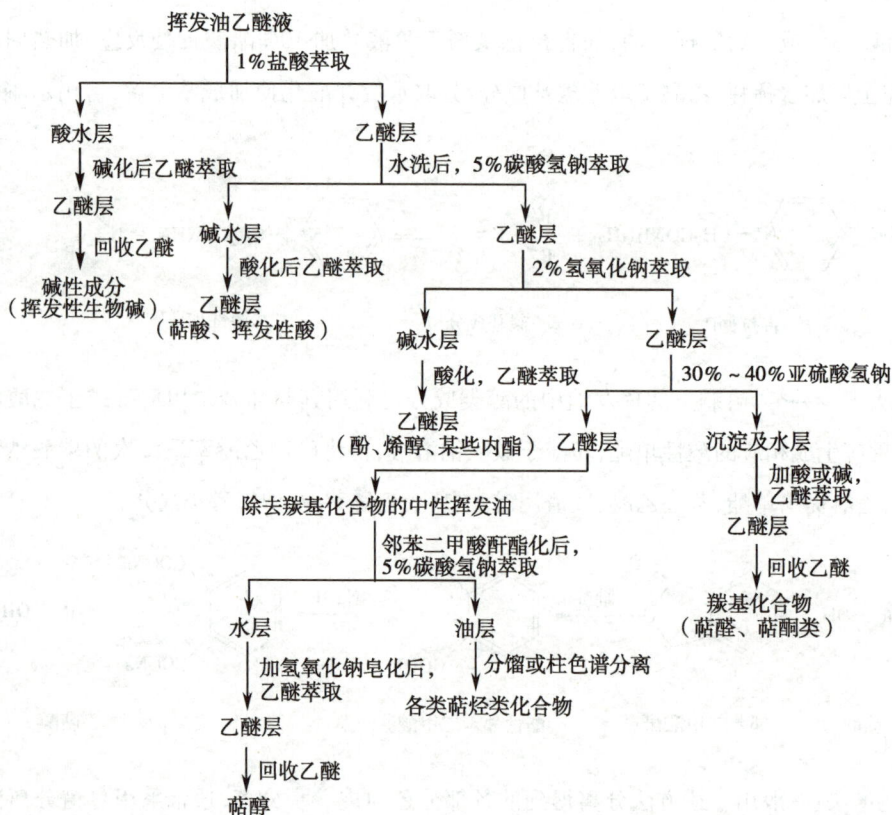

```
                        挥发油乙醚液
                            │ 1%盐酸萃取
          ┌─────────────────┴─────────────────┐
        酸水层                              乙醚层
          │ 碱化后乙醚萃取                    │ 水洗后，5%碳酸氢钠萃取
        乙醚层              ┌────────────────┴────────────────┐
          │ 回收乙醚       碱水层                          乙醚层
       碱性成分             │ 酸化后乙醚萃取                 │ 2%氢氧化钠萃取
     （挥发性生物碱）      乙醚层              ┌─────────────┴─────────────┐
                      （萜酸、挥发性酸）    碱水层                      乙醚层
                                            │ 酸化，乙醚萃取            │ 30%~40%亚硫酸氢钠
                                          乙醚层                ┌───────┴────────┐
                                     （酚、烯醇、某些内酯）   乙醚层            沉淀及水层
                                                                                │ 加酸或碱，
                                                                                │ 乙醚萃取
                      除去羰基化合物的中性挥发油                              乙醚层
                            │ 邻苯二甲酸酐酯化后，                              │ 回收乙醚
                            │ 5%碳酸氢钠萃取                                 羰基化合物
          ┌─────────────────┴─────────────────┐                        （萜醛、萜酮类）
        水层                                  油层
          │ 加氢氧化钠皂化后，                 │ 分馏或柱色谱分离
          │ 乙醚萃取                         各类萜烃类化合物
        乙醚层
          │ 回收乙醚
        萜醇
```

▶ 课堂活动

如何用化学方法分别将挥发油中的羧酸类成分和酚类成分分离？

（四）挥发油类化学成分的检识

1. 一般检查　将样品滴于滤纸上，加热烘烤或长时间放置，挥发后不留油斑，说明可能是挥发油。如油斑长时间不消失，则可能是油脂或掺有油脂，也可能是挥发油保存不当而变质，挥发性降低。

2. 物理常数和化学常数的测定　常用的物理常数有折光率、比旋度、相对密度等。折光率的测定由于耗样少、操作简便，常先进行，如果不合格，其他常数就无需再测。

酸值、酯值、皂化值和碘值是重要的化学常数，也是表示质量的重要指标。

3. 功能基的鉴定　挥发油由多成分组成，结构复杂，不同的功能基显示不同的化学特性，通过对功能基的鉴别,可以了解挥发油的组成情况。

(1)酸碱性:用 pH 试纸测定挥发油的 pH,如呈酸性,表示含有游离的酸或酚类化合物;如呈碱性,则表示含有碱性化合物,如挥发性生物碱类等。

(2)酚类:在挥发油的乙醇液中,加入三氯化铁的乙醇溶液,如产生蓝、蓝紫或绿色,表示挥发油中有酚性成分存在。

(3)羰基化合物:挥发油样品与氨性硝酸银试剂如发生银镜反应,表示有醛类(或其他还原性化合物)存在。挥发油的乙醇溶液与 2,4-二硝基苯肼或氨基脲、羟胺等试剂反应,如能产生结晶形沉淀,则表明有醛或酮类化合物存在。

(4)不饱和化合物和薁类化合物:在挥发油的三氯甲烷溶液中,滴加 5% 溴的三氯甲烷溶液,若红棕色褪去,则表示含有不饱和化合物;继续滴加溴的三氯甲烷溶液,若出现蓝色、紫色或绿色,则表明挥发油中存在薁类化合物。此外向挥发油的无水甲醇溶液中加入浓硫酸,若产生蓝色或紫色,亦表示有薁类物质存在。

4. 色谱鉴定　挥发油的色谱鉴定,可采用薄层色谱和气相色谱。

薄层色谱多采用硅胶或中性氧化铝(Ⅱ~Ⅲ级)G 为吸附剂。分离萜烃类化合物常用石油醚(30~60℃)或正己烷为展开剂,分离含氧萜类化合物常在上述展开剂中加入极性较大的有机溶剂,如石油醚-乙酸乙酯(85:15)为展开剂。在实际应用中,最好分别用这两类展开剂,对同一样品进行双向两次展开。

挥发油类成分的薄层色谱显色剂有两大类:一类是通用显色剂香草醛-浓硫酸或香草醛-浓盐酸试剂,喷后 105℃ 烘烤,挥发油中各成分均显示不同颜色。另一类是挥发油各类功能基的专属显色剂,见表 10-6。

表 10-6　挥发油成分各类功能基专属显色剂

显色试剂	斑点颜色	提示存在的成分
2%高锰酸钾水溶液	粉红色背景下显黄色斑点	不饱和成分
三氯化铁试剂	显绿色或蓝色斑点	酚类成分
溴酚蓝试剂	蓝色背景下显黄色斑点	酸性成分
异羟肟酸铁试剂	淡红色斑点	酯类成分
2,4-二硝基苯肼试剂	黄色斑点	醛或酮类成分
对-二甲氨基苯甲醛试剂	深蓝色斑点	薁类成分
硝酸铈铵试剂	黄色背景上显棕色斑点	醇类成分

气相色谱也越来越多地用于挥发油中已知成分的鉴定及含量测定。

▶▶ 课堂活动

长年存放或贮存不当的挥发油在做纸片挥发性实验时,试分析其结果与用新鲜挥发油会有何不同? 课后亲自试验一下并解释试验结果。

任务 10-1 地黄中梓醇的提取分离技术

一、必备知识

地黄为玄参科植物地黄(*Rehmannia glutinosa* Libosch.)的新鲜或干燥块根,具有清热凉血,养阴生津的功效,用于治疗热入营血,温毒发斑,吐血衄血,热病伤阴,舌绛烦渴,津伤便秘,阴虚发热,骨蒸劳热,内热消渴等证。现代药理实验表明,地黄具有利尿、缓泻、降血糖、降血脂、降血压等作用。

(一)地黄中主要有效成分的结构类型

地黄中主要药效成分属环烯醚萜苷类化合物,包括梓醇、梓苷、桃叶珊瑚苷等,其中梓醇最为重要,具有明显降血糖作用,《中国药典》规定地黄干品中梓醇含量不得低于 0.20%。此外,地黄尚含毛蕊花糖苷、糖类、氨基酸等成分。毛蕊花糖苷有消炎、增强免疫、抗衰老、降血脂、抗血小板凝聚等多种生理作用。

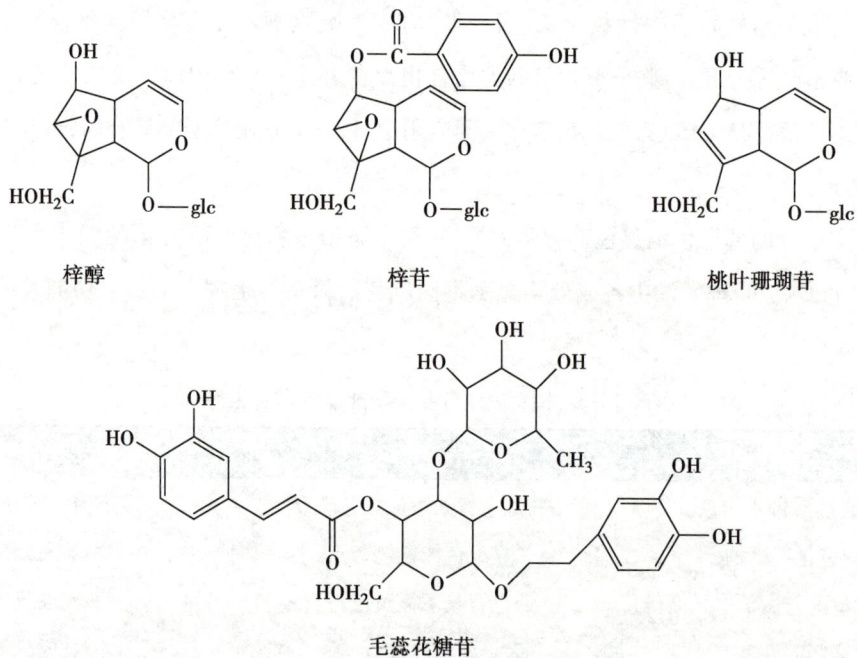

梓醇　　　　　　梓苷　　　　　　桃叶珊瑚苷

毛蕊花糖苷

(二)地黄中主要有效成分的理化性质

1. **梓醇(catalpol)**　白色粉末,熔点 207~208℃(分解),易溶于水、甲醇、乙醇,微溶于乙酸乙酯,难溶于乙醚及石油醚。

2. **梓苷(catalposide)**　熔点 215~216℃,溶于水、乙醇。

3. **桃叶珊瑚苷(aucubin)**　熔点 181℃,溶于水、甲醇、乙醇,几乎不溶于乙醚及石油醚。

4. **毛蕊花糖苷(acteoside)**　白色针晶,易溶于甲醇、乙醇、乙酸乙酯。

二、地黄中梓醇的提取分离技术

梓醇采用溶剂法提取,正丁醇萃取法、乙醚沉淀法分离杂质,再用大孔树脂吸附富集,提高梓醇纯度。

工艺流程如下:

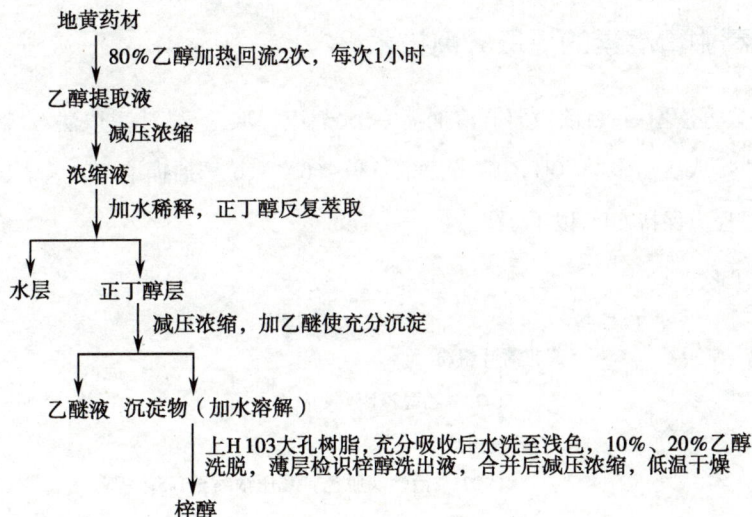

```
                    地黄药材
                      │ 80%乙醇加热回流2次，每次1小时
                    乙醇提取液
                      │ 减压浓缩
                    浓缩液
                      │ 加水稀释，正丁醇反复萃取
              ┌───────┴───────┐
            水层          正丁醇层
                            │ 减压浓缩，加乙醚使充分沉淀
                    ┌───────┴───────┐
                 乙醚液      沉淀物（加水溶解）
                               │ 上H103大孔树脂，充分吸收后水洗至浅色，10%、20%乙醇
                               │ 洗脱，薄层检识梓醇洗出液，合并后减压浓缩，低温干燥
                            梓醇
```

流程说明:梓醇易溶于乙醇,乙醇提取后,浸膏加水溶解,利用梓醇与高极性杂质在正丁醇中溶解度的差异,以正丁醇萃取法分离高极性杂质。再利用梓醇亲脂性差的性质,用乙醚将其沉淀出来。最后将粗梓醇溶于水,用大孔树脂吸附富集。

▶▶ 课堂活动

正丁醇萃取法在苷类成分的除杂精制中有何意义?

任务 10-2 黄花蒿中青蒿素的提取分离技术

一、必备知识

菊科植物黄花蒿(*Artemisia annua* L.)的干燥地上部分在中医临床上习称"青蒿",具有清虚热、除骨蒸、解暑热、截疟、退黄的功效;用于治疗温邪伤阴,夜热早凉,阴虚发热,骨蒸劳热,暑邪发热,疟疾寒热,湿热黄疸等证。

(一)黄花蒿中主要有效成分的结构类型

黄花蒿主要含单萜、倍半萜、三萜等萜类成分,此外还含有黄酮、香豆素、植物甾醇等成分,其中以倍半萜内酯青蒿素的研究最为深入,已证明其为黄花蒿抗疟的最主要有效成分。青蒿素对间日疟、恶性疟的治疗有显著效果,但有复发率高和不溶于水的缺点。经对青蒿素结构进行修饰改造,得到更高效、低毒、便于制剂的化合物。如双氢青蒿素、水溶性的青蒿琥珀酰单酯钠（可静脉注射）、油溶性的蒿甲醚（可制成肌内注射油针剂）等。

（二）黄花蒿中主要有效成分的理化性质

青蒿素为无色针状结晶，熔点 156~157℃，对热不稳定，易溶于丙酮、乙酸乙酯、三氯甲烷、冰醋酸，可溶于乙醇、乙醚，微溶于冷石油醚、苯，几乎不溶于水。

二、黄花蒿中青蒿素的提取分离技术

青蒿素的提取方法不一，目前主要有溶剂提取法、超声提取法、微波提取法、二氧化碳超临界流体萃取法等技术，提取溶剂多选 70%乙醇、石油醚（30~60℃）、6 号抽提溶剂油等。因青蒿素遇热不稳定，整个提取过程应保持 60℃以下。

工艺流程如下：

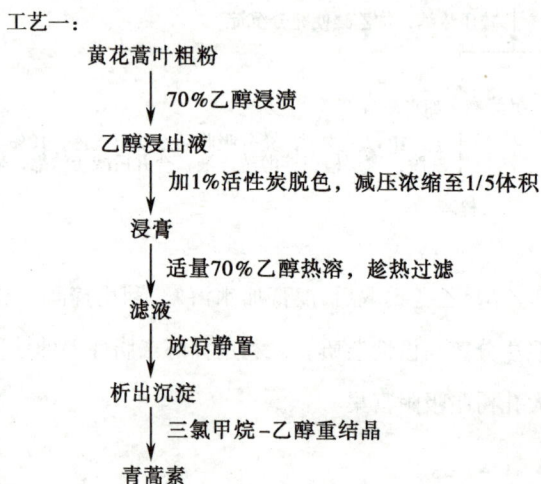

工艺一：

黄花蒿叶粗粉
↓ 70%乙醇浸渍
乙醇浸出液
↓ 加1%活性炭脱色，减压浓缩至1/5体积
浸膏
↓ 适量70%乙醇热溶，趁热过滤
滤液
↓ 放凉静置
析出沉淀
↓ 三氯甲烷–乙醇重结晶
青蒿素

流程说明：青蒿素易溶于较高浓度乙醇，但高浓度乙醇提取时，蜡等脂溶性杂质提出较多，综合考虑，采用 70%乙醇提取。提取液用活性炭吸附除去黄酮等杂质。

工艺二：

黄花蒿叶粗粉
↓ 石油醚（30~60℃）回流2次
石油醚提取液
↓ 减压浓缩后加1%活性炭脱色，过滤，滤液减压回收溶剂
浸膏
↓ 70%乙醇溶解，过滤
滤液
↓ 适当浓缩
析出沉淀
↓ 50%乙醇重结晶
青蒿素

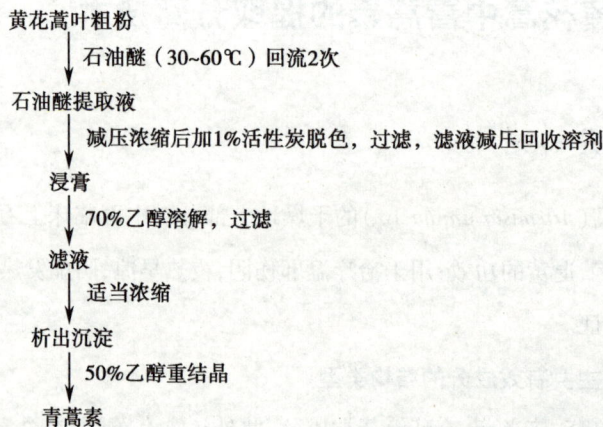

流程说明：青蒿素易溶于热的石油醚，石油醚回流提取后用活性炭吸附除去部分有色杂质，含青蒿素的浸膏用 70%乙醇溶解脱蜡，滤液回收部分乙醇，青蒿素溶解度下降而析出。

任务 10-3　薄荷中挥发油类化学成分的提取分离技术

一、必备知识

薄荷为唇形科植物薄荷（*Mentha haplocalyx* Briq.）的干燥地上部分,有疏散风热、清利头目、利咽、透疹、疏肝行气的功效;用于治疗风热感冒,风温初起,头痛,目赤,喉痹,口疮,风疹,麻疹,胸胁胀闷等证。

（一）薄荷中主要有效成分的结构类型

薄荷主要药效成分为挥发油,《中国药典》规定薄荷药材干品中挥发油含量不得低于 0.80%。薄荷挥发油组成复杂,薄荷醇(脑)为其主要成分(占 75%~85%),是薄荷油质量优劣的重要评价指标。薄荷醇有刺激呼吸道增加黏液分泌以稀释痰液、麻醉、抗炎和产生清凉感的作用。薄荷挥发油另含有薄荷酮(占 10%~20%),乙酸薄荷酯(占 1%~6%)。此外,还有桉油精、胡椒酮等,均为单环单萜的含氧衍生物。

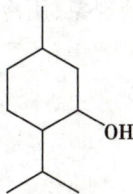　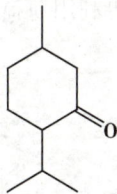　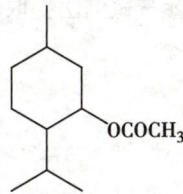

薄荷醇　　　　　　　薄荷酮　　　　　　乙酸薄荷酯

（二）薄荷中主要有效成分的理化性质

1. **薄荷醇(menthol)**　无色块状或针状晶体,熔点 42~44℃,沸点 212℃,相对密度 0.89,$[\alpha]_D^{20} = -5°$,$n_D^{25} = 1.458$,具有强烈薄荷香气,微溶于水,易溶于乙醇、三氯甲烷、乙醚和石油醚等。

2. **薄荷酮(menthone)**　常温下为液体,熔点 -6℃,沸点 207℃,相对密度 0.895,$[\alpha]_D^{20} = -24.8°$,$n_D^{20} = 1.4505$,具薄荷香气,是薄荷素油主要成分,略溶于水,易溶于乙醇、三氯甲烷、乙醚和石油醚等。

3. **乙酸薄荷酯(menthyl acetate)**　熔点 37~38℃,沸点 228℃,相对密度 0.92,具薄荷香气,微溶于水,易溶于乙醇、石油醚等。

二、薄荷中薄荷油的提取分离技术

根据挥发油可随水蒸气馏出的性质,工业上普遍用水蒸气蒸馏法提取薄荷油,并用冷冻析晶法分离薄荷醇(脑),本法不使用有机溶剂,操作也简单,但所得薄荷油因高温而使香味受到一定影响。用超临界流体萃取法提取薄荷油,不仅出油率高,而且提取温度低,能最大限度地保护薄荷油的品质,但因设备昂贵,目前使用受限。

工艺流程如下：

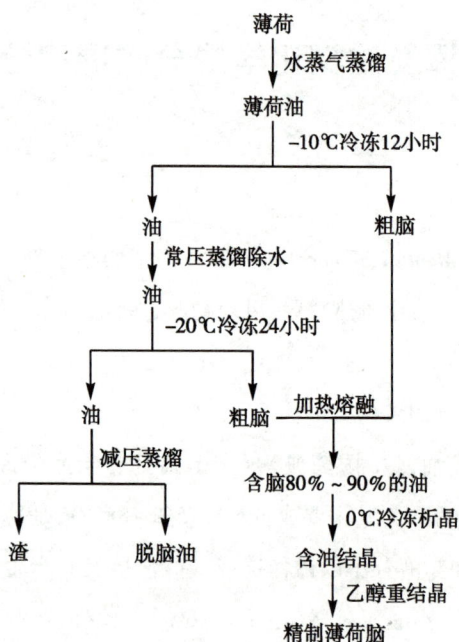

```
                          薄荷
                           │ 水蒸气蒸馏
                          薄荷油
                           │ -10℃冷冻12小时
              ┌────────────┴────────────┐
              │                         │
              油                       粗脑
              │ 常压蒸馏除水
              油
              │ -20℃冷冻24小时
        ┌─────┴─────┐
        │           │
        油         粗脑        │ 加热熔融
        │ 减压蒸馏
                         含脑80%~90%的油
   ┌────┴────┐              │ 0℃冷冻析晶
   │         │            含油结晶
   渣      脱脑油            │ 乙醇重结晶
                         精制薄荷脑
```

流程说明：以水蒸气蒸馏法提取薄荷油。再利用薄荷油存在析脑现象，用冷冻结晶法制备薄荷脑、脱脑油。

▶▶ 课堂活动

试分析薄荷醇、薄荷酮、乙酸薄荷酯的沸点排序。

任务 10-4　丁香中挥发油类化学成分的提取分离技术

一、必备知识

丁香为桃金娘科植物丁香（*Eugenia caryophyllata* Thunb.）的干燥花蕾，具有温中降逆，补肾助阳的功效，用于治疗脾胃虚寒，呃逆呕吐，食少吐泻，心腹冷痛，肾虚阳痿等证。

（一）丁香中主要有效成分的结构类型

丁香主要药效成分为挥发油，含量高达 14%~21%，丁香挥发油组成复杂，丁香酚为其主要成分，约占丁香挥发油总量的 78%~98%。丁香酚有麻醉，抗菌，健胃等作用，《中国药典》规定丁香药材干品中丁香酚的含量不得低于 11.0%。丁香挥发油另含有丁香酚乙酸酯、石竹烯等。

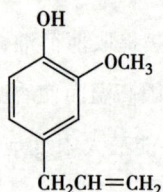

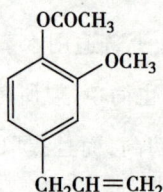

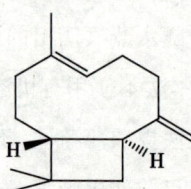

丁香酚　　　　　丁香酚乙酸酯　　　　　*β*-石竹烯

（二）丁香中主要有效成分的理化性质

1. 丁香酚（eugenol）　无色稠厚液体,熔点 -9℃,沸点 255℃,相对密度 1.067, n_D^{25} = 1.541,具有强烈丁香辛香气,微溶于水,易溶于乙醇、三氯甲烷、乙醚、冰醋酸、苛性碱等。

2. 丁香酚乙酸酯（eugenol acetate）　白色晶形固体,气温较高时呈无色或淡黄色液体,熔点 26℃,沸点 282℃,相对密度 1.079, n_D^{25} = 1.518,具有柔和的丁香样香气,微溶于水,易溶于乙醇、乙醚等。

3. β-石竹烯（β-caryophyllene）　无色至淡黄色油状液体,沸点 256℃,相对密度 0.902, n_D^{25} = 1.500,具有柔和的丁香样香气,微溶于水,易溶于乙醇、乙醚等。

二、丁香中丁香油的提取分离技术

工业上习用传统的水蒸气蒸馏法提取丁香油,化学法分离丁香酚。

工艺流程如下:

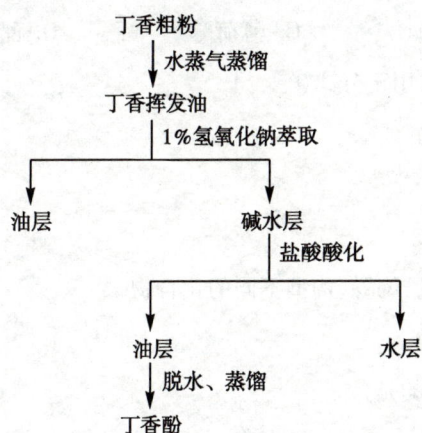

```
                        丁香粗粉
                          │水蒸气蒸馏
                          ↓
                        丁香挥发油
                          │1%氢氧化钠萃取
          ┌───────────────┴───────────────┐
          ↓                               ↓
        油层                            碱水层
                                          │盐酸酸化
                          ┌───────────────┴───────────────┐
                          ↓                               ↓
                        油层                             水层
                          │脱水、蒸馏
                          ↓
                        丁香酚
```

流程说明:以水蒸气蒸馏法提取丁香挥发油。利用丁香酚有酚羟基,具酸性,可溶于强碱水的性质,用碱水将其萃取出来,然后再将碱水萃取液酸化使其游离而与水分离。

点滴积累 ∨ ···

1. 萜习惯按结构中异戊二烯单位数进行分类。

2. 挥发油是植物体内所含的有挥发性的水不溶性油状液体混合物,化学组成主要包括小分子萜类、小分子芳香族、小分子脂肪族化合物。

3. 挥发油有特异气味,有较强的亲脂性,遇热、光、空气易变质。相对密度、比旋度、折光率等物理常数及酸价、酯价、皂化价、碘价等化学常数在其鉴定和质量评价上有意义。

目标检测

一、选择题

（一）单项选择题

1. 二萜分子含有的异戊二烯单位数是（　　）

  A. 1   B. 2   C. 3   D. 4   E. 5

2. 冷浸法提取挥发油时,首选的溶剂是(　　　)

    A. 甲醇　　　　　B. 乙醇　　　　　C. 乙酸乙酯　　　　　D. 三氯甲烷　　　　　E. 乙醚

3. 区别油脂与挥发油,利用下述哪项性质较为可靠(　　　)

    A. 油斑试验　　　B. 折光率　　　　C. 相对密度　　　　　D. 不饱和度　　　　　E. 脂溶性

4. 挥发油在低温下析出的结晶,一般称为(　　　)

    A. 胨　　　　　　B. 腙　　　　　　C. 脑　　　　　　　　D. 复合物　　　　　　E. 络合物

5. 亚硫酸氢钠加成法可用于分离挥发油中的(　　　)

    A. 碱性成分　　　B. 酸性成分　　　C. 含羰基成分　　　　D. 醇类成分　　　　　E. 两性成分

6. 挥发油中具有颜色的成分是(　　　)

    A. 单萜酸　　　　B. 单萜烯　　　　C. 单萜醛　　　　　　D. 薁类　　　　　　　E. 酯类

7. 薄荷油中的主要萜类成分是(　　　)

    A. 樟脑　　　　　B. 龙脑　　　　　C. 薄荷醇　　　　　　D. 醋酸薄荷酯　　　　E. 梓醇

8. 硝酸银-硅胶络合色谱常用于分离(　　　)

    A. 亲脂性不同的化合物

    B. 含糖数不同的苷

    C. 碱性不同的生物碱

    D. 结构相近但双键数量、位置、构型不同的化合物

    E. 分子量不同的化合物

9. 不属于挥发油化学组成的是(　　　)

    A. 单萜　　　　　　　　　B. 倍半萜　　　　　　　　C. 二萜

    D. 小分子芳香族化合物　　E. 小分子脂肪族化合物

10. 分馏法分离挥发油是根据其各组分(　　　)不同

    A. 溶解性　　　　　　　　B. 酸碱性　　　　　　　　C. 相对密度

    D. 折光性　　　　　　　　E. 沸点

11. 下列类型单萜含氧衍生物沸点最高的是(　　　)

    A. 酸　　　　　　　　　　B. 酮　　　　　　　　　　C. 醛

    D. 醚　　　　　　　　　　E. 醇

12. 临床上用于抗疟的成分是(　　　)

    A. 穿心莲内酯　　　　　　B. 青蒿素　　　　　　　　C. 紫杉醇

    D. 薄荷醇　　　　　　　　E. 京尼平苷

13. 不适合于高温易被破坏的挥发油成分提取的方法是(　　　)

    A. 水蒸气蒸馏法　　　　　B. 冷压法　　　　　　　　C. 乙醚回流法

    D. 超临界流体萃取法　　　E. 乙醚浸渍法

14. 下列有鲜艳颜色的挥发油是(　　　)

    A. 薄荷油　　　　　　　　B. 茴香油　　　　　　　　C. 丁香油

　　D. 樟油　　　　　　　　　　　　E. 洋甘菊油

15. 单萜的性质一般包括(　　)

　　A. 有挥发性　　　　　　　　B. 多为固体　　　　　　　　C. 有发泡性

　　D. 多有色　　　　　　　　　E. 有强心作用

（二）多项选择题

1. 挥发油氧化变质后,一般表现为(　　)

　　A. 相对密度增加　　　　　　B. 颜色加深　　　　　　　　C. 聚合成树脂样物质

　　D. 失去原有自然香气　　　　E. 酸值下降

2. 分离挥发油中醛、酮类成分,常用的加成试剂是(　　)

　　A. 亚硫酸氢钠　　　　　　　B. 碳酸氢钠　　　　　　　　C. 丁二酸酐

　　D. 吉拉德试剂　　　　　　　E. 碳酸钠

3. 关于萜的沸点,正确的描述项有(　　)

　　A. 二萜沸点大于单萜　　　　　　　B. 萜醇沸点大于相应的萜酯

　　C. 萜烯中,二烯沸点大于三烯　　　　D. 萜酸沸点大于相应的萜醇

　　E. 萜烃沸点大于相应萜的含氧衍生物

4. 用溶剂法提取挥发油,一般宜选用的溶剂有(　　)

　　A. 水　　　　　　　　　　　B. 乙醚　　　　　　　　　　C. 液体石蜡

　　D. 低浓度乙醇　　　　　　　E. 30~60℃沸程的石油醚

5. 挥发油具有的性质包括(　　)

　　A. 有挥发性　　　　　　　　B. 多具芳香气味　　　　　　C. 易溶于水

　　D. 相对密度多小于 1　　　　E. 多无光学活性

二、简答题

1. 某液体可能是挥发油或油脂,如何用简便的方法鉴别?

2. 应如何正确贮存挥发油,为什么?

3. 什么叫挥发油? 挥发油由哪几类化学成分组成?

4. 从有效成分性质的角度分析,中药薄荷为什么宜阴干?

5. 挥发油一般不溶于水,为什么还可制成芳香水剂?

模块十习题

实训九　八角茴香中挥发油的提取分离与检识

【实训目的】

1. 掌握《中国药典》中用挥发油提取器测定挥发油含量的技术。

2. 掌握"脑"的制备方法。

3. 能够正确运用挥发性试验检识挥发油。

【实训原理】

八角茴香含挥发油,八角茴香挥发油的组成以茴香醚为主,冷却后可析出,称茴香脑。《中国药典》规定:按挥发油测定法(通则2204)测定,八角茴香含挥发油不得少于4.0%(ml/g)。本实验根据挥发油可随水蒸气馏出的性质用挥发油提取器提取测定挥发油含量,并用冷冻析晶法制备茴香脑。

【实训内容】

(一) 材料

1. **设备**　天平、电炉、挥发油测定器、抽滤装置、滤纸、电吹风。

2. **药品**　八角茴香、食用油。

(二) 步骤

1. 八角茴香挥发油的提取测定　称取八角茴香粗粉20g(精确至0.01g),加水适量与玻璃珠数粒,共置于挥发油测定器的烧瓶中,连接好测定器装置后,自冷凝管上端加水使充满挥发油测定器的刻度部分,并溢流入烧瓶时为止。烧瓶置电炉上缓缓加热至沸,保持微沸约5小时,至测定器中油量不再增加,停止加热,放置片刻,开启测定器下端的活塞,将水缓缓放出,至油层上端到达0刻度线上面5mm处为止。放置1小时以上,再开启活塞使油层下降至其上端恰与0刻度线平齐,读取挥发油量,计算供试品中挥发油的含量百分数(ml/g)。

2. 茴香脑的分离制备　所得挥发油冰箱冷藏,可有白色结晶析出,趁凉过滤,滤出物干净滤纸压干,即为茴香脑。

3. 检识　用玻璃棒蘸取少量八角茴香挥发油,涂于滤纸片上,电吹风加热烘烤或长时间放置,观察油斑是否会消失(若短时间油迹难消失,可在实验结束后带走观察。最好同时在其旁边涂适量食用油做对比)。

【实训注意】

1. 挥发油测定器应预先充分清洗干净,注意冷凝管内壁亦不得沾有有机物,否则污物将会溶于挥发油中。

2. 提取结束后,应严格按《中国药典》规定的方法读取挥发油量,不可操之过急,以免油水分离不完全造成读数误差较大。

【实训检测】

1. 若用该装置测定相对密度大于1的挥发油,应如何操作?

2. 茴香醚属何种类型化合物?

(付　伟)

模块十一

中药中强心苷类化学成分的提取分离技术

模块十一—PPT

导学情景

情景描述：

医院心内科收治了一位男性患者，年龄 64 岁。主治医生经询问病情并检查之后确诊为快速心房纤颤合并急性左心衰竭。经静脉滴注西地兰（去乙酰毛花苷注射液）0.6mg 及其他对症治疗之后，患者病情明显缓解。

学前导语：

西地兰是从中药毛花洋地黄中提取制备的一种强心苷制剂，适用于急、慢性心力衰竭，心房颤动和阵发性室上性心动过速，在临床应用较多。

本模块重点学习强心苷类成分的结构性质、提取分离及应用实例。

强心苷是指生物界存在的一类具有强心作用的甾体苷类化合物。大多数强心苷类化合物存在于一些有毒植物中，自 19 世纪初发现洋地黄类强心成分以来，人们已经从夹竹桃科、玄参科、百合科、萝藦科、十字花科、卫矛科、毛茛科、豆科等十几个科的百余种植物中分离得到千余种强心苷类化合物。强心苷是毛花（紫花）洋地黄、黄花夹竹桃、毒毛旋花子、铃兰、海葱等许多植物的有效成分，主要存在于植物的根、茎、叶、花、种子、树皮和木质部等组织器官中。动物中至今尚未发现强心苷类成分。中药蟾酥中所含的蟾毒也对心肌有兴奋作用，为具有强心作用的甾体成分。但它不属于苷类，而属于蟾毒配基与脂肪酸或氨基酸形成的酯类。临床上多用于解毒消肿，因其毒性太大，很少用做强心药。

强心苷类化合物对心脏具有显著的生理活性，能直接增强心肌收缩力、减慢心率和影响心肌电生理特性，可用于治疗充血性心力衰竭及心律失常等心脏疾病，是治疗心率过快、心房颤动的首选药和慢性心功能不全的主要药物。目前临床上应用的强心苷类药物达二、三十种，如从玄参科植物毛花洋地黄中提取得到西地兰和地高辛；从夹竹桃科植物黄花夹竹桃果仁中提取得到黄夹苷等。但强心苷类能兴奋延髓催吐化学感受区而引起恶心、呕吐等胃肠道反应，能影响中枢神经系统引起眩晕、头痛等，且过量服用有使心肌发生收缩性停止而致死的危险。

此外，有些强心苷还具有抗肿瘤、杀虫等作用。

一、强心苷类化学成分的结构类型

从化学结构上看，强心苷是由强心苷元（含甾体母核）与糖缩合而成。

（一）强心苷元部分的结构

天然存在的强心苷元是一个环戊烷骈多氢菲的甾体母核,属于C_{17}侧链为不饱和内酯环的甾体化合物。

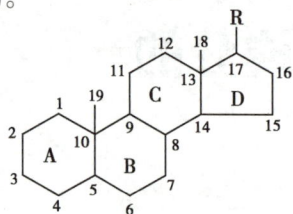

R=五元或六元不饱和内酯环

强心苷元

强心苷元的结构类型

苷元中甾体母核由 17 个碳原子组成 A、B、C、D 四个环。母核中 C_3、C_{14} 位常各有一个 β-OH,强心苷中的糖均是与 C_3-OH 结合成苷。C_{17} 位侧链为不饱和内酯环,属于 β-构型。根据 C_{17} 位不饱和内酯环的不同,强心苷元可分为两大类,见表 11-1。

1. 甲型强心苷元　C_{17} 侧链为五元不饱和内酯环(五元 △^{αβ}-γ-内酯),又称强心甾烯型。天然强心苷类大多属于此种类型。

2. 乙型强心苷元　C_{17} 侧链为六元不饱和内酯环(六元 △^{αβ,γδ}-δ-内酯),又称海葱甾二烯型或蟾蜍甾二烯型。自然界中仅少数强心苷属于此种类型。

表 11-1　强心苷元的结构类型

结构类型	活性成分	主要来源	作用与用途
甲型强心苷元（强心甾烯型）	毛花洋地黄苷丙 R=（洋地黄毒糖）$_2$-3-乙酰洋地黄毒糖-葡萄糖	玄参科植物毛花洋地黄（*Digitalis lanata* Ehrh.）的叶	临床适用于急慢性心力衰竭、心房颤动和阵发性室上性心动过速等,是制备强心药西地兰（cedilanid-D,又称去乙酰毛花苷丙）和地高辛（digoxin,又称羟基洋地黄毒苷）的主要原料
乙型强心苷元（海葱甾二烯型或蟾蜍甾二烯型）	绿海葱苷元	风信子科植物海葱（*Scilla maritime* L.）的鳞茎	增加心肌收缩力的作用强且有较强的利尿作用。适用于治疗各种心力衰竭（包括肾功能不全）

（二）强心苷中糖部分的结构

构成强心苷的糖有 20 多种。根据糖分子中 C_2 位上有无羟基，可分为 2-羟基糖（α-羟基糖）和 2-去氧糖（α-去氧糖、2-去氧糖）两类。其中，2-去氧糖（α-去氧糖、2-去氧糖）是仅存在于强心苷中的特殊糖。强心苷的糖基上还可能有乙酰基存在，如乙酰洋地黄毒糖。强心苷中糖的种类见表 11-2。

表 11-2　强心苷中糖的种类

结构类型	结构特点		实例
2-羟基糖（α-羟基糖）	非去氧糖	C_2 位有羟基	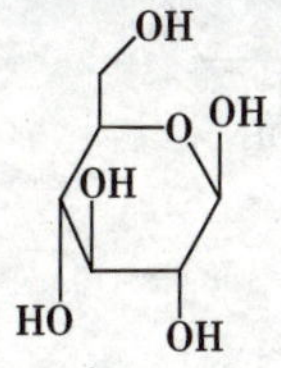 D-葡萄糖
	6-去氧糖		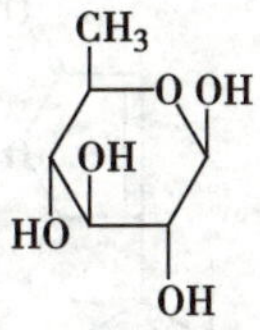 D-鸡纳糖 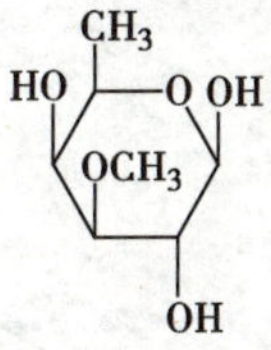 D-洋地黄糖 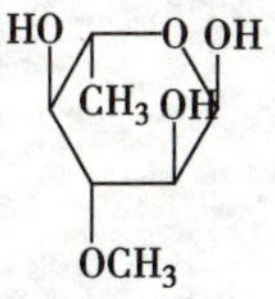 L-黄花夹竹桃糖 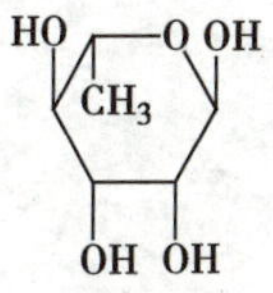 L-鼠李糖
2-去氧糖（α-去氧糖）	2,6-二去氧糖	C_2 位无羟基	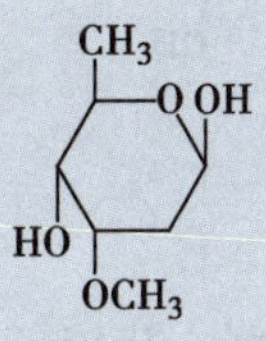 D-加拿大麻糖 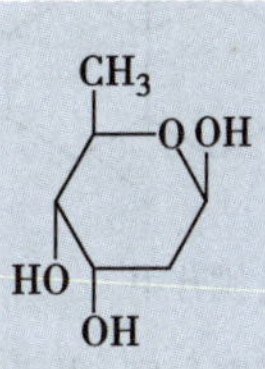 D-洋地黄毒糖 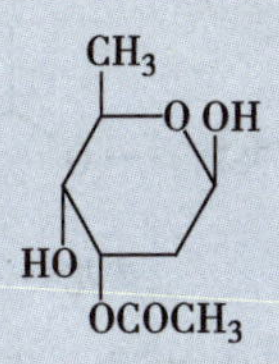 乙酰洋地黄毒糖 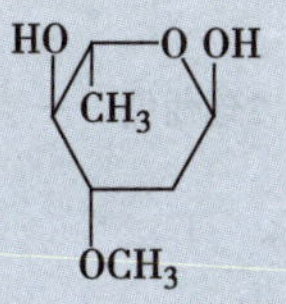 L-夹竹桃糖

（三）强心苷元和糖的连接方式

ER-11-2

强心苷元与糖的连接方式

强心苷中的糖均与苷元 C_3 位-OH 缩合成苷。根据与苷元直接相连的糖的种类不同，可以将强心苷分为三种类型：

Ⅰ型：苷元 C_3-*O*-（2,6-去氧糖）$_x$-（D-葡萄糖）$_y$。如紫花洋地黄苷 A。

Ⅱ型：苷元 C_3-*O*-（6-去氧糖）$_x$-（D-葡萄糖）$_y$。如黄花夹竹桃苷甲。

Ⅲ型：苷元 C_3-*O*-（D-葡萄糖）$_x$。如绿海葱苷。

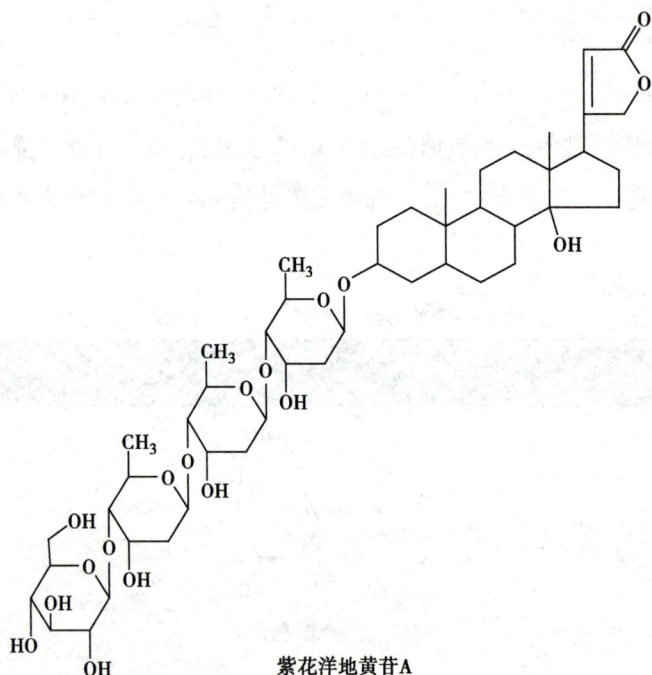

紫花洋地黄苷A

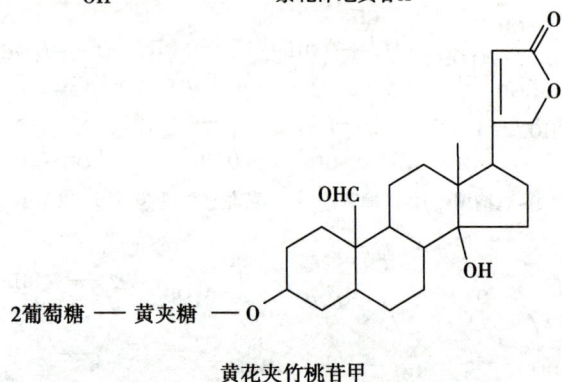

2葡萄糖 —— 黄夹糖 —— O

黄花夹竹桃苷甲

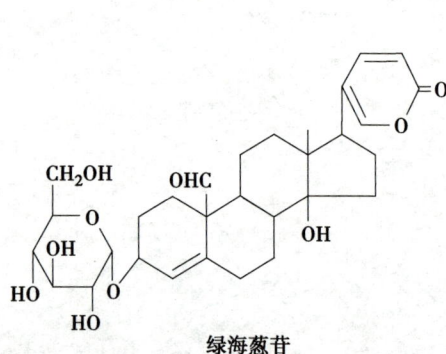

绿海葱苷

存在于自然界中的强心苷以Ⅰ型、Ⅱ型强心苷较多，Ⅲ型强心苷较少。

知识链接

强心苷结构和强心作用的关系

强心苷的生物活性与结构有着密切的关系，若其结构改变，其强心作用减弱甚至消失。

一、苷元部分

强心苷的强心作用主要取决于苷元部分，包括甾体母核的立体结构及C_{14}位取代基、不饱和内酯环。

（一）甾体母核

1. A/B 环可以是顺式或反式稠合，但 C/D 环须顺式稠合，若为反式则活性消失。

2. C_{14}上取代基大多数是羟基，也可以是氢，但必须为β-构型才有强心活性，若C_{14}-OH 脱水生成脱水苷元，则活性减低或消失。

（二）不饱和内酯环

C_{17}位连接的不饱和内酯环必须为β-构型，强心作用较强。若异构化为α-构型或开环，强心作用很弱甚至消失；若不饱和内酯环被氢化或双键位移，强心活性和毒性均降低，临床使用的安全范围增大。

具有一定实用价值。

二、糖部分

构成强心苷的糖本身不具有强心活性，但糖的数目和性质可改变强心苷的水/油分配系数，影响对心肌细胞膜上类脂质的亲和力，从而影响其强心活性和毒性，且构成强心苷的糖数目和种类不同，对强心苷活性和毒性影响不同。

若分子中含有的 2-去氧糖数目越多，亲脂性越强，对心肌亲和力越强，强心作用就越强，毒性亦越强；反之与葡萄糖结合的苷的活性与毒性随糖的数目增多而下降，则有希望发展成较安全的药物。

二、强心苷类化学成分的理化性质

（一）性状

强心苷大多为无色结晶或无定形粉末，具有旋光性，对黏膜有刺激性。C_{17} 位上的不饱和内酯环为 β 构型者味苦，为 α 构型者味不苦，无疗效。

（二）溶解性

强心苷一般可溶于水、甲醇、乙醇、丙酮等极性溶剂，几乎不溶于乙醚、苯、石油醚等非极性的溶剂。强心苷的溶解性与分子中所含糖的种类与数量、苷元上羟基的数目和所处位置有关。通常原生苷比其次生苷和苷元亲水性强，亲脂性弱，可溶于水等极性较大的溶剂而难溶于低级性溶剂。但在溶解性比较时还必须考虑整个强心苷分子中所含羟基的数目和位置。如乌本苷虽然是单糖苷，但分子中共有 8 个羟基，水溶性大（冷水 1∶75，沸水 1∶5），难溶于三氯甲烷；而洋地黄毒苷虽然是三糖苷，但所连接的糖均是 2-去氧糖，分子中仅有 5 个羟基，在水中溶解度小（1∶100 000），易溶于三氯甲烷（1∶40）。此外，若苷元上的羟基可形成分子内氢键，则水溶性减小。

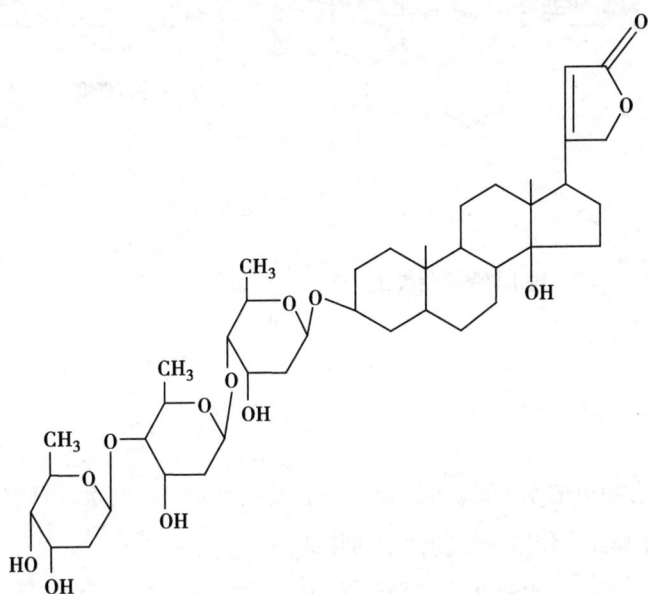

洋地黄毒苷

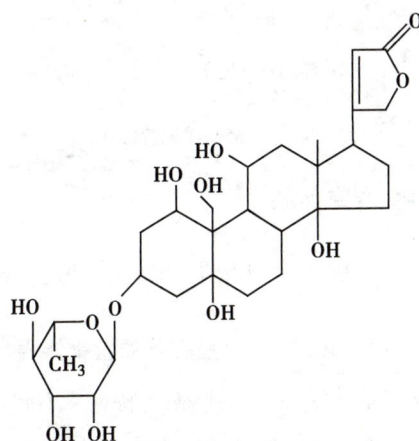

乌本苷

强心苷元易溶于三氯甲烷等亲脂性有机溶剂中,一般难溶于水。

(三)水解性

强心苷的苷键可被酶或酸水解,分子中的酰基和内酯环能被碱水解。由于苷键连接的糖的种类不同,其水解难易不同;水解条件不同,水解产物也有差异。水解性是研究强心苷组成、改造强心苷结构的重要方法。

1. 酸水解 水解条件和水解产物会因组成强心苷的糖部分的不同而有差异。

(1)温和酸水解:用稀酸(0.02~0.05mol/L 盐酸或硫酸)在含水乙醇中经短时间(半小时至数小时)加热回流,可使Ⅰ型强心苷水解。其特点是能使苷元与2-去氧糖之间、2-去氧糖与2-去氧糖之间的苷建水解断裂,但2-去氧糖与 D-葡萄糖之间的苷键在此条件下不易水解断裂。故水解产物常为苷元、2-去氧糖以及含 2-去氧糖和 D-葡萄糖的双糖或三糖。例如紫花洋地黄苷 A 的温和酸水解:

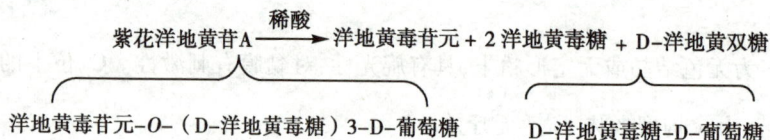

$$\text{紫花洋地黄苷A} \xrightarrow{\text{稀酸}} \text{洋地黄毒苷元} + 2\ \text{洋地黄毒糖} + \text{D-洋地黄双糖}$$

洋地黄毒苷元–O–(D–洋地黄毒糖)3–D–葡萄糖　　　　D–洋地黄毒糖–D–葡萄糖

(2)强烈酸水解:由于Ⅱ型、Ⅲ型强心苷中均不含有 2-去氧糖,温和酸水解难以进行,必须增大酸的浓度(3%~5%)、延长作用时间或同时加压,才能将苷键全部水解,产物为苷元和定量的单糖。但此种水解反应常引起苷元结构改变,在苷元含-OH 位置发生脱水反应生成脱水苷元。如羟基洋地黄毒苷在此条件下水解生成了双脱水苷元。

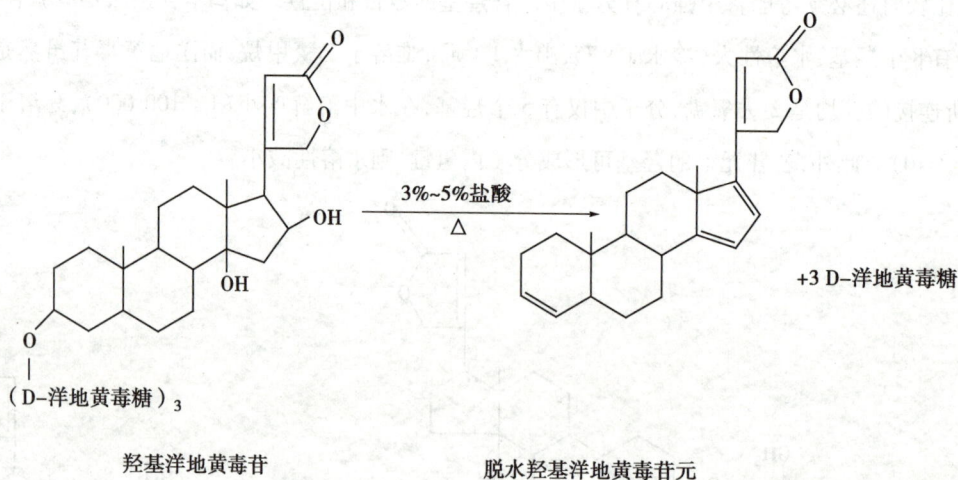

羟基洋地黄毒苷　　　　　　　脱水羟基洋地黄毒苷元

（3%~5%盐酸，Δ）　+3 D–洋地黄毒糖

▶ **课堂活动**

写出 K-毒毛旋花子苷的温和酸水解和强烈酸水解产物并分析原因。

2. 酶水解 含强心苷的植物体内均有相应的水解酶,可以使强心苷发生酶水解。酶水解具有反应条件温和、专属性强的特点。不同性质的酶,作用于不同性质的苷键。

含强心苷的植物中有水解葡萄糖的酶,不存在水解 2-去氧糖的酶,故酶水解只能除去分子中的葡萄糖,保留 2-去氧糖而生成次生苷。

如：

$$紫花洋地黄苷A \xrightarrow{\text{紫花苷酶}} 洋地黄毒苷 + D\text{-葡萄糖}$$

$$洋地黄毒苷元-O-(D\text{-洋地黄毒糖})_3$$

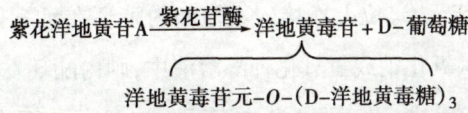

其他生物中的水解酶(如纤维素酶、蜗牛消化酶、高等动物脏器中的酶等)也能使某些强心苷水解。如蜗牛消化酶(蜗牛肠管消化液经处理而得)，是一种几乎能水解强心苷中所有苷键的混合酶，它能将强心苷分子中的糖链逐步水解，最终获得苷元，常用来研究强心苷的结构。

如：K-毒毛旋花子苷逐步酶解，分别得到K-毒毛旋花子次苷、加拿大麻苷、毒毛旋花子苷元。

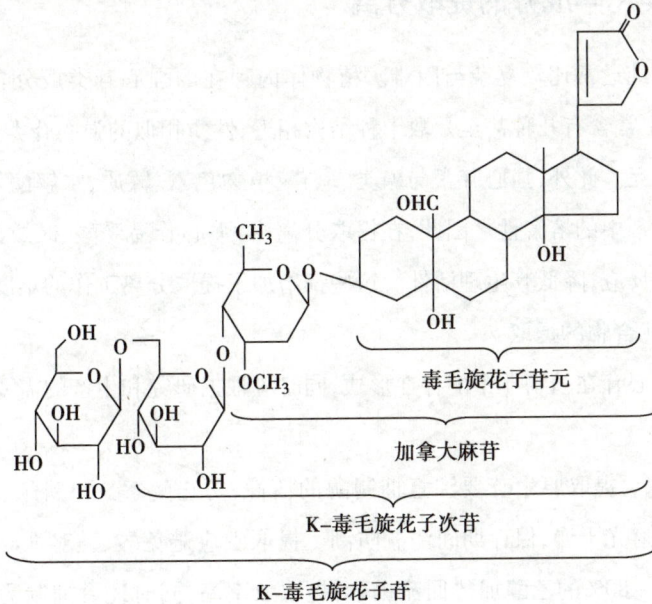

一般来说，乙型强心苷较甲型强心苷易被酶水解。

3. 碱水解　强心苷的苷键不被碱水解，但强心苷分子中的酰基、内酯环可在碱液作用下发生水解或裂解、苷元异构化等反应，见表11-3。

表11-3　强心苷碱水解法

种类	试剂	特点
酰基的水解	碳酸氢钠、碳酸氢钾	仅使2-去氧糖上酰基水解
	氢氧化钙、氢氧化钡	使糖及苷元上的酰基水解
	氢氧化钠	使强心苷分子中所有酰基水解，内酯环开裂
内酯环水解	氢氧化钠(钾)/水	使强心苷分子中内酯环水解开环，但酸化又环合，可逆
	氢氧化钠(钾)/醇	使强心苷分子中内酯环异构化，不可逆

由上表可见：

(1)酰基的水解：2-去氧糖上的酰基最易被碱水解，用稀碳酸氢钠、碳酸氢钾溶液处理即可；而羟基糖和苷元上的酰基，则须用碱性较强的稀氢氧化钙、氢氧化钡处理使之水解。

上述四种碱液只能使强心苷元或连接的糖上的酰基水解，而不会影响内酯环。若选用氢氧化钠、氢氧化钾,不仅可使苷元和糖上的所有酰基水解,而且还能使强心苷的内酯环开环。

（2）内酯环的水解:强心苷元 C_{17} 位上连接的不饱和内酯环在氢氧化钠或氢氧化钾水溶液水解开环,但酸化后又环合;而在氢氧化钠或氢氧化钾醇溶液中,则内酯环发生异构化,为不可逆反应。

但须注意的是在碱性醇溶液中,甲型强心苷的五元不饱和内酯环可发生双键和质子转移,即内酯环上的双键由 $\triangle^{20(22)}$ 移位至 $\triangle^{20(21)}$,形成 C_{22} 活性亚甲基,可与某些活性亚甲基试剂缩合显色,该性质可用于甲型强心苷元的检识。而乙型强心苷在碱性醇溶液中不会发生双键转位,但内酯环开裂生成开链型异构化苷。

三、强心苷类化学成分的提取分离

强心苷的分离提纯通常比较复杂与困难。植物体内存在的强心苷类成分含量一般较低（多在 1% 以下）,同一植物中常含有几种甚至是数十种结构相近、性质相似的强心苷类成分,每一种苷又有可能伴生次生苷及苷元。此外,强心苷常与糖类、皂苷、植物色素、鞣质、水解酶等共存,从而影响或改变强心苷在许多溶剂中的溶解性。因此,在提取分离中,强心苷易受酸、碱或共存酶的作用,发生水解、脱水、异构化等反应,降低其生理活性。这些都增加了提取分离工作的难度。

（一）强心苷类化合物的提取

提取时要考虑强心苷在植物体中的存在形式,同时应根据研究和生产的需要明确提取的目的是原生苷还是次生苷。

1. 原生苷的提取　提取原生苷要注意抑制酶的活性,防止酶解。原料须新鲜,采集后要低温（50~60℃）通风快速避光干燥,保存期间注意防潮。提取中应避免酸、碱对强心苷结构的影响。原生苷常用甲醇或 70%~80% 的乙醇加热回流提取,提取效率高,同时还可抑制酶的活性。也可加入硫酸铵等无机盐使酶变性后再用合适溶剂提取。

若原料是种子类药材或含脂类杂质较多时,需先用石油醚、汽油或乙醚等溶剂脱脂后再进行提取;若原料是叶或全草,含叶绿素较多时,可将醇提取液浓缩后保留适当浓度的醇,静置,使叶绿素等脂溶性杂质成胶状沉淀析出除去,或用稀碱液皂化除去叶绿素,也可用活性炭吸附法、萃取法除去后再行提取。在操作中要根据实际情况综合运用。提取液中的皂苷、糖、水溶性色素、鞣质、酸性及酚性等物质可用氧化铝、聚酰胺吸附法或铅盐沉淀法除去,但须注意强心苷也有可能被吸附而损失,且吸附量与提取液中乙醇浓度有关。

2. 次生苷的提取　次生苷的提取则要利用药材中酶的活性,采取发酵促进酶解或部分酸、碱水解等适当方法,生成次生苷后再进行提取。也可先提取原生苷,再用稀酸水解生成次生苷后选用合适的溶剂回流提取。

（二）强心苷类化合物的分离

分离强心苷,通常采用溶剂萃取法、逆流分溶法和色谱法等。对于少数含量较高的组分可选用适当溶剂反复结晶以得到单体。多数情况下,因混合强心苷的组成复杂,往往需多种方法配合使用,反复分离才有可能得到强心苷单体成分。

溶剂萃取法和逆流分溶法均是利用强心苷在两相溶剂间的分配系数不同而达到分离。如毛花洋地黄总苷中苷甲、乙、丙,即可利用两相溶剂萃取法进行分离。

吸附色谱法常用于分离亲脂性强心苷(如单糖苷、次生苷)和苷元。一般选用硅胶或中性氧化铝作为吸附剂,以三氯甲烷-甲醇、乙酸乙酯-甲醇、苯、丙酮等作为洗脱剂。分配色谱法常用于分离亲脂性较弱的强心苷,常用硅胶、硅藻土、纤维素为支持剂,用不同比例的乙酸乙酯-甲醇-水或三氯甲烷-甲醇-水作为溶剂进行梯度洗脱。高效液相色谱法对于成分复杂或含量低的强心苷能获得较为满意的分离效果。

液滴逆流色谱法(DCCC)也是分离亲脂性较弱的强心苷的一种有效方法。它是利用混合物中各组分在两液间的分配系数的差异,由流动相形成液滴,通过作为固定相的液柱达到分离。

四、强心苷类化学成分的检识

(一) 化学检识

强心苷的化学检识主要利用强心苷的显色反应。强心苷类的显色反应与甾体母核、五元不饱和内酯环以及2-去氧糖有关。

1. 作用于甾体母核的显色反应　甾体成分在无水条件下用酸处理,可呈现一系列颜色变化。常见的反应有:

(1)醋酐-浓硫酸(Liebermann-Burchard)反应:将样品溶于三氯甲烷,取一滴点在白瓷点滴板上,加醋酐-浓硫酸(20∶1)试剂,产生红→紫→蓝→污绿等颜色变化,最后褪色。

(2)三氯甲烷-浓硫酸(Salkowski)反应:将试管中的样品溶于三氯甲烷,沿管壁加入浓硫酸,静置分层,三氯甲烷层显血红色或青色,硫酸层呈绿色荧光。

(3)三氯醋酸(Rosenheimer)反应:将试样溶于三氯甲烷,加入25%三氯醋酸乙醇溶液,反应液显红色至紫色。该反应还可以在滤纸上进行,可用作纸色谱显色。

(4)三氯化锑(五氯化锑)反应:将样品醇溶液点于滤纸或薄层板上,喷20%三氯化锑(或五氯化锑)的三氯甲烷溶液(不应含水和乙醇),干燥后于60~70℃加热3~5分钟,样品处显蓝色、灰蓝色、灰紫色斑点。

2. 不饱和内酯环的显色反应　甲型强心苷在碱性醇溶液或吡啶液中,C_{17}位连接的五元不饱和内酯环发生双键转位形成 C_{22} 活性亚甲基,能与下列活性亚甲基试剂发生显色反应。乙型强心苷在碱性醇溶液或吡啶液中不能产生活性亚甲基,无此类反应。可利用此性质区别甲型强心苷与乙型强心苷。

(1)亚硝酰铁氰化钠试剂(Legal)反应:将样品 1mg 溶于 2~3 滴吡啶溶液中,加3%亚硝酰铁氰化钠试剂和2mol/L 氢氧化钠溶液各 1 滴,反应液显深红色并渐渐褪色。凡分子中有活性亚甲基者均有此显色反应。

(2)间二硝基苯试剂(Raymond)反应:将样品 1mg,用少量50%乙醇溶液溶解,加入 1%间二硝基苯的醇溶液 0.1ml,摇匀后再加入 20%氢氧化钠溶液 0.2ml,反应液呈现紫红色。此法也可用于纸色谱显色。

(3)3,5-二硝基苯甲酸试剂(Kedde)反应:将样品溶于甲醇或乙醇溶液,加入 3,5-二硝基苯甲酸试剂(A 液:2% 3,5-二硝基苯甲酸的甲醇或乙醇溶液;B 液:2mol/L 氢氧化钾溶液,用前等量混合)

3~4滴,产生红色或紫红色。3,5-二硝基苯甲酸试剂也可用作此类强心苷纸色谱和薄层色谱的显色剂,喷雾后显紫红色,几分钟后褪去。

(4)碱性苦味酸试剂(Baljet)反应:将样品溶于甲醇或乙醇溶液,加入碱性苦味酸试剂(A液:1%苦味酸甲醇或乙醇溶液;B液:5%氢氧化钠水溶液,用前等量混合)数滴,反应液呈现橙至橙红色。此反应有时速度较慢,须放置15分钟以上方可显色。

3. 2-去氧糖的显色反应

(1)三氯化铁-冰醋酸试剂(Keller-Kiliani)反应(又称K-K反应):样品1mg,溶于5ml冰醋酸中,加20%三氯化铁(或硫酸铁)水溶液1滴,混匀后倾斜试管,沿管壁缓慢加入浓硫酸,观察醋酸层及界面的颜色变化。若有2-去氧糖存在,醋酸层显蓝色或蓝绿色。界面的颜色随苷元中羟基、双键的位置和数目不同而异,可呈现红、黄、绿等多种颜色。如洋地黄属强心苷中,洋地黄毒苷元呈草绿色,羟基洋地黄毒苷元呈洋红色,而异羟基洋地黄毒苷元则显黄棕色。但久置后因碳化而转为暗色。《中国药典》2015年版收载的强心苷类型药物多以此法进行鉴别。

此反应为游离的2-去氧糖的特征反应,但须注意此反应阴性结果的判断。对游离的2-去氧糖或在反应条件下能水解产生2-去氧糖的强心苷均可显色。因此,此反应阳性可以肯定2-去氧糖的存在。但此反应不显色,并不能绝对证明结构中不含2-去氧糖。苷元与1分子的2-去氧糖连接再与葡萄糖或其他羟基糖连接的苷以及2-去氧糖与葡萄糖或6-去氧糖连接的二糖、三糖等,均无此反应。

▶ 课堂活动

甾体皂苷与强心苷均可用哪些试剂进行检测? 怎样用化学检识的方法区别这两类成分?

(2)对二甲氨基苯甲醛试剂反应:将样品醇溶液滴于滤纸上,晾干后喷对二甲氨基苯甲醛试剂(1%对二甲氨基苯甲醛的乙醇溶液-浓H_2SO_4,4:1)并于90℃加热30秒。分子中若含2-去氧糖可显灰红色斑点。

(3)咕吨氢醇试剂(xanthydrol)反应:取样品醇溶液少许,加咕吨氢醇试剂(10mg咕吨氢醇溶于100ml冰醋酸,加入1ml浓H_2SO_4)1ml,置水浴上加热数分钟,若含有2-去氧糖就可显红色。此反应非常灵敏,也可用于定量分析。

(二) 色谱检识

色谱法是鉴定强心苷类成分的重要手段之一,主要包括纸色谱、薄层色谱等方法。

1. 纸色谱　强心苷的纸色谱常用三氯甲烷、乙酸乙酯、苯、甲苯等有机溶剂与水组成的混合溶剂为展开剂。但因水在这些溶剂中的溶解度较小,可加入适量乙醇以增加展开剂系统极性,以利于弱亲脂性强心苷的分离。

对亲脂性较强的强心苷及苷元,用甲酰胺(20%~50%的甲酰胺丙酮液)浸渍过的滤纸为固定相,以甲酰胺饱和的苯或甲苯为流动相,可达到满意的分离效果。而对亲水性较强的强心苷,以水浸透滤纸作为固定相,以水饱和的丁酮或三氯甲烷-甲醇-水(10:4:5或10:8:5)、乙醇-甲苯-水(4:6:1)为流动相,分离效果较好。

2. 薄层色谱　分配薄层和吸附薄层均可用于强心苷的薄层检识,但以分配薄层的分离效果较好。不但所得色斑颜色清晰、集中,而且薄层上能承载的样品量也较大,样品量稍大时也不会出现拖尾。分配色谱适用于分离极性较强的强心苷类化合物,常用硅藻土、纤维素、硅胶等作为支持剂,常用甲酰胺、二甲基甲酰胺、乙二醇等为固定相,三氯甲烷-丙酮(4∶1)、三氯甲烷-正丁醇(19∶1)等溶剂系统为流动相。

吸附薄层色谱常用硅胶为吸附剂,而不宜选用氧化铝为吸附剂。原因是强心苷分子极性基团通常较多,尤其是含多糖的强心苷,其极性强,与氧化铝产生的吸附作用也较强,分离效果较差。展开剂系统可选用三氯甲烷-甲醇-冰醋酸(85∶13∶2)、二氯甲烷-甲醇-甲酰胺(80∶19∶1)、乙酸乙酯-甲醇-水(80∶5∶5)等含少量水或甲酰胺的混合溶剂,可有效改善拖尾现象。

3. 显色方法 常用的显色剂有以下几种:①2% 3,5-二硝基苯甲酸溶液与2mol/L氢氧化钾水溶液等体积混合,喷洒后显紫红色,几分钟后褪色。②1%苦味酸水溶液与10%氢氧化钠水溶液(95∶5),喷后于90~100℃加热4~5分钟,显橙红色。③2%三氯化锑的三氯甲烷溶液,喷后于100℃烘5分钟可显色,颜色随强心苷及苷元结构不同而异。

任务 11-1 黄花夹竹桃中强心苷类化学成分的提取分离技术

黄花夹竹桃为夹竹桃科植物黄花夹竹桃[*Thevetia peruviana*(Pers.)K. Schum.]的果仁,具有强心利尿、祛痰定喘、祛瘀镇痛的功效。

一、必备知识

(一)黄花夹竹桃中主要有效成分的结构

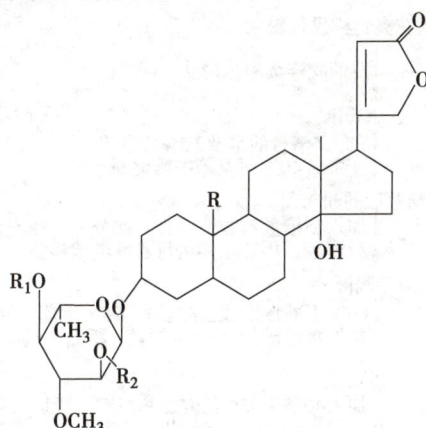

	R	R_1	R_2
黄夹苷甲	CHO	H	$(D-glc)_2$
黄夹苷乙	CH_3	H	$(D-glc)_2$
黄夹次苷甲	CHO	H	H
黄夹次苷乙	CH_3	H	H
黄夹次苷丙	CH_2OH	H	H
黄夹次苷丁	COOH	H	H
单乙酰黄夹次苷乙	CH_3	$OCCH_3$	H

黄花夹竹桃果仁中含有多种强心苷类成分。总苷含量约 8%～10%，主要为 2 种原生苷：黄夹苷甲（thevetin A）、黄夹苷乙（thevetin B），以及 5 种次生苷（黄夹次苷甲、乙、丙、丁和单乙酰黄夹次苷乙）。用酶解法可获得总次生苷（又称黄夹苷，商品名为强心灵），其强心效价高，约是原生苷的 5 倍。

（二）黄夹苷的理化性质

黄夹苷以黄夹次苷甲、黄夹次苷乙和单乙酰黄夹次苷乙为主要成分，为白色结晶性粉末，无臭，味极苦，对黏膜有刺激性，易溶于甲醇、乙醇、丙酮、三氯甲烷，微溶于乙醚、水，不溶于苯及石油醚。

知识链接

黄花夹竹桃的临床应用

黄花夹竹桃性寒味苦，有大毒，具强心作用。临床上用于多种心脏病引起的心力衰竭，阵发性室上性心动过速和阵发性心房纤颤。此外，因其还具有祛痰定喘、祛瘀镇痛之功效还可用于喘息咳嗽、癫痫、跌打损伤、肿痛等疾病的治疗。

从黄花夹竹桃果仁中提取的黄夹苷，经实验和临床证明，具有显著的强心作用，且作用迅速，蓄积作用和副作用均较小，可用于治疗阵发性心动过速和多种原因引起的心力衰竭，对于左心衰竭疗效尤为显著。

二、黄花夹竹桃中黄夹苷的提取分离技术

提取工艺流程如下：

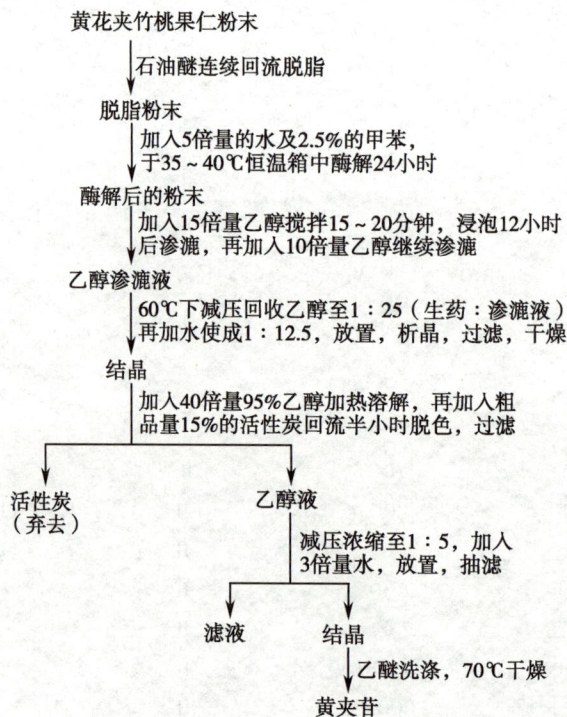

黄花夹竹桃果仁粉末
　↓ 石油醚连续回流脱脂
脱脂粉末
　↓ 加入5倍量的水及2.5%的甲苯，
　　于35～40℃恒温箱中酶解24小时
酶解后的粉末
　↓ 加入15倍量乙醇搅拌15～20分钟，浸泡12小时
　　后渗滤，再加入10倍量乙醇继续渗滤
乙醇渗滤液
　↓ 60℃下减压回收乙醇至1：25（生药：渗滤液）
　　再加水使成1：12.5，放置，析晶，过滤，干燥
结晶
　↓ 加入40倍量95%乙醇加热溶解，再加入粗
　　品量15%的活性炭回流半小时脱色，过滤
├─→ 活性炭（弃去）
└─→ 乙醇液
　　　↓ 减压浓缩至1：5，加入
　　　　3倍量水，放置，抽滤
　　├─→ 滤液
　　└─→ 结晶
　　　　　↓ 乙醚洗涤，70℃干燥
　　　　黄夹苷

流程说明:将脱脂后的果仁粉末进行发酵酶解处理,再用乙醇为溶剂进行渗漉提取,所得提取液于60℃以下减压浓缩,放冷,即得黄夹苷粗品。黄夹苷粗品经活性炭脱色后重结晶,即可得到黄夹苷纯品。若要对黄夹苷继续分离以得到其中的5种单体成分,可用柱色谱法,以Ⅲ级中性氧化铝,用苯-三氯甲烷(1:1、1:3、1:4)、三氯甲烷、三氯甲烷-甲醇(99.5:0.5、99:1、98:2、95:5、9:1、1:1)、甲醇依次洗脱,可按极性由小到大的顺序依次得到单乙酰黄夹次苷乙、黄夹次苷乙、黄夹次苷甲、黄夹次苷丙、黄夹次苷丁。

▶ 课堂活动

　　1. 请根据结构判断黄夹苷中的五种单糖苷的极性大小。

　　2. 若分别采用氧化铝柱色谱法和硅胶柱色谱法分离,洗脱的先后顺序如何?

　　3. 请设计一个流程提取黄夹苷甲、黄夹苷乙。

任务 11-2　毛花洋地黄中强心苷类化学成分的提取分离技术

毛花洋地黄是玄参科植物毛花洋地黄(*Digtalis lanata* Ehrh.)的叶,是临床常用的治疗心力衰竭的有效药物。具有强心、利尿的功能,能兴奋心肌,增加心肌收缩力,使收缩期的血液输出量大为增加,改善血液循环等。临床主要用于治疗心力衰竭、心脏性水肿。临床应用已逾百年,至今仍是治疗心力衰竭的有效药物。

毛花洋地黄是制备强心药西地兰(cedilanid-D,又称去乙酰毛花苷丙)和地高辛(digoxin,又称异羟基洋地黄毒苷)的主要原料。

知识链接

地高辛、西地兰的临床应用

人类从毛花洋地黄中提取地高辛治疗心脏病已有200多年的历史,可称其为治疗心力衰竭历史最悠久的药物。 与其他西药不同的是,地高辛至今仍然是从毛花洋地黄中提取,而非化学合成。

地高辛为中速强心苷,临床主要用于治疗各类急、慢性心功能不全及室上性心动过速、心房颤动或扑动等。 地高辛口服方便,吸收好,排泄较快,蓄积作用小;但地高辛安全范围小,治疗量和中毒量非常接近,药动学及药效学个体差异亦较大,若服用不当,极易引起中毒反应。 因此,使用时需绝对遵照医嘱,不得随意更改用药次数及剂量。 常见的不良反应包括促心律失常作用、胃纳不佳或恶心、呕吐、下腹痛、异常的无力、软弱。

西地兰为速效强心苷,适用于急、慢性心力衰竭,心房颤动和阵发性室上性心动过速。 其作用快,蓄积性小,且治疗量与中毒量间的范围较大,但因其口服吸收不佳,故现在多采取静脉给药而少用口服。

一、必备知识

毛花洋地黄中主要有效成分的结构类型和理化性质

毛花洋地黄的叶中主含 30 余种强心苷类化合物,多为次生苷。其中毛花洋地黄苷甲、乙、丙、丁、戊是五种原生苷,其中苷丙含量最高,占总苷的 20%～30%。此外,还含有叶绿素、树脂、皂苷、蛋白质、水溶性色素、糖类等杂质。

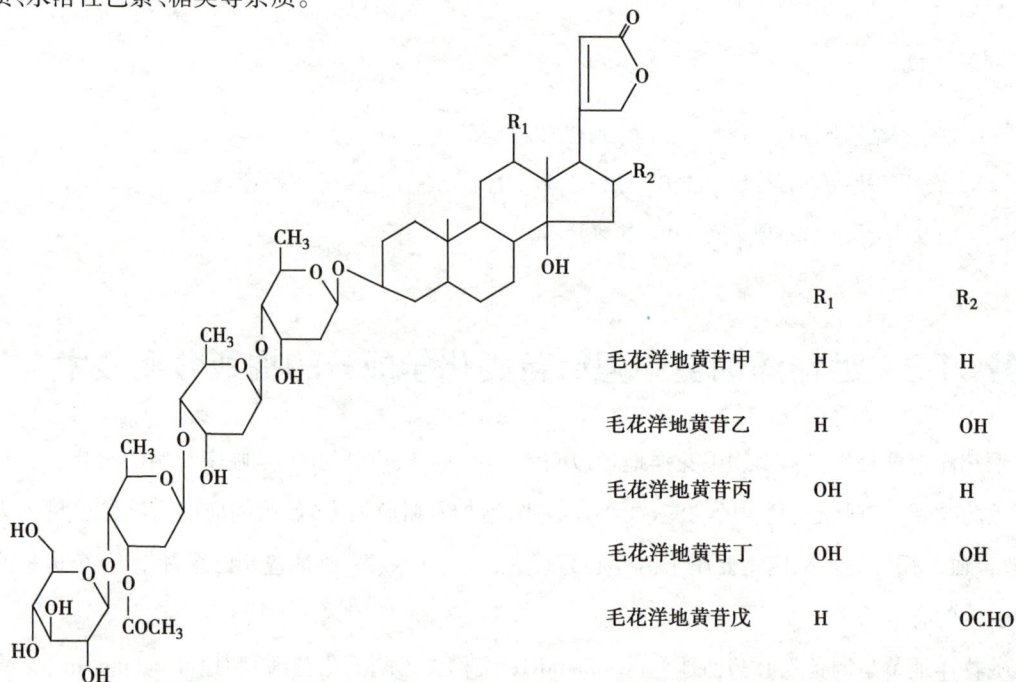

	R₁	R₂
毛花洋地黄苷甲	H	H
毛花洋地黄苷乙	H	OH
毛花洋地黄苷丙	OH	H
毛花洋地黄苷丁	OH	OH
毛花洋地黄苷戊	H	OCHO

西地兰(cedilanid-D):又称去乙酰毛花洋地黄苷丙,简称去乙酰毛花苷丙。为无色结晶,熔点 265～268℃(分解),$[\alpha]_D^{20}$ +12.2°(75% 热乙醇)。能溶于水(1:500)、甲醇(1:200)或乙醇(1:2500),微溶于三氯甲烷,几乎不溶于乙醚。

地高辛(digoxin):又称异羟基洋地黄毒苷,是西地兰经酶解去掉末端的葡萄糖而生成的次生苷。为无色结晶。熔点 265～268℃,能溶于水(1:500)、甲醇(1:200)或乙醇(1:250),微溶于三氯甲烷,不溶于乙醚。

案例分析

案例

某患者患慢性心功能不全,遵医嘱服用地高辛治疗,效果理想。但最近却出现阵发性心动过速,还伴有心室颤动。经检查确定该患者为洋地黄中毒所致的心律失常。

分析

经询问方知,该患者出现心律失常的原因并非超量服用地高辛,而是近期因咽喉肿痛服用了六神丸。六神丸主要由牛黄、珍珠粉、蟾酥、雄黄、麝香、冰片6味药组成,具有清热解毒、消肿止痛、敛疮生肌的功效,除用于治疗咽喉肿痛外,还可用于治疗痈疽疮疖、无名肿毒等。六神丸所含蟾酥主要成分的基本结构与强心苷相似，当与地高辛等洋地黄类强心苷药物合用时，会增强毒性，发生洋地黄中毒。故接受地高辛治疗的病人忌同时服用六神丸或其他蟾酥制剂。尤其老年人心血管系统功能减退，如窦房结功能减退，更不宜同时服用六神丸。

　　常用的含有蟾酥的中成药还有养心丹、麝香保心丸、救心丸等，均不宜与地高辛同服，若必须连用时应减量并加强对患者的监护。

　　此外，地高辛也不宜与麻黄及其制剂、甘草及其制剂、清开灵注射液等许多中药或中成药合用。

二、毛花洋地黄中西地兰的提取分离技术

西地兰即去乙酰毛花苷丙的提取技术分为总苷提取、毛花苷丙的分离和毛花苷丙去乙酰基三步。

（一）毛花洋地黄中总苷的提取

工艺流程如下：

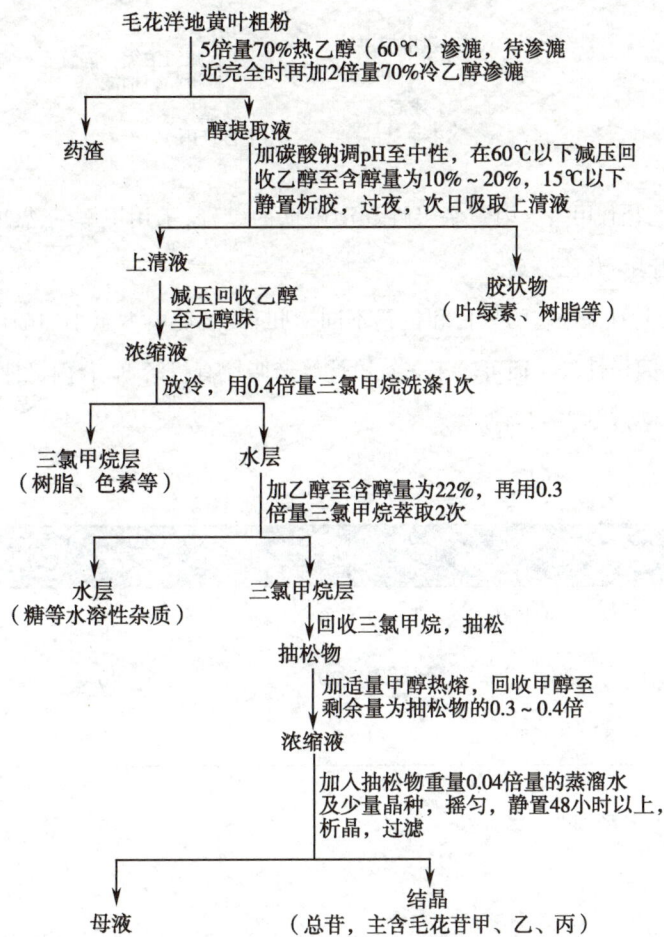

毛花洋地黄叶粗粉
5倍量70%热乙醇（60℃）渗漉，待渗漉近完全时再加2倍量70%冷乙醇渗漉
→ 药渣
醇提取液
加碳酸钠调pH至中性，在60℃以下减压回收乙醇至含醇量为10%~20%，15℃以下静置析胶，过夜，次日吸取上清液
→ 上清液 / 胶状物（叶绿素、树脂等）
上清液：减压回收乙醇至无醇味
浓缩液：放冷，用0.4倍量三氯甲烷洗涤1次
→ 三氯甲烷层（树脂、色素等）/ 水层
水层：加乙醇至含醇量为22%，再用0.3倍量三氯甲烷萃取2次
→ 水层（糖等水溶性杂质）/ 三氯甲烷层
三氯甲烷层：回收三氯甲烷，抽松
抽松物：加适量甲醇热熔，回收甲醇至剩余量为抽松物的0.3~0.4倍
浓缩液：加入抽松物重量0.04倍量的蒸馏水及少量晶种，摇匀，静置48小时以上，析晶，过滤
→ 母液 / 结晶（总苷，主含毛花苷甲、乙、丙）

流程说明:由于要提取的总苷均为原生苷,可溶于乙醇,故选用70%热乙醇为提取溶剂以防止酶解。又因强心苷对酸碱不稳定,故醇提取液需调至中性,然后经减压回收溶剂后静置析胶以去除所含的叶绿素、树脂等杂质。继而用三氯甲烷洗涤除去脂溶性杂质,再利用苷甲、乙、丙均可溶于三氯甲烷-乙醇(3∶1或2∶1)的性质,用含醇三氯甲烷萃取出总苷同时与水层中的水溶性杂质分离。

(二) 毛花苷丙的分离

工艺流程如下:

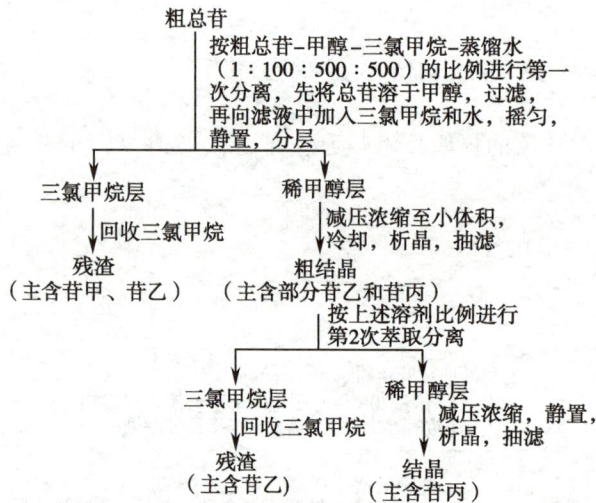

```
                        粗总苷
                        │ 按粗总苷–甲醇–三氯甲烷–蒸馏水
                        │ (1∶100∶500∶500)的比例进行第一
                        │ 次分离,先将总苷溶于甲醇,过滤,
                        │ 再向滤液中加入三氯甲烷和水,摇匀,
                        │ 静置,分层
        ┌───────────────┴───────────────┐
     三氯甲烷层                        稀甲醇层
        │回收三氯甲烷                      │减压浓缩至小体积,
        │                               │冷却,析晶,抽滤
      残渣                            粗结晶
   (主含苷甲、苷乙)              (主含部分苷乙和苷丙)
                                        │按上述溶剂比例进行
                                        │第2次萃取分离
                        ┌───────────────┴───────────────┐
                     三氯甲烷层                        稀甲醇层
                        │回收三氯甲烷                      │减压浓缩,静置,
                        │                               │析晶,抽滤
                      残渣                            结晶
                   (主含苷乙)                     (主含苷丙)
```

流程说明:根据毛花苷甲、乙、丙三者极性和溶解度的差别,采用甲醇-三氯甲烷-水混合溶剂系统,可将毛花苷丙与苷甲、苷乙分离。

根据三者的苷元上所含羟基的数目和位置不同,判断其极性由大至小的顺序为苷丙>苷乙>苷甲。其中,苷甲、苷乙因极性较小而可溶于三氯甲烷等亲脂性有机溶剂,苷丙极性较大可溶于甲醇等极性溶剂中。三者溶解度见表11-4。

表11-4　毛花苷甲、乙、丙的溶解度

化合物	水	甲醇	乙醇	三氯甲烷
毛花苷甲	不溶(1∶16000)	1∶20	1∶40	1∶225
毛花苷乙	几乎不溶	1∶20	1∶40	1∶550
毛花苷丙	不溶(1∶18500)	1∶20	1∶45	1∶1750

(三) 毛花苷丙去乙酰基

工艺流程如下:

毛花洋地黄苷丙
　　按苷丙–甲醇–氢氧化钙–蒸馏水（1g:33ml:
　　50～70mg：33ml）的配比，先将苷丙溶解
　　于甲醇，氢氧化钙溶于水中，分别过滤，
　　混合
↓
混合液（反应液）
　　静置过夜，测pH，至水解液pH接近7、
　　稍显碱性时，水解完毕，用1%盐酸调
　　至中性，过滤
↓　　　　　　　　　　　　　粗品
滤液
　　减压浓缩至小体积，
　　放置过夜，析晶
↓
粗品 ←
↓用150倍甲醇重结晶
结晶
（去乙酰毛花苷丙）

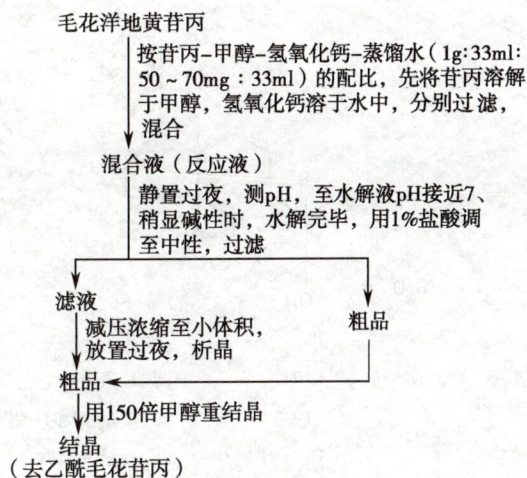

流程说明:毛花苷丙的去乙酰基比较容易。利用氢氧化钙即可水解去掉糖上的乙酰基而不破坏强心苷分子中的内酯环结构。

▶▶ 课堂活动

1. 分析毛花洋地黄叶中强心苷类成分在提取工艺中采用何种方法除去脂溶性杂质。
2. 请分析毛花苷甲、乙、丙三者的极性与结构的关系。
3. 毛花洋地黄苷丙去乙酰基常采用氢氧化钙，能否采用其他方法？
4. 根据毛花洋地黄苷丙的结构，写出其温和酸水解和强烈酸水解的产物，并分析原因。

任务 11-3　铃兰中强心苷类化学成分的提取分离技术

铃兰是百合科植物铃兰(*Convallaria Keiskei Miq.*)的全草,具有强心、利尿的作用。用于治疗充血性心力衰竭,心房纤颤,由高血压病及肾炎引起的左心衰竭等疾病。其中含有的铃兰毒苷用于急慢性充血性心力衰竭,阵发性心动过速及克山病的心衰等。

一、必备知识

铃兰中主要有效成分的结构和理化性质

铃兰全草(不带花地上部分)中总强心苷含量约0.20%,包括铃兰毒苷、铃兰苷、铃兰毒醇苷、去葡萄糖桂竹香苷等约10种强心苷。其中,铃兰毒苷的强心作用极强,约为G-毒毛花苷效价1.22倍,约为洋地黄毒苷效价的3.53倍,作用迅速,但毒性也较大。此外,铃兰中还含有多种皂苷、树脂、色素等杂质。

铃兰毒苷为白色针晶,mp. 240～242℃,难溶于水,溶于甲醇、乙醇和丙酮,微溶于三氯甲烷及乙酸乙酯,几乎不溶于苯、乙醚及石油醚。

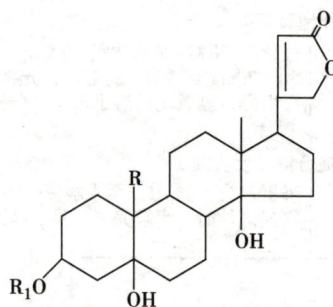

	R	R₁
铃兰毒苷	CHO	L-鼠李糖
铃兰苷	CHO	L-鼠李糖-*O*-葡萄糖
铃兰毒醇苷	CH₂OH	L-鼠李糖
去葡萄糖桂竹香苷	CHO	D-弩箭子糖

知识链接

铃兰的临床应用

铃兰味苦性温，有温阳利水、活血祛风的功效。据《东北常用中草药手册》记载，本品能治疗心脏病引起的心搏次数增加，心力衰竭，水肿。据现代药理研究表明，铃兰能加强心肌收缩力、减慢心率、抑制传导，体现强心苷的作用特点。此外，铃兰有明显的利尿作用，对心力衰竭患者的利尿效果优于洋地黄及毒毛旋花子苷，后两者不能消退的水肿，铃兰制剂常可得到较满意的效果。此外，本品在临床上还能使患者安静，改善睡眠，减少不安情绪。本品有毒，切勿过量。应用于临床的铃兰制剂的副作用和毒性均较洋地黄小，但少数患者也可产生厌食、流涎、恶心、呕吐、腹泻等消化道症状，有的出现头晕、头痛、心悸等。

二、铃兰中铃兰毒苷的提取分离技术

工艺流程如下：

（一）溶剂法

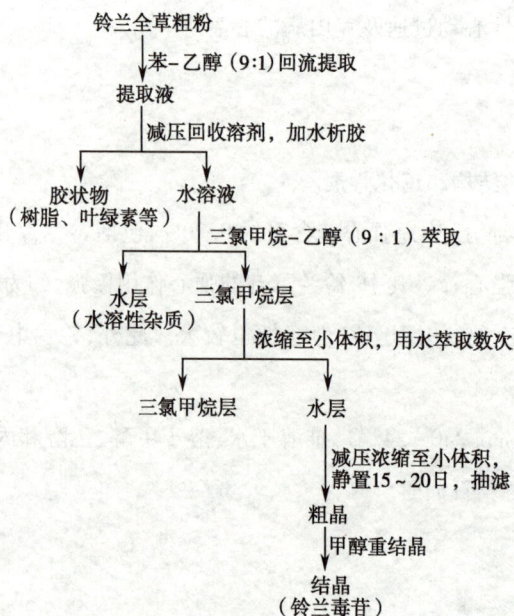

流程说明:用苯-乙醇(9∶1)回流提取铃兰全草粗粉,使强心苷类化合物溶于该混合溶剂,同时,提取液中水溶性杂质也较少。所得提取液经加水析胶除去脂溶性杂质后再用三氯甲烷-乙醇(9∶1)萃取除去水溶性杂质,再经水萃取处理、甲醇重结晶后即可得铃兰毒苷。

(二) 活性炭吸附法

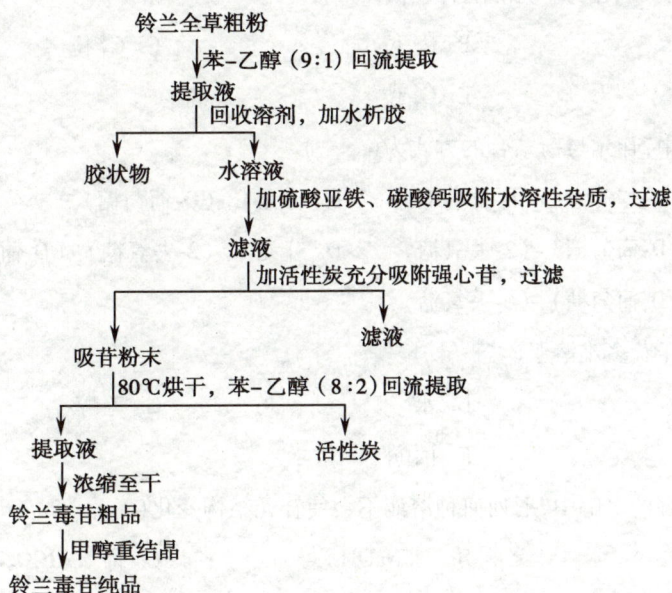

```
                    铃兰全草粗粉
                    │苯-乙醇 (9:1) 回流提取
                    ↓
                    提取液
                    │回收溶剂,加水析胶
        ┌───────────┴───────────┐
        ↓                       ↓
      胶状物                  水溶液
                    │加硫酸亚铁、碳酸钙吸附水溶性杂质,过滤
                    ↓
                    滤液
                    │加活性炭充分吸附强心苷,过滤
        ┌───────────┴───────────┐
        ↓                       ↓
      吸苷粉末                 滤液
        │80℃烘干,苯-乙醇 (8:2) 回流提取
        ┌───────────┴───────────┐
        ↓                       ↓
      提取液                   活性炭
        │浓缩至干
      铃兰毒苷粗品
        │甲醇重结晶
      铃兰毒苷纯品
```

流程说明:与"(一)溶剂法"中方法不同的是选择硫酸亚铁、碳酸钙吸附水溶性杂质及用活性炭充分吸附铃兰毒苷。吸苷粉末于80℃烘干后用苯-乙醇(8∶2)加热回流,所得提取液浓缩至干后,再经甲醇重结晶,即可得铃兰毒苷纯品。

▶ **课堂活动**

1. 分析铃兰全草能否直接采用乙醇为提取溶剂。

2. 铃兰全草中强心苷类成分在提取工艺中采用何种方法除去水溶性杂质?

点滴积累 ∨

1. 强心苷按照苷元结构不同分为甲型强心苷元与乙型强心苷元。 根据与苷元直接相连的糖的种类不同,可以将强心苷分为Ⅰ、Ⅱ、Ⅲ型。

2. 强心苷的苷键可被酶或酸水解,分子中的酰基和内酯环能被碱水解。

3. 提取强心苷的原生苷要注意抑制酶的活性,防止酶解。 提取强心苷的次生苷则要利用药材中酶的活性,水解生成次生苷后再进行提取。

目标检测

一、选择题

（一）单项选择题

1. 强心苷元多在哪个位置与糖结合成苷（　　）

    A. C_{10}位　　　　　　　　　B. C_{14}位　　　　　　　　　C. C_3位

    D. C_{10}位　　　　　　　　　E. C_{17}位

2. Ⅰ型强心苷中，苷元与糖结合的方式为（　　）

    A. 苷元 C_3-(6-去氧糖)$_x$-(D-葡萄糖)$_y$　　　B. 苷元 C_3-(D-葡萄糖)$_x$

    C. 苷元 C_3-(D-葡萄糖)$_x$-(2-去氧糖)$_y$　　　D. 苷元 C_3-(2-去氧糖)$_x$-(D-葡萄糖)$_y$

    E. 苷元 C_3-(D-葡萄糖)$_x$-(6-去氧糖)$_y$

3. 强心苷的原生苷多难溶于（　　）

    A. 三氯甲烷　　　　　　　　B. 水　　　　　　　　　C. 乙醇

    D. 甲醇　　　　　　　　　　E. 丙酮

4. 在Ⅰ型强心苷的水解中，下列何种溶液不会使苷元结构变化（　　）

    A. 5%盐酸　　　　　　　　　B. 2%NaOH　　　　　　　C. 稀 $NaHCO_3$

    D. 稀 $Ca(OH)_2$　　　　　　E. 0.03mol/L 的盐酸

5. 采用 0.02~0.05mol/L 盐酸水解强心苷，能切断的苷键是（　　）

    A. 所有苷键　　　　　　　　　　　B. 葡萄糖与去氧糖之间的苷键

    C. 葡萄糖之间的苷键　　　　　　　D. 2-去氧糖与 2-去氧糖之间的苷键

    E. 苷元与 2-去氧糖之间或 2-去氧糖与 2-去氧糖之间的苷键

6. 能将强心苷的苷键全部水解的条件是（　　）

    A. 稀 $NaHCO_3$　　　　　　　B. 稀 $Ca(OH)_2$　　　　　C. 2%NaOH

    D. 5%盐酸　　　　　　　　　E. 0.03mol/L 的盐酸

7. 可用于鉴别游离的 2-去氧糖的试剂是（　　）

    A. 三氯化铁-冰醋酸试剂　　　B. 醋酐-浓硫酸试剂　　　C. 三氯醋酸试剂

    D. 香草醛-浓硫酸试剂　　　　E. 亚硝酰铁氢化钠试剂

8. 可用于强心苷脱乙酰基的水解方式是（　　）

    A. 0.03mol/L 的盐酸　　　　B. 5%盐酸　　　　　　　C. 稀 $Ca(OH)_2$

    D. β-D-葡萄糖酶水解　　　E. 毒毛旋花子双糖酶水解

9. 下列可用于区别甲型和乙型强心苷的试剂是（　　）

    A. 醋酐-浓硫酸　　　　　　　　　　B. 碱性 3,5-二硝基苯甲酸

    C. 三氯化铁-冰醋酸　　　　　　　　D. 三氯醋酸

    E. 三氯甲烷-浓硫酸

10. 含有 2-去氧糖的化合物类型是（　　）

　　A. 皂苷　　　　　　　　　B. 香豆素苷　　　　　　　C. 黄酮苷

　　D. 蒽醌苷　　　　　　　　E. 强心苷

11. 向某强心苷固体样品中加呫吨氢醇试剂,置水浴上加热 3 分钟,能显红色,说明该分子中有

　　(　　　)

　　A. α-D-葡萄糖　　　　　B. β-D-葡萄糖　　　　　C. 6-去氧糖

　　D. 2-去氧糖　　　　　　　E. L-鼠李糖

12. 几乎能水解所有苷键的酶是(　　　)

　　A. 紫花苷酶　　　　　　　B. 蜗牛消化酶　　　　　　C. β-D-葡萄糖苷酶

　　D. 毛花苷酶　　　　　　　E. 苦杏仁酶

13. 能发生 Keller-Kiliani 反应的是(　　　)

　　A. 薯蓣皂苷　　　　　　　B. 甘草酸　　　　　　　　C. 洋地黄毒苷

　　D. 芦丁　　　　　　　　　E. 烟碱

14. 甲型强心苷的阳性反应是(　　　)

　　A. 对二硝基二甲苯胺反应　B. 没食子酸-浓硫酸反应　C. Kedde 反应

　　D. Emerson 反应　　　　　E. 醋酸镁反应

15. Keller-Kiliani 反应所用的试剂是(　　　)

　　A. 三氯甲烷-浓硫酸　　　　　　　　B. 冰醋酸-乙酰氯

　　C. 三氯化铁-盐酸羟胺　　　　　　　D. 醋酐-浓硫酸

　　E. 三氯化铁-冰醋酸,浓硫酸

(二)共用选项题

　　A. 2-去氧糖

　　B. 五元不饱和内酯环

　　C. 六元不饱和内酯环

　　D. 间二硝基苯试剂

　　E. 对二甲氨基苯甲醛试剂

1. 可用于鉴别 2-去氧糖的试剂是(　　　)

2. 可用于检识五元不饱和内酯环的试剂是(　　　)

3. 强心苷和其他苷的主要区别是(　　　)

4. 甲型强心苷元含有(　　　)

5. 乙型强心苷元含有(　　　)

(三)多项选择题

1. 强心苷中连接的糖有(　　　)

　　A. 菊糖　　　　　　　　　B. 6-去氧糖　　　　　　　C. 2-去氧糖

　　D. D-葡萄糖　　　　　　　E. 芸香糖

2. 提取植物中原生强心苷的方法有(　　　)

A. 甲醇提取　　　　　　B. 40℃水温浸　　　　　C. 70%~80%乙醇回流

D. 三氯甲烷提取　　　　E. 2%盐酸提取

3. 用于甾体母核的检识试剂有（　　　）

A. 三氯醋酸试剂　　　　B. 三氯化锑试剂　　　　C. 三氯化铁-冰醋酸试剂

D. 三氯甲烷-浓硫酸试剂　E. 醋酐-浓硫酸试剂

4. 能发生 Keller-Kiliani 反应的化合物是（　　　）

A. 羟基洋地黄毒苷　　　B. K-毒毛旋花子苷　　　C. 洋地黄毒苷

D. K-毒毛旋花子麻苷　　E. 异羟基洋地黄毒苷

5. 下列属于 2-去氧糖的是（　　　）

A. β-D-葡萄糖　　　　B. D-果糖　　　　　　　C. D-洋地黄毒糖

D. D-乙酰洋地黄毒糖　　E. D-加拿大麻糖

二、简答题

1. 强心苷按苷元结构不同分为哪几种类型？按连接糖不同分为几类？各类强心苷的结构有何特点？

2. 强心苷的酸水解有几种类型？简述其特点。

3. 如何用化学方法区别甲型强心苷和乙型强心苷？

4. 为何强心苷的提取分离比较复杂、困难？

三、综合题

试采用化学检识的方法鉴别下列化合物。

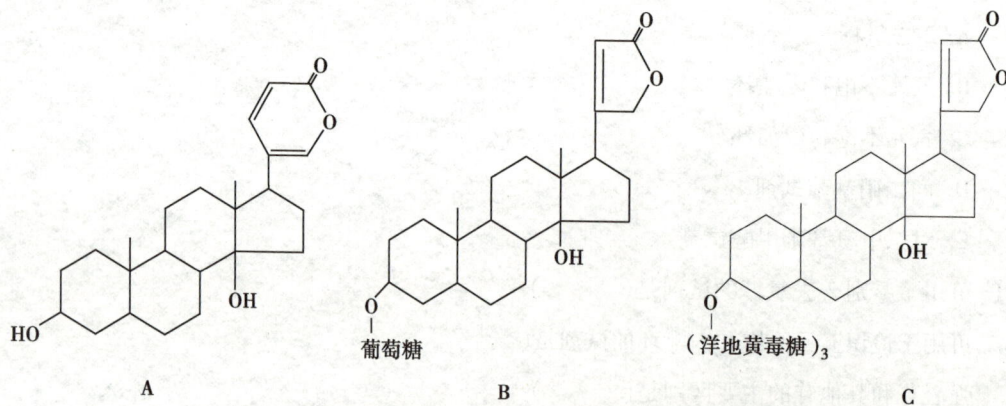

A　　　　　　　　　　　　　B　　　　　　　　　　　　　C

（武　莹）

模块十二

其他类化学成分的提取分离技术

模块十二PPT

导学情景 ∨

情景描述：

　　五倍子为漆树科植物盐肤木、青麸杨或红麸杨叶上的干燥虫瘿，主要由五倍子蚜寄生而形成。其性寒，味酸、涩，具有敛肺降火、涩肠止泻、敛汗止血、收湿敛疮等功效，主治肺虚久咳、久泻久痢、便血痔血、痈肿疮毒、皮肤湿烂等症。

学前导语：

　　五倍子主要有效成分为鞣质，又称为鞣酸、单宁酸。因五倍子盛产于我国，五倍子鞣质又称为"中国鞣质"，是可水解鞣质类成分的代表。

　　本模块将重点学习鞣质、有机酸、氨基酸、蛋白质和酶等成分的结构性质、提取分离及应用实例。

中药中除了生物碱、苷类、挥发油等有效成分外，还有一些其他成分，如鞣质、有机酸、氨基酸、蛋白质和酶等，这些成分在植物中普遍存在，通常在疾病治疗中不起主导作用，因而常被视为无效成分。但随着现代提取分离鉴定技术的发展以及中药中化学成分研究的不断深入，一些原本认为无效成分的鞣质、有机酸、蛋白质等，因发现了生物活性而成为有效成分。如天花粉蛋白有引产作用，地榆中的鞣质用来治疗烧伤烫伤，金银花中的绿原酸具有抗菌作用。本模块主要介绍的其他成分包括鞣质、有机酸、氨基酸、蛋白质和酶。

一、鞣质的理化性质及提取分离

鞣质又称鞣酸(tannic acid)或单宁(tannins)，是存在于植物中的一类结构复杂的多元酚类化合物。鞣质能与蛋白质结合形成不溶于水的沉淀，故能与生兽皮中的蛋白质形成致密、柔韧、不易腐败、透气性好的皮革，因此而得名。

鞣质广泛存在于植物界，特别是种子植物中更为广泛，如地榆、大黄、虎杖、仙鹤草、四季青等均含有大量鞣质。如五倍子含的鞣质高达70%以上。鞣质存在于植物的叶、皮、茎、根、果实等部位，树皮中尤为常见，如合欢树皮、儿茶树皮、石榴皮等。鞣质大多数呈游离状态存在，部分与其他物质(如生物碱类)结合而存在。

鞣质除在中药五倍子、地榆中含量较高为有效成分外，多数情形下均为无效成分，因此须在提取分离过程中将它作为杂质除去。鞣质具有收敛、止血作用。内服可用于治疗胃肠道出血、溃疡和水泻等症,外用于灼伤、创伤的创面,可使创伤表面渗出物中的蛋白质凝固,形成痂膜,保护创面,防止细菌感染。

（一）结构与分类

根据化学结构和性质,将鞣质分为可水解鞣质、缩合鞣质和复合鞣质3种类型。

1. 可水解鞣质（hydrolysable tannins） 可水解鞣质是由酚酸和多元醇结合而成的具有酯键或苷键的物质,可被酸、碱或酶催化水解。根据其水解产物的不同,又可分为没食子酸鞣质和逆没食子酸鞣质两类。

（1）没食子酸鞣质（gallotannins）:这类鞣质水解后可产生没食子酸（gallic acid）（或其缩合物）和糖或多元醇。

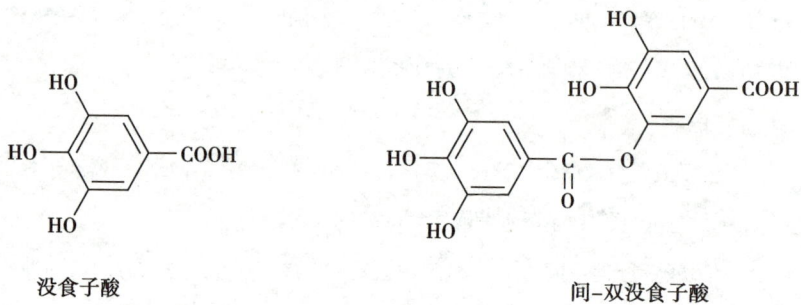

没食子酸   间-双没食子酸

没食子酸鞣质水解后产生的多元醇大多为葡萄糖。如五倍子中的主要成分五倍子鞣质,《中国药典》称为五倍子鞣酸（galletannins acid）,又称中国鞣质（Chinese gallotannins）,含量可达60%~70%,是可水解鞣质的代表。五倍子鞣质是倍酰葡萄糖的混合物,即葡萄糖上的羟基与没食子酸所形成的酯类化合物的混合物。

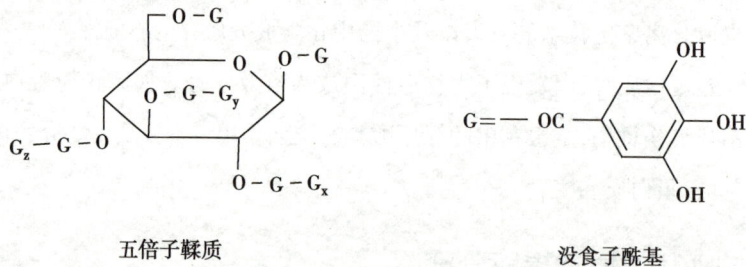

五倍子鞣质   没食子酰基

（2）逆没食子酸鞣质（ellagitannins）:这类鞣质水解后可产生逆没食子酸（鞣花酸）（ellagic acid）和糖或同时有没食子酸及其他酸。某些逆没食子酸鞣质的原始结构中并无逆没食子酸的组成,其没食子酸是由水解产物中的黄没食子酸或六羟基联苯二甲酸脱水转化而成的。

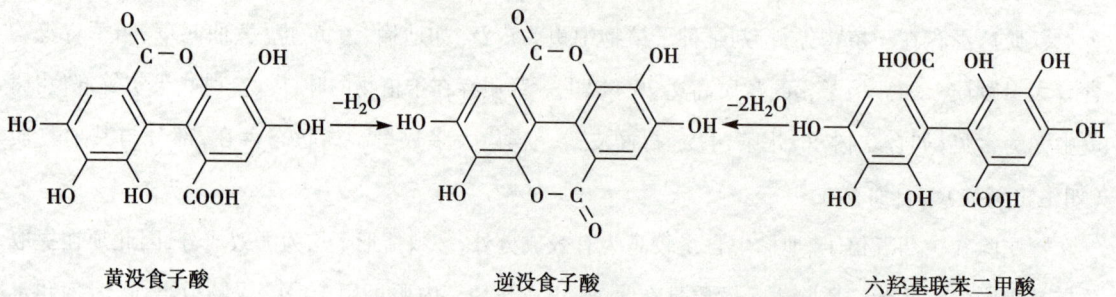

黄没食子酸   逆没食子酸   六羟基联苯二甲酸

224

中药诃子中含有的混合鞣质主要成分为诃子鞣质（chebulagic acid）和诃子酸（chebulinic），诃子鞣质水解后可产生一分子黄没食子酸和两分子葡萄糖，前者脱水即生成逆没食子酸。

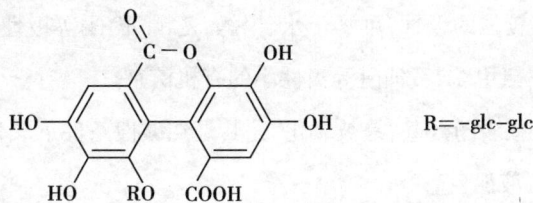

诃子鞣质

2. 缩合鞣质（condensed tannins）　缩合鞣质用稀酸、碱、酶处理一般不能水解，但可缩合成高分子不溶于水的无定形暗棕色或棕红色沉淀，又称"鞣红"（亦称鞣酐）。缩合鞣质在植物界分布较可水解鞣质更为广泛，主要存在于植物的果实、种子及树皮中，如儿茶、槟榔、麻黄、钩藤、大黄、肉桂等。

缩合鞣质的结构较为复杂，一般认为是由（+）儿茶素（catechin）、（-）表儿茶素（epicatechin）等黄烷-3-醇或黄烷-3,4-二醇类化合物以碳碳键缩合而成，也有部分缩合鞣质的结构中，黄烷醇相互之间除了碳-碳键外兼有醚键、酯键等缩合形式。儿茶素不是鞣质，当它们相互缩合成大分子多聚体后才具有鞣质的特性。目前从中药中分离得到的缩合鞣质主要有二聚体、三聚体和四聚体等。

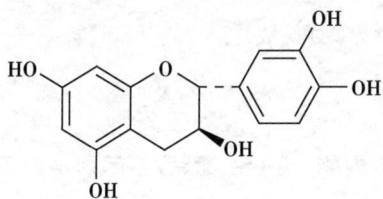

（+）儿茶素（2R, 3S）

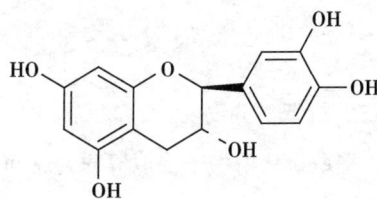

（-）儿茶素（2S, 3R）

3. 复合鞣质（complex tannins）　复合鞣质是由可水解鞣质中逆没食子鞣质部分与黄烷醇缩合而成的一类鞣质。兼有可水解鞣质和缩合鞣质的结构和性质。近年来从番石榴属中分离出的番石榴素（guavin A、C）等均属于此类。

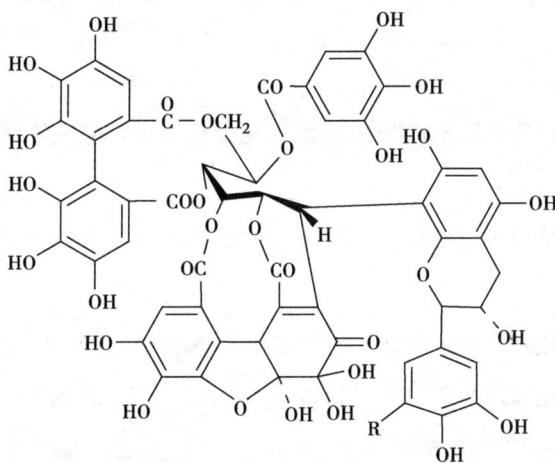

番石榴素A　R=H，番石榴素C　R=OH

（二）性质与检识

1. 性状　鞣质大多为灰白色、米黄色、棕色的无定形粉末,有涩味,具收敛性,易吸潮。

2. 溶解性　鞣质具有较强的极性,可溶于水、甲醇、乙醇、丙酮等极性较大的溶剂,也可溶于乙酸乙酯,难溶于乙醚、苯、三氯甲烷、石油醚等极性小的有机溶剂。

3. 还原性　鞣质含有很多酚羟基,易被氧化,尤其是在碱性条件下氧化更快。另外鞣质还能还原斐林试剂,使高锰酸钾溶液褪色。

4. 沉淀反应

（1）与蛋白质沉淀:鞣质可与蛋白质结合生成不溶于水的复合物沉淀,使蛋白质变性,工业上用于鞣革的制备。实验室一般使用明胶进行沉淀鞣质,可用作鉴别、提取和除去鞣质。

（2）与重金属盐沉淀:鞣质的水溶液能与醋酸铅、醋酸铜或碱土金属氢氧化钙等重金属盐产生沉淀。在提取分离及除去鞣质时可利用这一性质。

（3）与生物碱沉淀:鞣质的水溶液可与生物碱结合生成难溶或不溶性的复盐沉淀,故可作为生物碱的沉淀试剂。在提取分离及除去鞣质时亦可利用这一性质。

▶▶ **课堂活动**

1. 鞣质可以分为哪几类?　分类依据是什么?

2. 去除鞣质的方法有哪些?　为何要去除存在于多数中药中的鞣质类成分?

（三）提取与分离

1. 提取　从植物中提取鞣质通常可选择乙醇、甲醇、水-丙酮、乙酸乙酯、含乙醇和水的乙醚等极性较大的溶剂。提取时宜用新鲜的植物原料,且应立即浸提。并注意控制温度和时间避免鞣质在水分、日光、氧气和酶的作用下结构发生变化。如运用组织破碎法,将原料药材粉碎后加溶剂在高速搅碎机内提取,是目前提取鞣质类化合物最常用的方法。

2. 分离

（1）萃取法:将含鞣质的水溶液先用乙醚等低极性溶剂萃取,除去亲脂性杂质,然后再用乙酸乙酯萃取,可得较纯鞣质。

（2）沉淀法

1）溶剂沉淀法:利用鞣质不溶于乙醚的性质,将粗品先溶于乙醇或乙酸乙酯中,逐步加入乙醚,鞣质即可沉淀析出。

2）金属盐类沉淀法:鞣质可与醋酸铅、碳酸铅、氢氧化铜、碳酸铜或氢氧化铝形成沉淀。常用的是碳酸铅和碳酸铜。

3）生物碱沉淀法:利用鞣质与生物碱产生沉淀,再分解处理,即可得到较纯的鞣质。

4）蛋白质沉淀法:利用鞣质与蛋白质(如明胶)产生沉淀,再分解处理,即可得到较纯的鞣质。

（3）色谱法:色谱法是目前分离鞣质最主要的方法。常用 Sephadex LH-20 为固定相,水、不同浓度的醇和丙酮为流动相。此外,硅胶、纤维素、聚酰胺也可作为色谱分离的固定相。

（四）检识

1. 化学反应

（1）与蛋白质反应：鞣质可使明胶溶液变混浊或产生沉淀。

（2）三氯化铁反应：鞣质中含有多个酚羟基故可与三氯化铁反应产生蓝黑色或绿黑色沉淀。

（3）铁氰化钾反应：鞣质的水溶液与铁氰化钾氨溶液反应呈深红色，并很快变成棕色。

（4）重金属盐及生物碱反应：鞣质可与重金属盐及生物碱作用生成不溶于水的沉淀。

2. 色谱检识　通常采用薄层色谱检识。

固定相：硅胶 G。

展开剂：三氯甲烷-丙酮-水-甲酸（不同比例）的混合溶剂。

显色剂：三氯化铁及茴香醛-硫酸或者三氯化铁-铁氰化钾（1∶1）溶液。

结果：根据薄层上斑点颜色可以初步判断鞣质的结构类型。

（五）除去鞣质的方法

由于鞣质能与蛋白质结合成水不溶性沉淀，所以中药注射剂中若含有少量鞣质，肌肉注射后出现局部硬结和疼痛，静脉注射则可引起凝血。另外鞣质的性质不稳定，常致使含鞣质的中药制剂易于变色、浑浊或沉淀，从而影响制剂的质量。因此对于很多含鞣质的中药制剂，特别是注射剂必须除尽鞣质。常用的除去鞣质的方法有以下几种：

1. 冷热处理法　鞣质在水溶液中是一种胶体状态，高温可破坏胶体的稳定性，低温可使之沉淀。因此可先将药液蒸煮，然后冷冻放置，过滤，即可除去大部分鞣质。

2. 石灰沉淀法　利用鞣质与钙离子结合生成水不溶性沉淀，故可在中药的水提取液中加入氢氧化钙，使鞣质沉淀析出；或在提取前药材原料中拌入石灰乳，使鞣质与钙离子结合生成水不溶物，使之与其他成分分离。

3. 铅盐沉淀法　在中药的水提取液中加入饱和的醋酸铅或碱式醋酸铅溶液，使鞣质沉淀析出，然后用通入硫化氢法、加入硫酸钠饱和水溶液或通过强酸性阳离子交换树脂的方法除去滤液中过剩的铅盐。

4. 明胶沉淀法　中药水提取液中加入4%的明胶溶液，沉淀完全，滤除沉淀，滤液减压浓缩至小体积，加入 3~5 倍量的乙醇，以沉淀过剩的明胶。

5. 聚酰胺吸附法　将中药水提取液通过聚酰胺柱，鞣质含有多个酚羟基而与聚酰胺以氢键结合而牢牢吸附在聚酰胺柱上，从而达到除去鞣质的目的。此法简单易行，除鞣质彻底。

6. 溶剂法　利用鞣质与碱成盐后难溶于醇的性质，在乙醇溶液中用40%氢氧化钠调至 pH 9~10，可使鞣质沉淀，再过滤除去。

（六）应用实例

五倍子为漆树科植物盐肤木（*Rhus chinensis* Mill.）、青麸杨（*Rhus potaninii* Maxim）或红麸杨 [*Rhus punjabensis* Stew. var. sinica（Diels）Rehd. et Wils] 叶上的虫瘿，主要由五倍子蚜 [*Melaphis chinensis*（Bell）Baker] 寄生而形成。五倍子中主要有效成分为鞣质，属于可水解鞣质。《中国药典》上收载的五倍子鞣质，称为鞣酸，又叫单宁酸。因五倍子盛产于我国，故又称中国鞣质（Chinese gallotannim），目前研究表明五倍子鞣质可以分成 8 个组分，并从中分离出 8 个单体化合物，见表 12-1。

表 12-1　五倍子鞣质的组成

组分	相对含量（%）	组分的组成化合物
五-O-没食子酰葡萄糖	4	
六-O-没食子酰葡萄糖	12	
七-O-没食子酰葡萄糖	19	
八-O-没食子酰葡萄糖	25	含异构体 8 个以上
九-O-没食子酰葡萄糖	20	含异构体 9 个以上
十-O-没食子酰葡萄糖	13	含异构体 7 个以上
十一-O-没食子酰葡萄糖	6	
十二-O-没食子酰葡萄糖	2	

五倍子鞣质混合物是由五至十二-O-没食子酰葡萄糖组成的。组分最多的是七至九-O-没食子酰葡萄糖。目前普遍认为药用五倍子鞣质的代表结构可以表示为：

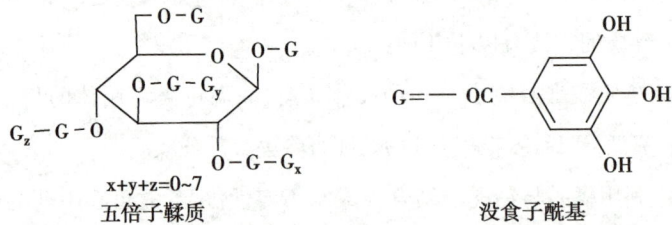

五倍子鞣质　　　　　　　没食子酰基

工艺流程如下：

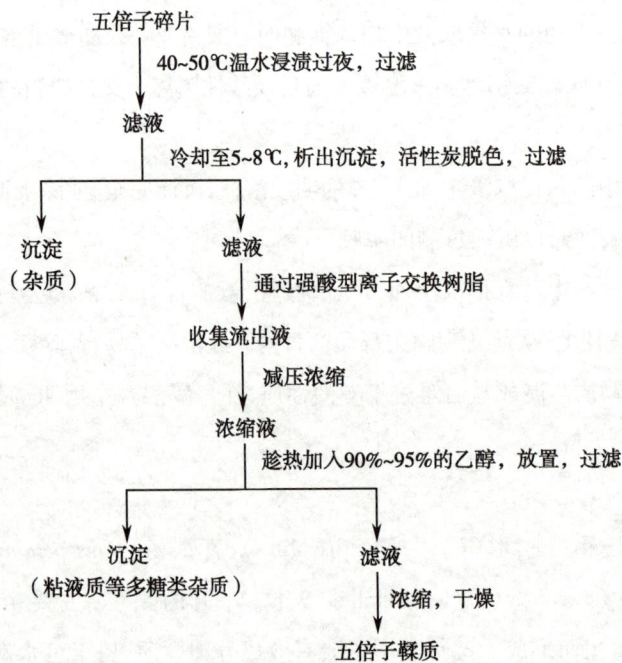

流程说明:利用鞣质可溶于水的性质,用温水提取,提取液冷却至5~8℃,使一些水溶性较小的杂质沉淀除去,滤液通过阳离子交换树脂除去无机盐后浓缩,利用鞣质易溶于乙醇而多糖等亲水性杂质难溶于乙醇的性质,采用乙醇沉淀除去,滤液浓缩即可得到较纯的五倍子鞣质。

二、有机酸的理化性质及提取分离

有机酸(organic acid)是指分子结构中具有羧基(不包括氨基酸)的一类酸性有机化合物的总称。广泛存在于植物界,大多分布于植物的花、叶、茎、果、根等部位,如五味子、茵陈、金银花、乌梅等。常见的有柠檬酸、酒石酸、苹果酸、琥珀酸、草酸等。在植物体内除有少数以游离态存在外,多数与钾、钠、钙等金属离子或生物碱结合成盐或酯的形式存在。

中药中含有的有机酸具有多种生物活性。例如:金银花中的绿原酸具有抗菌、利胆功效;土槿皮中的土槿皮酸具有抗真菌作用;鸦胆子中的油酸具有抗癌活性;地龙中的丁二酸具有止咳平喘的活性;巴豆中的巴豆油酸具有致泻作用;丹参中的乳酸具有扩张冠状动脉的活性等。

(一)结构与分类

有机酸类成分按其结构特点可分为脂肪族、芳香族和萜类有机酸三大类。

1. 脂肪族有机酸 脂肪族有机酸为带有羧基的脂肪族化合物,分子式少于8个碳的有机酸被称为低级脂肪酸,8个碳以上者为高级脂肪酸。若按结构中羧基的数目分类,可分一元酸、二元酸和多元酸。中药中普遍存在着柠檬酸(citric acid)、苹果酸(malic acid)、酒石酸(tartaric acid)、琥珀酸(succinic acid)等。

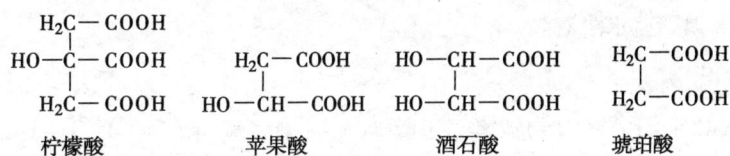

2. 芳香族有机酸 芳香族有机酸常为桂皮酸的衍生物。桂皮酸类衍生物的结构特点是:基本结构为苯丙酸,取代基多为羟基、甲氧基等。常见的有对羟基桂皮酸(hydroxycinnamic acid)、咖啡酸(caffeic acid)、阿魏酸(ferulic acid)、异阿魏酸(isoferulic acid)和芥子酸(sinapic acid)等。

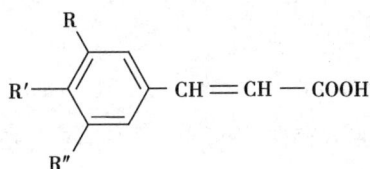

对羟基桂皮酸　R=R″=H　　R′=OH

咖啡酸　　　　R=R′=OH　　R″=H

阿魏酸　　　　R=OCH₃　　R′=OH　　R″=H

异阿魏酸　　　R=OH　　　R′=OCH₃　R″=H

芥子酸　　　　R=R″=OCH₃　R′=OH

3. 萜类有机酸 属于萜类化合物,如甘草次酸、齐墩果酸等(结构见模块九)。

（二）性质与检识

1. 理化性质

（1）性状：低级脂肪酸和不饱和脂肪酸大多为液体，高级脂肪酸、脂肪二羧酸、脂肪三羧酸和芳香酸则为固体。

（2）溶解性：一般的有机酸能溶于乙醇和乙醚等有机溶剂，在水中的溶解度随分子中极性基团的增加而增大，低分子脂肪酸和含极性基团较多的脂肪酸易溶于水，难溶于亲脂性有机溶剂；高分子脂肪酸和芳香酸大多为亲脂性化合物，易溶于亲脂性有机溶剂难溶于水。另有机酸均能溶于碱水液中。

（3）酸性：有机酸分子中含有羧基而具有较强的酸性，能与碱反应生成盐。另有机酸在空气中久置，会产生特殊酸败油味，这种变化称为酸败。

2. 检识

（1）溴酚蓝试验：将含有有机酸的提取液滴在滤纸上，滴加0.1%溴酚蓝试剂，在蓝色背景上显黄色斑点。

（2）芳香胺-还原糖试验：将试样滴在滤纸上，滴加苯胺和木质糖的乙醇溶液，加热，显棕色斑点。

（3）薄层色谱检识

固定相：聚酰胺或者硅胶。

展开剂：95%乙醇-浓氨水-水（10∶16∶12）或者三氯甲烷-甲醇（1∶1）。

显色剂：0.05%溴酚蓝水溶液。

（4）纸色谱检识

溶剂系统：BAW（4∶1∶5上层）或者正丁醇-吡啶-二氧六烷-水（14∶4∶1∶1）。

显色剂：0.05%溴酚蓝乙醇溶液。

（三）提取与分离

1. 提取

（1）水或碱水提取：有机酸在中药中一般以盐的形式存在，故可用水或稀碱液提取，提取液经酸化后，得到游离的有机酸，若其水溶性较小即可析出。

（2）有机溶剂提取：大多数游离有机酸难溶于水，故可用乙醚、石油醚及环己烷等亲脂性有机溶剂提取。因为有机酸在植物体内多以盐的形式存在，故可先酸化使有机酸游离后用有机溶剂提取，提取液再碱化，有机酸成盐转入碱水层，分出碱水层后酸化，再用有机溶剂萃取，可得较纯的总有机酸。

2. 分离　由于有机酸在水中或稀碱液中能解离出离子，故可采用离子交换树脂法从而与非离子型化合物分离。若要得到较纯的单体有机酸，需要进一步结合分步结晶、色谱法等方法分离。

（四）应用实例

金银花为忍冬科植物忍冬（*Lonicera japonica* Thunb.）的干燥花蕾。功效为清热解毒、疏散风热，为常用中药。普遍认为花和花蕾中含有的绿原酸和异绿原酸为主要抗菌有效成分，现又证明，3,4-二咖啡酰奎宁酸、3,5-二咖啡酰奎宁酸和4,5-二咖啡酰奎宁酸的混合物亦为金银花的抗菌有效成分。

绿原酸(chlorogenic acid)分子式为 $C_{16}H_{18}O_9$,相对分子量为 354.30。熔点 208℃,$[\alpha]_D^{26}$ 为 -35.2℃。有较强的酸性,能使石蕊试纸变红,可与碳酸氢钠形成有机酸盐。能溶于水,易溶于热水、乙醇、丙酮等亲水性有机溶剂,微溶于乙酸乙酯,难溶于乙醚、三氯甲烷、苯等有机溶剂中。因为分子中含有酯键,在碱性水溶液中易被水解。在提取分离中应避免被碱分解。

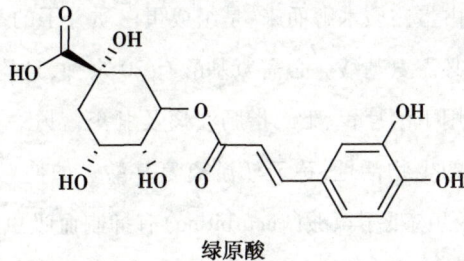

绿原酸

工艺流程如下:

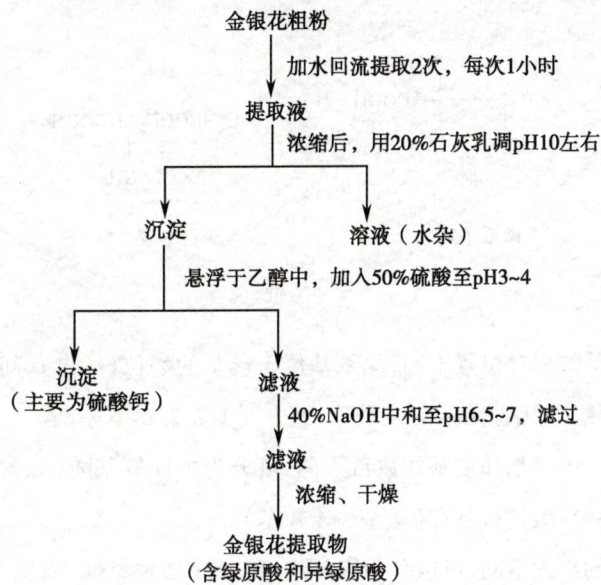

流程说明:根据绿原酸和异绿原酸在水中溶解度较大,易溶于乙醇和丙酮的性质,第一步:用水加热提取获得;第二步:浓缩水提取液加石灰乳,能使绿原酸及异绿原酸成钙盐难溶于水沉淀析出,第三步:滤取沉淀从而与水溶性的杂质分离;第四步:加50%硫酸能使绿原酸钙盐分离,产生硫酸钙的沉淀,而绿原酸和异绿原酸游离溶于水中。

知识链接

有毒的马兜铃酸

马兜铃酸是芳香族有机酸,有较强的肾毒性,易导致肾功能衰竭。含有马兜铃酸的天然药物有:马兜铃、关木通、广防己、细辛、天仙藤、青木香、寻骨风等。目前国家相关管理部门已经取消了关木通、广防己、青木香这三味含马兜铃酸的中药用药标准。

三、氨基酸、蛋白质和酶的理化性质及提取分离

（一）氨基酸

氨基酸（amino acid）是一类分子中既含有氨基又含有羧基的化合物。广泛存在于动植物体内。根据来源可分为两类：一类是由蛋白质水解而来，是组成蛋白质分子的基本单位，是人体必不可少又不能自身合成的氨基酸，称为必需氨基酸。必需氨基酸有 20 余种，且均为 α-氨基酸。如精氨酸、谷氨酸用于治疗肝昏迷，组氨酸用于治疗胃、十二指肠溃疡及肝炎。另一类是天然动植物中存在的非蛋白组成的氨基酸，具有特殊的生物活性，称天然游离氨基酸。如使君子中使君子氨酸（quisqualic acid）有驱蛔的作用；南瓜子中的南瓜子氨酸（cucurbitine）有抑制血吸虫幼虫生长发育的作用；天冬、玄参、棉根中的天门冬素（天门冬酰胺）（asparagine）具有止咳平喘作用；三七中的三七氨酸（dencichine）具有止血的作用；半夏、天南星中的 γ-氨基丁酸则有暂时的降血压作用。

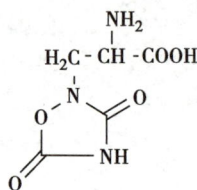
使君子氨酸

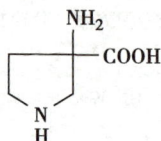
南瓜子氨酸

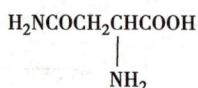
天门冬素

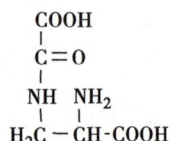
三七氨酸

1. 结构与分类

（1）根据氨基和羧基的相对位置不同，即氨基位于羧基的邻位（α 位）、间位（β 位）和间隔二位（γ 位）等，分为 α-氨基酸、β-氨基酸、γ-氨基酸等，其中大多数为 α-氨基酸。

（2）根据氨基酸分子中氨基和羧基的数目不同，可分为中性氨基酸（氨基和羧基数目相等）、碱性氨基酸（氨基多于羧基）、酸性氨基酸（氨基少于羧基）。

（3）根据分子结构的组成不同，可以分为脂肪族氨基酸（如甘氨酸、丙氨酸）、芳香族氨基酸（如酪氨酸）、杂环氨基酸（如脯氨酸、色氨酸）。

2. 性质与检识

（1）性状：氨基酸一般为无色结晶，熔点通常较高。

（2）溶解性：多数氨基酸可溶于水，易溶于酸、碱，难溶于丙酮、乙醚、三氯甲烷等有机溶剂。

（3）等电点：氨基酸分子中既有碱性的氨基又有酸性的羧基，所以是两性化合物，在水溶液中具有两性电解质的性质，当将氨基酸溶液的调至某一特定 pH 时，氨基酸分子中羧基电离和氨基电离的趋势正好相等，这时溶液的 pH 称为氨基酸的等电点。不同的氨基酸具有不同的等电点。在氨基酸的等电点时，分子以内盐形式存在，因其溶解度最小，最易沉淀析出。故可利用这一特性进行氨基酸的分离和精制。

（4）与茚三酮反应：α-氨基酸与水合茚三酮加热反应，显紫色或蓝紫色。可用于氨基酸的鉴别和薄层色谱的显色。

水合茚三酮　　　　　　　　　　　　还原茚三酮

（蓝紫色）

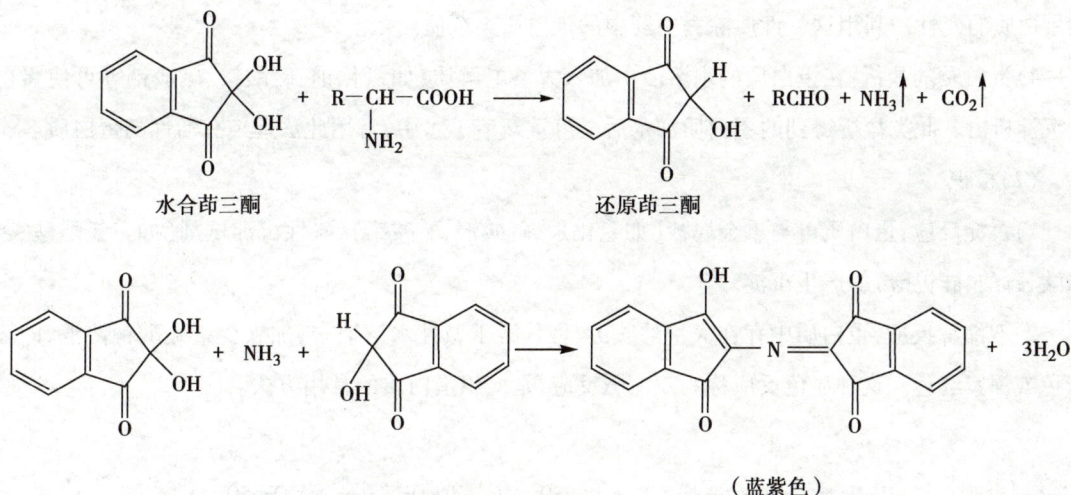

3. 提取与分离　氨基酸属于强极性物质,易溶于水,难溶于有机溶剂。故可用水或稀乙醇提取。中药粗粉用水或稀乙醇冷浸或回流提取,减压回收乙醇,适当处理提取液,通过阳离子交换树脂,用稀氢氧化钠或稀氨水洗脱,收集茚三酮反应呈阳性的部分即为总氨基酸。

要得到氨基酸单体,总氨基酸需要进一步分离纯化,一般先通过纸色谱检查含有几种氨基酸,然后再选择合适的分离方法,常用的分离方法有离子交换法、成盐法、电泳法等。

（二）蛋白质和酶

蛋白质(protein)是一种由 α-氨基酸通过肽键聚合而成的一类高分子化合物,是生物体内各组织、细胞的主要成分。

酶是一类具有催化效能的蛋白质,且具有很高的专属性。植物中往往特定的酶和苷类共存于同一组织中,易使苷类发生水解。酶能溶于水,加热或用强酸、强碱处理时失去活性。

在中药中蛋白质和酶是普遍存在的一类化合物,有的具有显著的生物活性。如天花粉蛋白有引产作用和抗病毒作用,对艾滋病病毒也具有抑制作用;半夏鲜汁中的半夏蛋白具有抑制早期妊娠作用;水蛭中的蛋白质具有抗凝血作用;牛黄中的水溶性蛋白质具有收缩平滑肌和降压作用。

1. 性质与检识

（1）理化性质

1）溶解性:蛋白质属于高分子化合物,多数可溶于水,形成胶体溶液,振摇蛋白质水溶液能产生类似肥皂的泡沫,加热煮沸则变性凝结而自水中析出。不溶于甲醇、乙醇、丙酮等有机溶剂,因此中药制剂生产中常用水提醇沉法除去蛋白质。

2）等电点:蛋白质由氨基酸组成,故具有等电点。当调节溶液的 pH 达到等电点时,蛋白质的溶解度最小,可以沉淀析出。当溶液的 pH 高于或低于等电点时,蛋白质所带的电荷种类不同,在电场中,朝着与电极相反的方向移动,不同蛋白质所带电荷的数量、性质不同,在电场中移动的速度方向也不同,因此可用电泳法分离、纯化蛋白质。

3）蛋白质的变性:蛋白质在高温、高压、紫外线等物理因素或强酸、强碱、乙醇、丙酮、重金属盐等化学因素的作用下,因结构和性质的改变而产生凝聚,溶解度降低,从水中沉淀析出,这种现象称为蛋白质的变性。利用这一性质除去中药中的蛋白质类杂质。

4)蛋白质的盐析:在蛋白质的水溶液中加入大量电解质,如氯化钠、硫酸铵、硫酸钠等可使蛋白质沉淀析出。此类盐析得到的蛋白质加水后又可重新溶于水中,常用此法提纯有活性的蛋白质。

(2)检识

1)沉淀反应:蛋白质可与重金属盐(如氯化汞、硫酸铜、醋酸铅)、酸性沉淀试剂(如三氯醋酸、苦味酸、鞣酸、硅钨酸)等产生沉淀。

2)双缩脲反应:蛋白质中存在大量的肽键,将其溶于碱性水溶液中,加入少量硫酸铜溶液,即显紫色或深紫红色。这种显色反应称为双缩脲反应,是检识蛋白质的常用方法。

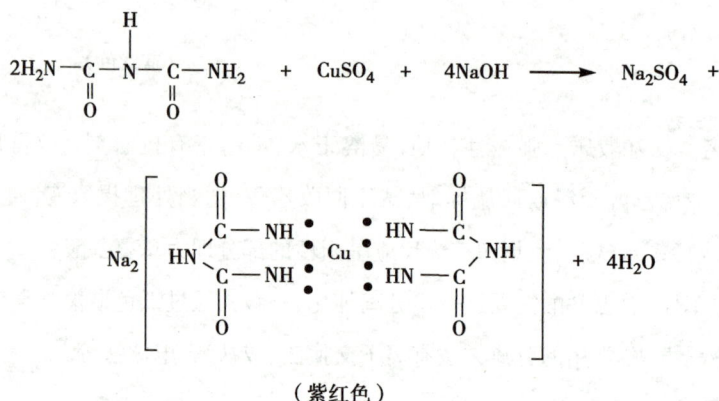

(紫红色)

3)茚三酮反应:与氨基酸相同,蛋白质也可与茚三酮产生蓝紫色。

2. 提取与分离 蛋白质易溶于水且对热不稳定故可用采用冷水浸提,提取液用盐析法或加入不同浓度的乙醇或丙酮使蛋白质沉淀而分离。操作时注意较低温度下迅速进行,并加以搅拌。如需进一步分离纯化可以用沉淀法、透析法、色谱法、电泳法等。

知识链接

蛋白质的分级沉淀法

常用的分级沉淀法有以下2种:

1. 有机溶剂分级沉淀法 溶剂和蛋白质溶液均需预先冷却,然后将有机溶剂由低到高选择几个浓度,每一个浓度所沉淀的蛋白质应立即离心分离,并溶于足够量的水或缓冲液中,使其中所含有的有机溶剂稀释,然后在母液中再继续加入有机溶剂至预定的另一浓度,以沉淀另一部分蛋白质,最常用的有机溶剂为乙醇和丙酮。

2. 无机盐分级沉淀法 由于硫酸铵的溶解度较大,对蛋白质或酶又无破坏作用,故最为常用,氯化钠、硫酸钠、硫酸铜等也可使用。使用硫酸铵时,因它溶于水后呈酸性,故需注意调节pH 6~7。

点滴积累 ∨

1. 其他类型化学成分主要包括：鞣质、有机酸、氨基酸、蛋白质、酶。

2. 根据化学结构和性质，将鞣质分为可水解鞣质、缩合鞣质和复合鞣质3种类型。

3. 有机酸类成分按其结构特点可分为脂肪族、芳香族和萜类有机酸三大类。

4. 蛋白质（protein）是一种由 α-氨基酸通过肽键聚合而成的一类高分子化合物，是生物体内各组织、细胞的主要成分。

目标检测

一、选择题

（一）单项选择题

1. 从化学结构角度看，鞣质是天然界植物中广泛存在的一类（　　）

　　A. 碳苷类　　　　　　　　B. 多元酚类　　　　　　　C. 黄烷醇类

　　D. 酯糖苷类　　　　　　　E. 黄烷醇多聚物类

2. 五倍子鞣质从结构上看属于（　　）

　　A. 没食子鞣质　　　　　　B. 逆没食子鞣质　　　　　C. 可水解鞣质低聚体

　　D. 咖啡鞣质　　　　　　　E. 缩合鞣质

3. 从植物中快速提取鞣质类成分，为避免成分破坏常采用的提取方法是（　　）

　　A. 回流提取法　　　　　　B. 煎煮法　　　　　　　　C. 渗漉法

　　D. 浸渍法　　　　　　　　E. 组织破碎提取法

4. 鞣质与下列物质中不能产生沉淀的是（　　）

　　A. 生物碱　　　　　　　　B. 金属盐　　　　　　　　C. 蛋白质

　　D. 石灰水　　　　　　　　E. 铁氰化钾氨溶液

5. 从植物药材中提取鞣质类成分最常用的溶剂是（　　）

　　A. 乙醚　　　　　　　　　B. 丙酮　　　　　　　　　C. 含水丙酮

　　D. 水　　　　　　　　　　E. 甲醇

（二）多项选择题

1. 下列几种溶剂中能够溶解鞣质的有（　　）

　　A. 水　　　　　　　　　　B. 甲醇　　　　　　　　　C. 丙酮

　　D. 三氯甲烷　　　　　　　E. 乙酸乙酯、丙酮的混合液

2. 下列物质可以和鞣质生成沉淀的是（　　）

　　A. 明胶　　　　　　　　　B. 蛋白质　　　　　　　　C. 生物碱

　　D. 50%的乙醇　　　　　　E. 醋酸铅的碱溶液

3. 属于两性化合物的是（　　）

　　A. 氨基酸　　　　　　　　B. 酚性生物碱　　　　　　C. 蛋白质类

  D. 脂肪酸   E. 羟基黄酮

4. 目前鞣质的结构类型有(　　　)

  A. 可水解鞣质   B. 儿茶素   C. 缩合鞣质

  D. 精氨酸   E. 复合鞣质

5. 可用于氨基酸类化学成分的显色反应有(　　　)

  A. 吲哚醌(Isatin)试验 B. α-萘酚浓硫酸试验 C. 四氢硼钠反应

  D. 三氯化铝反应   E. 茚三酮(Ninhydrin)试验

二、简答题

1. 简述鞣质类化合物的生理活性。

2. 简述鞣质的分类。

3. 简述鞣质的一般提取方法及注意事项。

4. 如何用沉淀法从含鞣质的水溶液中分离出鞣质?

5. 为什么薄层鉴定鞣质类成分时,展开剂中要加入少量的酸?

6. 金银花中的抗菌有效成分是什么?结构类型?为何提取分离时不能加碱?

7. 何谓蛋白质变性?应用如何?

模块十二习题

(杨　红)

附录

常用检识试剂的配制及使用方法

（一）生物碱沉淀试剂

1. 碘化铋钾（Dragendorff）试剂 将 8g 次硝酸铋溶于 30% 硝酸（比重 1.18）17ml 中，在搅拌下慢慢加碘化钾浓水溶液（27g 碘化钾溶于 20ml 水），静置一夜，取上层清液，加蒸馏水稀释至 100ml。

目前市场上碘化铋钾试剂可直接供配制：7.3g 碘化铋钾，冰醋酸 10ml，加蒸馏水 60ml。

2. 改良碘化铋钾试剂

溶液Ⅰ：将 0.85g 次硝酸铋溶于 10ml 冰醋酸中，加水 40ml。

溶液Ⅱ：将 8g 碘化钾溶于 20ml 水中。

溶液Ⅰ与Ⅱ等量混合，可于棕色瓶中保存较长时间，可做沉淀试剂用。

如作层析显色剂用，则取上述混合液 1ml 与 2ml 醋酸、10ml 水混合即得。

3. 碘化汞钾试剂 将氯化汞 1.36g 和碘化钾 5g 各溶于 20ml 水中，混合后加水稀释至 100ml。可做沉淀试剂用。

如作层析显色剂用，则取上述混合液加入 1/10 体积的 17% 盐酸，喷洒后观察斑点，并于紫外荧光分析灯下检出。

4. 碘-碘化钾（Wangner）试剂 将 1g 碘和 10g 碘化钾溶于 50ml 水中，加热，加 2ml 醋酸，再加水稀释至 100ml。可做层析显色剂，也可做沉淀试剂。

5. 硅钨酸（Bertrand）试剂 将 5g 硅钨酸溶于 100ml 水中，加盐酸少量调 pH 至 2 左右。

6. 磷钨酸（Scheiber）试剂 将钨酸钠 20g、磷酸（相对密度为 1.13）10g 与水 100ml 混溶后，加热煮沸 20 分钟，稍冷后加盐酸至酸性。

7. 磷钼酸（Sonnenschein）试剂 将 20g 磷钼酸钠溶于硝酸中，加水稀释成 10% 溶液。

8. 苦味酸（Hagner）试剂 取 1g 苦味酸，溶于 100ml 水中。

9. 鞣酸试剂 取鞣酸 1g，加乙醇 1ml，溶解后加水至 10ml。

10. 硫酸铈-硫酸试剂 将 0.1g 硫酸铈混悬于 4ml 水中，加入 1g 三氯醋酸，加热至沸，逐滴加入浓硫酸至澄清。可做沉淀试剂，亦可做层析的显色剂，做显色剂时，喷洒后于 110℃ 加热至斑点出现，不同的生物碱显不同的颜色。

（二）糖和苷类检识试剂

1. 碱性酒石酸铜（斐林 Fehling）试剂

溶液Ⅰ：将结晶硫酸铜 6.93g 溶解于 100ml 水中。

溶液Ⅱ：将酒石酸钾钠 34.6g 及氢氧化钠 10g 溶于 100ml 水中。

使用时，两液等体积混合，用于测还原糖。

2. α-萘酚(莫利许 Molisch)试剂

溶液 I:将 α-萘酚 1g 溶解于 10ml 乙醇中。

溶液 II:浓硫酸。

使用时,按操作步骤分别加入两液。

3. 氨性硝酸银试剂

将硝酸银 1g 溶于 20ml 水中,向其中小心滴加适量的氨水,随加随搅拌,至开始产生的沉淀将近全溶为止,过滤。

4. 苯胺-邻苯二甲酸试剂

将苯胺 0.93g 及邻苯二甲酸 1.6g,溶于水饱和的正丁醇 100ml 中。如果作层析的显色剂,则在喷后 105~110℃烤 10 分钟,糖显红棕色。

5. 茴香醛-硫酸试剂

将浓硫酸 1ml 加到含茴香醛 0.5ml 的乙醇溶液 50ml 中(临用前新配)。做层析的显色剂,喷后 100~105℃加热。

6. 2-去氧糖显色剂

(1)三氯化铁-冰醋酸试剂

溶液 I:1%三氯化铁水溶液 0.5ml,加冰醋酸 100ml。

溶液 II:浓硫酸。

使用时按操作步骤分别加入两液。

(2)呫吨氢醇-冰醋酸试剂:将 10mg 呫吨氢醇溶于含 1%盐酸的冰醋酸 100ml 中。

(三) 酚类检识试剂

1. 三氯化铁试剂

5%的三氯化铁水溶液或乙醇溶液。作层析显色剂时,再加盐酸少许,喷雾。

2. 三氯化铁-铁氰化钾试剂

溶液 I:2%三氯化铁水溶液。

溶液 II:1%铁氰化钾水溶液。

应用时两液等量混合或分别滴加。

3. 香草醛-盐酸试剂

将 0.5g 香草醛溶于 50ml 盐酸中。

4. 重氮化试剂

溶液 I:将对硝基苯胺 0.35g 溶于 5ml 浓盐酸中,加水稀释至 50ml。

溶液 II:将 5g 亚硝酸钠溶于 50ml 水中。

临用时,应同时取两液等量在冰水浴中混合供用。

5. 4-氨基安替比林-铁氰化钾(Emerson)试剂

溶液 I:2%4-氨基安替比林乙醇液。

溶液 II:8%铁氰化钾水溶液。

使用时按操作步骤分别加入。作层析显色剂时,先喷洒 I,再喷洒 II,最后用氨气熏之。

6. Gibb 试剂

溶液 I:0.5%2,6-二氯苯醌-4-氯亚胺的乙醇液。

溶液 II:硼酸-氯化钾-氢氧化钾缓冲液(pH 9.4)。

(四) 黄酮类检识试剂

1. 盐酸镁粉试剂　浓盐酸和镁粉,按操作步骤分别加入。

2. 三氯化铝试剂　2%三氯化铝乙醇或甲醇液。作层析显色剂时,喷洒后于紫外灯下检示。

3. 醋酸镁试剂　1%醋酸镁甲醇溶液。作层析显色剂时,喷洒后以90℃加热5分钟,日光和紫外光下观察斑点。

4. 碱式醋酸铅(或醋酸铅)试剂　饱和碱式醋酸铅(或饱和醋酸铅)水溶液。做层析显色剂时,喷洒后观察荧光斑点。

5. 氢氧化钾试剂　10%氢氧化钾水溶液。作层析显色剂时,喷洒后于日光和紫外灯下观察斑点。

6. 二氯氧锆试剂　2%二氯氧锆甲醇溶液。

7. 锆-枸橼酸试剂

溶液Ⅰ:2%氧氯化锆甲醇液。

溶液Ⅱ:2%枸橼酸甲醇液。

应用时按操作步骤分别加入。

(五) 蒽醌类检识试剂

蒽醌类检识试剂有:氢氧化钾试剂、醋酸镁试剂、碱式醋酸铅试剂、硼酸试剂、1%硼酸水溶液、浓硫酸试剂、对-亚硝基二甲苯胺试剂(0.1%对-亚硝基二甲苯胺的吡啶溶液)。详见黄酮类有关内容。

(六) 香豆素类、内酯类检识试剂

1. 异羟肟酸铁试剂

溶液Ⅰ:新鲜配制的1mol/L羟胺盐酸盐的甲醇溶液。

溶液Ⅱ:1.1mol/L氢氧化钾甲醇溶液。

溶液Ⅲ:1g三氯化铁溶于1%盐酸100ml中。

使用时按Ⅰ、Ⅱ、Ⅲ三液顺序滴加或Ⅰ、Ⅱ两液等量混合滴加后再加Ⅲ液。

作层析显色剂时将Ⅰ、Ⅱ两液按1:2比例混合,滤出氯化钾沉淀,用滤液喷洒后,再喷洒Ⅲ液。

2. 内酯环的开环闭环试剂

溶液Ⅰ:1%氢氧化钠水溶液。

溶液Ⅱ:2%盐酸溶液。

应用时按操作步骤滴加。

3. 重氮化试剂(见酚类检识试剂)

4. 间硝基苯试剂　2%间硝基苯乙醇液。

5. 4-氨基安替比林-铁氰化钾试剂(见酚类检识试剂)

(七) 强心苷类检识试剂

1. 碱性亚硝酰铁氰化钠(Legal)试剂

溶液Ⅰ:0.5%亚硝酰铁氰化钠水溶液。

溶液Ⅱ:10%氢氧化钠水溶液。

应用时按操作步骤分别加入。

2. 碱性 3,5-二硝基苯甲酸(Kedde)试剂

溶液Ⅰ:2% 3,5-二哨基苯甲酸甲醇液。

溶液Ⅱ:1mol/L 氢氧化钾水溶液。

应用前两液等量混合。亦可作层析显色剂。

3. 碱性苦味酸(Baljet)试剂

溶液Ⅰ:1%苦味酸水溶液。

溶液Ⅱ:10%氢氧化钠水溶液。

应用前两液以9∶1混合。

4. 氯胺 T-三氯醋酸试剂

溶液Ⅰ:3%氯胺 T 水溶液(新鲜配制)。

溶液Ⅱ:25%三氯醋酸乙醇溶液(能保存数天)。

用前两液以 1∶4 混合。作层析显色剂时,于喷洒后 110℃加热 7 分钟,紫外灯下观察。

(八) 皂苷类检识试剂

1. 醋酐-浓硫酸(Liebermann-Burchard)试剂

溶液Ⅰ:醋酐。

溶液Ⅱ:浓硫酸。

应用时按操作步骤做。

2. 三氯甲烷-浓硫酸(Salkowski)试剂

溶液Ⅰ:三氯甲烷。

溶液Ⅱ:浓硫酸。

应用时按操作步骤做。

3. 2%红细胞混悬液(溶血试验试剂)

新鲜兔血(由心脏或耳静脉取血)适量,用洁净小毛刷(或竹签)迅速搅拌,除去纤维蛋白,用生理盐水反复离心洗涤至上清液无色后,量取沉降的红细胞,加入生理盐水配成 2%混悬液,贮于冰箱中备用(可贮存 2~3 天)。

(九) 甾体和三萜类检识试剂

1. 三氯甲烷-浓硫酸试剂　见皂苷有关内容。

2. 醋酐-浓硫酸试剂　见皂苷有关内容。

3. 三氯化锑(Carr-Price)试剂

将三氯化锑 25g 溶于 75g 三氯甲烷中(亦可用三氯化锑的三氯甲烷或四氯化碳饱和溶液)。作层析显色剂时,喷洒后 100℃加热 15 分钟,于紫外灯下观察荧光。

4. 五氯化锑试剂

五氯化锑和三氯甲烷(或四氯化碳)按 1∶4 在临用前配制。作层析显色剂时,喷洒后 120℃加热至斑点出现,并于紫外灯下观察。

5. 间-二硝基苯试剂

溶液Ⅰ:2%间-二硝基苯乙醇溶液。

溶液Ⅱ:14%氢氧化钾乙醇溶液。

用前两液等量混合。

6. **三氯醋酸(Tschugaev)试剂**　将 3.3g 三氯醋酸溶于 10ml 三氯甲烷,再加入 1~2 滴过氧化氢溶液。

7. **香草醛-浓硫酸试剂**　1%香草醛的 60%硫酸液[或将香草醛 0.5g 溶于 100ml 硫酸-乙醇(4:1)混合液中]。作层析显色剂时,喷洒后室温或 120℃加热观察。

(十)　氰苷类检识试剂

1. **苦味酸钠试剂**　取适当大小的滤纸条,浸入苦味酸饱和水溶液,浸透后取出晾干,再浸入 10%碳酸钠水溶液中,迅速取出晾干即得。

2. **亚铁氰化铁(普鲁士蓝)试剂**

溶液 Ⅰ:10%氢氧化钠溶液。

溶液 Ⅱ:10%硫酸亚铁水溶液(临用时配制)。

溶液 Ⅲ:10%盐酸。

溶液 Ⅳ:5%三氯化铁溶液。

应用时按操作步骤进行。

(十一)　氨基酸、蛋白质检识试剂

1. **双缩脲(Biuret)试剂**

溶液 Ⅰ:1%硫酸铜溶液。

溶液 Ⅱ:40%氢氧化钠溶液。

应用前两液等量混合。

2. **茚三酮(Ninhydrin)试剂**　将 0.3g 茚三酮溶于正丁醇 100ml 中,加醋酸 3ml。(或将 0.2g 茚三酮溶于 100ml 乙醇或丙酮中。)作层析显色剂时,喷洒后 110℃加热至斑点出现。

3. **吲哚醌(Isatin)试剂**　0.2%吲哚醌丙酮溶液并含 4%醋酸(或将 1%吲哚醌丙酮溶液 100ml,加醋酸 10ml)。作层析显色剂时,喷洒后 100~110℃加热 10 分钟。

4. **酸性蒽醌紫(Solway Purple)试剂**　0.05%酸性蒽醌紫溶液 100ml,加 0.5ml 硫酸。

5. **鞣酸试剂**　见生物碱有关内容。

(十二)　有机酸检识试剂

1. **溴酚蓝试剂**　0.1%溴酚蓝乙醇液。

2. **溴甲酚绿试剂**　0.05%溴甲酚绿乙醇液。

3. **芳香胺-还原糖试剂**　将苯胺 5g 和木糖 5g 溶于 50%乙醇溶液 100ml 中。

(十三)　鞣质检识试剂

1. **氯化钠-明胶试剂**　将 10g 氯化钠和 1g 明胶,加水至 100ml。

2. **咖啡因生物碱试剂**　0.1%咖啡因水溶液。

3. **对甲基苯磺酸试剂**　20%对甲基苯磺酸三氯甲烷溶液。作层析显色剂时。喷洒后 100℃加热数分钟,紫外灯下观察。

4. **铁铵明矾试剂**　将硫酸铁铵结晶 1g,加水至 100ml。

5. **醋酸铅试剂** 见黄酮类有关内容。

6. **三氯化铁试剂** 见酚类检识试剂。

7. **三氯化铁-铁氰化钾试剂** 见酚类检识试剂。

8. **4-氨基安替比林-铁氰化钾试剂** 见酚类检识试剂。

9. **香草醛-盐酸试剂** 见酚类检识试剂。

（十四）其他检识试剂

1. **荧光素-溴试剂**

溶液Ⅰ:0.1%荧光素乙醇溶液。

溶液Ⅱ:5%溴的四氯化碳溶液。

喷洒Ⅰ液后,用Ⅱ液熏。用于检查不饱和化合物。

2. **重铬酸钾-硫酸试剂** 将5g重铬酸钾溶于100ml 40%硫酸中。用于检查一般有机物。

3. **碘试剂**

方法Ⅰ:碘蒸气熏。

方法Ⅱ:0.5%碘的三氯甲烷溶液,喷洒。

4. **硫酸液** 5%浓硫酸乙醇液,或15%浓硫酸正丁醇液,或浓硫酸-醋酸(1:1)。

5. **碱性高锰酸钾试剂**

溶液Ⅰ:1%高锰酸钾溶液。

溶液Ⅱ:5%碳酸钠溶液。

应用时取两液等体积混合。用于检查还原性物质。

6. **2,4-二硝基苯肼试剂** 0.2% 2,4-二硝基苯肼 2mol/L 盐酸溶液;或 0.5% 2,4-二硝基苯肼甲醇溶液,并加 1ml 25%盐酸。

7. **四唑蓝试剂**

溶液Ⅰ:0.5%四唑蓝甲醇溶液。

溶液Ⅱ:6mol/L 氢氧化钠溶液。

8. **甲醛-硫酸试剂** 将 0.2ml 37%甲醛溶液溶于 10ml 浓硫酸中。用于检查多环芳香族化合物。

9. **硝酸银-高锰酸钾试剂**

溶液Ⅰ:临用前将 0.1mol/L 硝酸银,2mol/L 氢氧化铵和 2mol/L 氢氧化钠以 1:1:2 之比混合即得。

溶液Ⅱ:将 0.5g 高锰酸钾和 1g 碳酸钠溶于 100ml 水中即得。

应用前将两液等体积混合。用于检查还原性物质。

参考文献

1. 卢艳花.中药有效成分提取分离技术.北京:化学工业出版社,2005

2. 肖崇厚.中药化学.上海:上海科学技术出版社,1997

3. 卢艳花.中药有效成分提取分离实例.北京:化学工业出版社,2007

4. 杨红.中药化学实用技术.第2版.北京:人民卫生出版社,2013

5. 吴立军.天然药物化学.第6版.北京:人民卫生出版社,2011

6. 宋少江.天然药物化学.第3版.北京:人民卫生出版社,2013

7. 梁敬钰.天然药物化学实验与指导.第2版.北京:中国医药科技出版社,2003

8. 李嘉蓉.天然药物化学实验.北京:中国医药科技出版社,2000

9. 凌关庭.食品添加剂手册.北京:化学工业出版社,1989

10. 禹茂章.世界精细化工手册.北京:化学工业部科技情报所,1990

11. 雷学军.甘草皂苷制备及其在食品工业中的应用.食品研究与开发,1994,(1):4

12. 徐子硕.甘草及其制剂中化学成分测定方法进展.中草药,1994,25(7):385

目标检测参考答案

绪　论

一、选择题

（一）单项选择题

1. C　　2. A　　3. D　　4. C　　5. E　　6. B　　7. B　　8. D　　9. C　　10. D

（二）多项选择题

1. ABD　2. ACE　3. ABCDE　4. ABD　5. ABCE

二、名词解释

1. 中药有效成分是指存在于中药中具有医疗作用的单体化合物,能用分子式、结构式表示,具有一定的物理常数如:沸点、熔点、溶解度、旋光度等。

2. 有效部位是指在提取分离有效成分过程中得到的包含有效成分在内的具有医疗作用的混合物。

3. 无效成分是指中药中与有效成分共存的其他成分。

三、简答题

1. 答:中药化学(Chemistry of Chinese Traditionai Medicine,the Chemistry of Nature Medicine)是一门应用现代化学理论和方法研究天然药物中的化学成分(有效成分)的学科。

2. 答:学习中药化学的目的和意义有:

（1）为合理采集、妥善储藏中药提供科学依据;

（2）为中药的合理炮制、剂型改造提供理论基础;

（3）为中药的真伪鉴别、质量控制提供客观的内在指标;

（4）为扩大药用资源、研制新的合成药物提供新的途径;

（5）为探索中药治病途径,使中药现代化创造有利条件。

模块一　中药中化学成分的常规提取技术

一、选择题

（一）单项选择题

1. D　　2. B　　3. D　　4. C　　5. E　　6. A　　7. E　　8. B　　9. E　　10. D

（二）多项选择题

1. ABE　2. BDE　3. CD　4. ABE　5. BCD

二、名词解释

1. 溶剂提取法是依据"相似相溶"原理,选择对有效成分溶解度大,对其他成分溶解度小的溶剂,将有效成分从药材组织内溶解出来的方法。

2. 超临界流体萃取(super critical fluid extraction,SFE)是一种利用某物质在超临界区域形成的流体,对天然药物中有效成分进行萃取分离的新型技术,集提取和分离于一体。

3. 水蒸气蒸馏法是将水蒸气通入含有挥发性成分的药材中,使药材中挥发性成分随水蒸气蒸馏出来的提取方法。

三、简答题

1. 答:中药化学成分的提取方法有:溶剂提取法、水蒸气蒸馏法、升华法、超临界流体萃取法、微波辅助提取法、超声波提取法。最常用的是溶剂提取法。

2. 答:溶剂提取法的操作形式主要有五种,分别是:

浸渍法:适用于含淀粉、树胶、果胶、黏液质等成分较多的药材以及含挥发性成分、遇热不稳定易分解或破坏成分的提取。

渗漉法:适用于对热不稳定且易分解的成分的提取。

煎煮法:适宜易溶于水且对热稳定的成分的提取。不适于含挥发性及遇热不稳定及含糖较多(提取液黏稠、不易滤过)药材的提取。

回流法:不适用于对热不稳定及易分解的成分的提取。

连续回流法:受热时间较长,不适用于对热不稳定成分的提取。

其中,煎煮法、回流法及连续回流法不适合受热不稳定成分的提取。

渗漉法、回流法及连续回流法提取效率高。

3. 答:水蒸气蒸馏法的原理是:将水蒸气通入含有挥发性成分的药材中,使药材中挥发性成分随水蒸气蒸馏出来。

适用范围:本法适用于能随水蒸气蒸馏而不被破坏并难溶于水的成分的提取,常用于挥发油的提取。此外,挥发性生物碱如麻黄碱和槟榔碱亦可用此法提取。

4. 答:选择原则:依据"相似相溶"原理,根据欲提取成分的亲水性及亲脂性选择对有效成分溶解度大而对其他成分溶解度小的溶剂进行提取;溶剂不能与成分发生化学反应;选择溶剂时应注意价廉、安全、易得、浓缩方便等特点。最关键的是"相似相溶"。

5. 答:结构、性质相似彼此易于溶解。应用在提取中药中化学成分时:如欲提取的成分极性较大,则选用亲水性的溶剂进行提取;反之,则选用亲脂性的溶剂进行提取。

6. 答:按照极性不同,可将常用溶剂分为水、亲水性有机溶剂、亲脂性有机溶剂三类。

(1)水:水的极性强,对细胞壁的穿透力大,提取时间短,提取效率高。中药中如生物碱盐、大多数苷类、鞣质、糖、蛋白质、氨基酸、无机盐等成分均可溶于水。水作为提取溶剂有价廉、使用安全、易得等优点;缺点是提出的水溶性杂质多,不易滤过和浓缩、易霉变、保存困难。

（2）亲水性有机溶剂：是指甲醇、乙醇、丙酮等极性大并能与水混溶的有机溶剂，其中以乙醇最为常用。由于乙醇分子小、极性大、对细胞的穿透能力强，因此不仅能够溶解亲水性的成分，而且对一些亲脂性的成分也有较好的溶解性。具有提取范围广、提取效率高、易保存等优点；缺点是价高、易燃、有毒。

（3）亲脂性有机溶剂：是指三氯甲烷、乙醚、苯、石油醚等与水不能混溶的有机溶剂。中药中如挥发油、游离生物碱、部分苷元、叶绿素、油脂、树脂等成分可被提出。此类溶剂提取具有选择性强、提出杂质少、提取液易浓缩等优点；缺点是提取时间长、提取效率低、毒性大、易燃、价高、设备要求高、使用不安全等。

7. 答：影响溶剂提取法的因素有：溶剂的选择、提取方法、药材的粉碎度、提取时间、提取温度。最重要的是溶剂的选择。

模块二　中药中化学成分的常规分离技术

一、选择题

（一）单项选择题

1. A　　2. A　　3. A　　4. E　　5. D　　6. C　　7. A　　8. B　　9. A　　10. A

（二）多项选择题

1. BDE　2. ABC　3. ACE　4. CDE　5. BCD

二、名词解释

1. 系统溶剂分离法：中药提取液中常含有极性不同的各种化学成分，系统溶剂分离法就是根据它们在不同极性溶剂中溶解度的差异，选用3~4种不同极性的溶剂组成溶剂系统，由低极性到高极性分步对浓缩后的总提取物进行提取分离。

2. 分配系数：根据分配定律，在一定的温度和压力下，某物质溶解在两种互不相溶的溶剂中，当达到溶解平衡时，该物质在两种溶剂相中的浓度之比为一常数，称为分配系数（K）。

3. 两相溶剂萃取法：又称为"萃取法"，是在提取液中加入一种与其不相混溶的溶剂，充分振摇以增加相互接触的机会，使原提取液中的某种成分逐渐转溶到加入的溶剂中，而其他成分仍留在原提取液中。如此反复多次，将所需成分萃取出来的分离方法。

4. 沉淀法：此法是将被分离物溶于某种溶剂中，再加入另外一种溶剂或试剂，使某种或某些成分析出沉淀，而某些成分保留在溶液中经过滤后达到分离的一种方法。可以使杂质沉淀析出，也可使欲得成分沉淀析出。

三、简答题

1. 答：系统溶剂分离法、两相溶剂萃取法、沉淀法、结晶法、盐析法、透析法、分馏法、色谱法。最常用的是两相溶剂萃取法、沉淀法、结晶法及色谱法。

2. 答：两相溶剂萃取法分离的原理是利用混合物中各成分在两种互不相溶（或微溶）的溶剂中分配系数的不同。

如果从水提液中萃取亲脂性成分,一般选用苯、三氯甲烷或乙醚等亲脂性有机溶剂;如果从水提液中萃取中等极性成分,一般选用乙酸乙酯、丁醇等弱亲脂性有机溶剂或在三氯甲烷、乙醚中加入适量乙醇以增大其亲水性;如果从水提液中萃取皂苷类成分,一般选用正丁醇或异戊醇;如果从亲脂性的提取液中萃取酸性成分,一般选用碱水;如果从亲脂性的提取液中萃取碱性成分,一般选用酸水。

3. 答:此法是利用黄酮、蒽醌等酚酸类成分在碱中溶解,继而又在酸中生成沉淀;生物碱类碱性成分在酸中溶解,又在碱中沉淀的性质达到分离的方法。这种沉淀反应是可逆的,可使有效成分与其他杂质分离。

4. 答:水提醇沉法适用于含蛋白质、淀粉、黏液质、树胶等杂质的药材的提取和精制;醇提水沉法适用于色素、树脂、油脂、叶绿素等杂质多的药材的提取和精制。

5. 答:合适的溶剂是结晶的关键。所谓适宜的结晶溶剂,最好是在冷时对所要的成分溶解度小,而热时溶解度又较大的溶剂。溶剂的沸点亦不亦太高。一般常用甲醇、丙酮、三氯甲烷、乙醇、乙酸乙酯等。制备结晶溶液也常采用混合溶剂。当选择不到适当的单一溶剂时,可选用两种或两种以上溶剂组成的混合溶剂,要求低沸点溶剂对被提纯物的溶解度大、高沸点溶剂对被提纯物的溶解度小,(这样在放置时,沸点低的溶剂较易挥发,比例逐渐减少易达到过饱和状态,利于结晶的形成)。选择溶剂的沸点不宜太高,要适中、可在 60℃ 左右,(沸点太低溶剂损耗大,亦难以控制;太高则不便浓缩,同时不易除去)。一般常用的混合溶剂有乙醇-水、醋酸-水、丙酮-水、吡啶-水、乙醚-甲醇、乙醚-丙酮、乙醚-石油醚、苯-石油醚等。

四、综合题(略)

模块三　中药中化学成分的色谱分离技术

一、选择题

(一) 单项选择题

1. A　2. B　3. B　4. D　5. A　6. D　7. C　8. B　9. A　10. B

(二) 多项选择题

1. DE　2. BC　3. ABCD　4. ABE　5. BCE

二、名词解释

1. 吸附色谱法主要是指以固体吸附剂作为固定相,以液体作为流动相的液-固色谱分离技术。

2. 分配色谱法是一种利用混合物中各成分在互不相溶的两相溶剂中分配系数的不同达到分离的色谱分离技术。

3. 大孔吸附树脂色谱是利用大孔吸附树脂的吸附性和分子筛性原理相结合进行分离的色谱。它的吸附性主要来源于范德华引力和氢键作用力;分子筛性是由于其本身多孔性结构的性质所决定。被分离成分常根据其被吸附的能力及分子量大小的不同,在大孔吸附树脂上经一定的溶剂洗脱而达到分离的目的。

三、简答题

1. 答:吸附色谱是利用吸附剂对中药中各种成分吸附能力的差异,以及展开剂对各成分解吸附能力的不同,使各成分实现分离。

2. 答:制板、点样、展开、显色、计算比移值。

3. 答:色谱法按原理不同,可分为吸附色谱、分配色谱、离子交换色谱和凝胶过滤色谱;按操作形式不同,可分为薄层色谱(thin layer chromatography,TLC)、纸色谱(paper chromatography,PC)、柱色谱(column chromatography,CC)。

模块四 中药中苷类化学成分的提取分离技术

一、单项选择题

1. E 　　2. D 　　3. A 　　4. B 　　5. A 　　6. A 　　7. D 　　8. C 　　9. B 　　10. D

二、简答题

1. 答:苷:又称配糖体,是由糖或糖的衍生物,如氨基糖、糖醛酸等,与另一非糖物质(称为苷元或糖苷配基)通过糖的半缩醛或半 缩酮羟基与苷元脱水形成的一类化合物。

苷元:指一种非糖物质,也称为配糖基。

苷键:糖与苷元连接的键,称为苷键。

原生苷:指原存在于植物体内,未经水解的苷;称为原生苷。

次生苷:指原生苷水解后失去一部分糖的苷称为次生苷。

2. 答:苷类化合物是由糖或糖的衍生物,如氨基糖、糖醛酸等,与另一非糖物质(称为苷元或糖苷配基)通过糖的半缩醛或半缩酮羟基与苷元脱水形成的一类化合物。

在提取原生苷时,尤其是新鲜药材,应注意苷的酶解问题,首先要破坏或抑制酶的活性,以避免原生苷被酶解。常用方法是以甲醇、乙醇、或沸水进行提取,或在中药中拌入一定量的无机盐如碳酸钙。其次在提取过程中要尽量避免与酸或碱接触,以防酸或碱破坏欲提取成分的结构。若药材本身有一定的酸碱性,可采用适当方法中和,尽可能在中性条件下提取。

提取次生苷时,则可根据要求有目的地控制和利用酶、酸、或碱的水解作用,采取如发酵、选择性部分水解的方法处理药材,以提高欲提取物的产量。目前经常采用树脂吸附法来提取总苷,一般选用非极性或极性较小的大孔吸附树脂。

三、实例分析题

1. 答:

反应名称	芦丁	槲皮素
Molisch 反应	呈紫红色	无反应

2. 答:

反应名称	葡萄糖	蔗糖
氨性硝酸银 (Tollen 试剂)	产生金属银,呈银镜或黑色沉淀	无明显现象
碱性酒石酸铜 (Fehling 试剂)	产生砖红色的氧化亚铜	无明显现象

模块五　中药中黄酮类化学成分的提取分离技术

一、选择题

（一）单项选择题

1. A　　2. B　　3. C　　4. D　　5. E　　6. B　　7. C　　8. E　　9. B　　10. E

11. B　　12. C　　13. C　　14. C　　15. B　　16. C　　17. C　　18. A　　19. B　　20. A

21. E　　22. A　　23. B　　24. D　　25. A

（二）多项选择题

1. ACE　2. ABCDE　3. ABCE　4. BCD　5. BE　6. BCD　7. ACD　8. BD　9. DE　10. BCDE

11. AC　12. ABD　13. BE　14. BC　15. ABC

二、简答题

1. 答:凡两个苯环(A 环、B 环)通过三碳链相互联结而成的一类成分称为黄酮类化合物。大多具有 C_6-C_3-C_6 的基本骨架,且常有羟基、甲氧基、甲基、异戊烯基等取代基。

根据 B 环连接位置(2 位或 3 位)、C 环氧化程度、C 环是否成环等将黄酮类化合物分为以下八大类:①黄酮和黄酮醇类;②二氢黄酮和二氢黄酮醇;③查耳酮和二氢查耳酮类;④异黄酮和二氢异黄酮类;⑤橙酮类;⑥花色素;⑦黄烷醇类;⑧双黄酮类。具体结构略。

2. 答:原理:聚酰胺色谱主要依据黄酮类化合物中羟基与聚酰胺的酰胺基形成氢键缔合数目的多少而产生的。黄酮类化合物在聚酰胺柱上洗脱的先后顺序,取决于分子中糖基的多少、羟基数目和位置、洗脱剂的种类与极性大小等。

3. 答:由黄色转变成绿色。原因:主要是由于黄芩中含有水解黄芩苷的酶,在温热、潮湿的条件下,这种酶将黄芩苷水解成黄芩素,由于氧化的原因,黄芩素有转化为汉黄芩素,呈鲜绿色,也就是我们常说的:绿芩。由于黄芩中主要有效成分黄芩苷的转变,黄芩也就失去其疗效。;影响:有效成分遭到破坏,质量随之降低。

三、实例分析题

1. 答:(1)采用碱溶酸沉法提取;原理:芦丁具酚羟基显酸性可溶于碱水。

(2)硼砂可以与邻二羟基络合,保护邻二羟基不被氧化。

(3)芦丁含有 7-OH、4'-OH,酸性较强,可以溶于 pH 8~9 的碱水中。如果 pH>12 以上,碱性太强,钙离子容易与羟基、羰基形成螯合物,降低收率。

（4）酸化时加盐酸控制 pH 2~3 即可使芦丁析出沉淀,如果 pH<2 以上容易使芦丁的醚键形成𨦡盐,不易析出沉淀。

（5）以热水或乙醇重结晶的依据:芦丁在热水和热乙醇中溶解度较大,在冷水及冷乙醇中溶解度较小。

2. 答:置于沸水,主要为杀酶保苷;避免暴晒,是因为黄芩结构中具有邻三酚羟基,易被氧化转为醌类衍生物而显绿色,这是保存或炮制不当的黄芩能够变绿色的原因。

3. 答:提取方法主要采用的是醇提取法;黄酮类化合物通常选择的展开剂是中等极性的溶剂体系,主要由三氯甲烷和水基本两相组成,由甲醇、乙醇、乙酸乙酯等来调节,达到检识的最佳分离效果。

模块六　中药中醌类化学成分的提取分离技术

一、选择题

（一）单项选择题

1. B　　2. B　　3. A　　4. A　　5. A　　6. C　　7. D　　8. A　　9. C　　10. C

11. A　　12. B　　13. D　　14. A　　15. C

（二）多项选择题

1. AD　2. BCDE　3. ACD　4. ACDE　5. ABC　6. ABD　7. BCD　8. ACDE　9. BCE　10. CDE

二、简答题

1. 答:羟基蒽醌可分为大黄素型和茜草素型两类。

2. 答:采用溶剂法分离游离蒽醌及蒽醌苷,利用相似相溶原理,根据极性不同,在有机溶剂中溶解度不同的原理苷元不溶于水,易溶于乙醚等亲脂性溶剂,苷类易溶于亲水性溶剂加以分离。

3. 答:游离蒽醌类成分结构中因含有酸性基团的种类、数量和位置不同,酸性强弱有明显差别,可溶于不同强度的碱溶液中通过萃取而分离。一般将游离蒽醌类衍生物溶于三氯甲烷、乙醚、苯等有机溶剂中,用不同浓度的碳酸氢钠、碳酸钠、氢氧化钠按 pH 由低到高的碱水依次萃取,再将碱水萃取液酸化,即可得到酸性强弱不同的游离羟基蒽醌类化合物,该方法称为 pH 梯度萃取法。

大黄酸因含有羧基可溶于 5%NaHCO$_3$,大黄素含有 β-羟基,可溶于 5%Na$_2$CO$_3$,芦荟大黄素比大黄酚、大黄素甲醚酸性稍强可溶于 0.5%NaOH,采用 pH 梯度萃取法将其分离。

三、实例分析题

1. 答:（1）药材提取液遇碱液呈红色,故初步判断药材中可能含有蒽醌类成分。

（2）药材中可能含有蒽醌苷类化合物,加酸煮沸目的将蒽醌苷水解成游离蒽醌。

（3）因游离蒽醌显酸性,加入 0.5%NaOH 溶液能使其成盐转溶于碱液中,遇碱呈红色。

2. 答:蒽酚（或蒽酮）的羟基衍生物一般存在于新鲜植物中,该类成分可以慢慢被氧化成蒽醌类成分,经过贮存两年以上就检查不出这些成分了。

3. 答:凝胶色谱的原理主要是分子筛作用,根据凝胶的孔径和被分离物质分子的大小,按照化合物分子由大到小的顺序先后流出而达到分离。

蒽醌二糖苷、二蒽酮苷、游离蒽醌苷元、蒽醌单糖苷,分子由大到小顺序为:二蒽酮苷>蒽醌二糖苷>蒽醌单糖苷>游离蒽醌苷元,故流出顺序先后为:二蒽酮苷、蒽醌二糖苷、蒽醌单糖苷、游离蒽醌苷元。

模块七　中药中生物碱类化学成分的提取分离技术

一、选择题

（一）单项选择题

1. C　2. D　3. A　4. B　5. B　6. C　7. D　8. A　9. A　10. B

11. C　12. D　13. C　14. A　15. B　16. D　17. C　18. B　19. D　20. A

（二）多项选择题

1. ABCE　2. ABCD　3. BDE　4. ABC　5. BD　6. BD　7. ADE　8. ACD　9. ABE　10. ABCD

二、简答题

1. 答:脂溶性生物碱的提取有以下几种方法:

(1)酸水提取法:根据生物碱盐易溶于水,难溶于亲脂性有机溶剂的性质,将生物体内多种形式的生物碱转变为在水中溶解度较大的盐而被提出。

(2)醇类溶剂提取法:利用生物碱及其盐都可溶于甲醇和乙醇的性质进行提取,选用回流或浸渍、渗漉等方法。甲醇的溶解性能比乙醇好,但毒性较大,除实验室和特殊要求外,生产中多数选用乙醇为生物碱的提取溶剂。

(3)亲脂性有机溶剂提取法:利用生物碱易溶于亲脂性有机溶剂的性质进行提取,可采用浸渍、回流或连续回流等方法。

水溶性生物碱的提取方法为:将中药提取物中脂溶性生物碱提出后,若碱水层仍能检识出生物碱,说明此药材中含有水溶性生物碱,可用雷氏铵盐沉淀法和溶剂法进行提取。

2.(略)

模块八　中药中苯丙素类化学成分的提取分离技术

一、选择题

（一）单项选择题

1. C　2. D　3. B　4. E　5. B　6. D　7. A　8. C　9. D　10. E

11. D　12. E

（二）多项选择题

1. ACD　2. ABD　3. ACE　4. BCD　5. ABC　6. ABCE

二、简答题

1. 答：香豆素分子中具有内酯结构，在稀碱液中可水解开环，生成可溶于水的顺式邻羟基桂皮酸盐，而溶于水。加酸溶液酸化后又环合成难溶于水的内酯。由于此反应的可逆性，可利用这一性质提取分离香豆素类及其他内酯类成分。但香豆素类与碱液长时间放置、加热或紫外线照射时，水解生成的顺式邻羟基桂皮酸盐可转变为稳定的反式邻羟基桂皮酸衍生物，此时，再经酸化也不能环合成内酯。

2. 答：在碱性展开剂中，香豆素以离子形式展开，极性增大，比移值减小；在中性展开剂中，弱酸性香豆素可产生电离，易造成拖尾现象；在酸性展开剂中，香豆素以分子形式展开，比移值增大，展开效果较好。

模块九 中药中皂苷类化学成分的提取分离技术

一、选择题

（一）单项选择题

1. B 　　2. B 　　3. E 　　4. A 　　5. A 　　6. E 　　7. C 　　8. D 　　9. D 　　10. E

（二）多项选择题

1. AC 　2. ABC 　3. ABCDE 　4. ABC 　5. ABCD 　6. BDE 　7. ABDE 　8. ABCE 　9. ADE 　10. ABD

二、简答题

1. 答：根据皂苷元的化学结构将皂苷分成甾体皂苷（steroidal saponins）和三萜皂苷（triterpenoid saponins）两大类。

2. 答：因为皂苷有溶血作用，所以含有皂苷的中药一般不能作成注射剂。人参总皂苷能作成注射剂是因为 B 型和 C 型人参皂苷虽有显著的溶血作用，但 A 型有抗溶血作用，人参总皂苷无溶血作用。

3. 答：可以用发泡试验、溶血试验及显色反应来检测药材中是否存在皂苷类成分。

模块十 中药中萜类与挥发油化学成分的提取分离技术

一、选择题

（一）单项选择题

1. D 　　2. E 　　3. A 　　4. C 　　5. C 　　6. D 　　7. C 　　8. D 　　9. C 　　10. E

11. A 　12. B 　13. A 　14. E 　15. A

（二）多项选择题

1. ABCD 　2. AD 　3. AD 　4. BE 　5. ABD

二、简答题

1. 答：将样品滴于滤纸上，加热烘烤或长时间放置，挥发后不留油斑，说明可能是挥发油。如油斑不消失,则可能是油脂或掺有油脂。

2. 答:挥发油应贮存在密闭的棕色瓶内,尽量装满,于阴凉低温处保存。因为挥发油长时间与高温、空气、光线接触,会发生氧化变质,从而使挥发油颜色加深,密度增大,改变原有的香气,同时逐渐变成树脂样物质,失去挥发性。

3. 答:挥发油又称精油,是广泛存在于植物体中的一类常温下可挥发、具有特异芳香气味、与水不相混溶的油状液体的总称。挥发油的化学组成主要有萜类、小分子芳香族、小分子脂肪族化合物,此外可能还有含氮、硫元素的化合物。

4. 答:中药薄荷的主要药效成分为薄荷挥发油,而挥发油遇热易挥发,且在强烈太阳光照射下易变质,所以中药薄荷宜阴干。

5. 答:挥发油虽然难溶于水,但溶解的多为油中极性偏大的含氧衍生物,该类化合物具特异香味,故挥发油可制作成芳香水剂。

模块十一 中药中强心苷类化学成分的提取分离技术

一、选择题

(一)单项选择题

1. C 2. D 3. A 4. E 5. E 6. D 7. A 8. C 9. B 10. E

11. D 12. B 13. C 14. C 15. E

(二)共用选项题

1. E 2. D 3. A 4. B 5. C

(三)多项选择题

1. BCD 2. AC 3. ABDE 4. ACE 5. CDE

二、简答题

1. 答:根据 C_{17} 位不饱和内酯环的不同,强心苷元可分为两大类。

(1)甲型强心苷元:C_{17} 侧链为五元不饱和内酯环(五元 $\triangle^{\alpha\beta}$-γ-内酯),又称强心甾烯型。天然强心苷类大多属于此种类型。

(2)乙型强心苷元:C_{17} 侧链为六元不饱和内酯环(六元 $\triangle^{\alpha\beta,\gamma\delta}$-$\delta$-内酯),又称海葱甾二烯型或蟾蜍甾二烯型。自然界中仅少数强心苷属于此种类型。

根据与苷元直接相连的糖的种类不同,可以将强心苷分为三种类型:

Ⅰ型:苷元 C_3-O-(2-去氧糖)$_x$-(D-葡萄糖)$_y$。如紫花洋地黄苷 A。

Ⅱ型:苷元 C_3-O-(6-去氧糖)$_x$-(D-葡萄糖)$_y$。如黄花夹竹桃苷甲。

Ⅲ型:苷元 C_3-O-(D-葡萄糖)$_x$。如绿海葱苷。

2. 答:(1)温和酸水解:用稀酸(0.02~0.05mol/L 盐酸或硫酸)在含水乙醇中经短时间(半小时至数小时)加热回流,可使Ⅰ型强心苷水解。其特点是能使苷元与 2-去氧糖之间、2-去氧糖与 2-去氧糖之间的苷键水解断裂,但 2-去氧糖与 D-葡萄糖之间的苷键在此条件下不易水解断裂。故水解产物常为苷元、2-去氧糖以及含 2-去氧糖和 D-葡萄糖的双糖或三糖。

（2）强烈酸水解：由于Ⅱ型、Ⅲ型强心苷中均不含有 2-去氧糖，温和酸水解难以进行，必须增大酸的浓度（3%~5%）、延长作用时间或同时加压，才能将苷键全部水解，产物为苷元和定量的单糖。但此种水解反应常引起苷元结构改变，在苷元含-OH 位置发生脱水反应生成脱水苷元。

3. 答：甲型强心苷在碱性醇溶液或吡啶液中，C_{17}位连接的五元不饱和内酯环发生双键转位形成C_{22}活性亚甲基，能与下列活性亚甲基试剂发生显色反应。乙型强心苷在碱性醇溶液或吡啶液中不能产生活性亚甲基，无此类反应。可利用不饱和内酯环的显色反应区别甲型强心苷与乙型强心苷。

（1）亚硝酰铁氰化钠试剂（Legal）反应。

（2）间二硝基苯试剂（Raymond）反应。

（3）3,5-二硝基苯甲酸试剂（Kedde）反应。

（4）碱性苦味酸试剂（Baljet）反应。

4. 答：强心苷的分离提纯通常比较复杂与困难。植物体内存在的强心苷类成分含量一般较低（多在 1%以下），同一植物中常含有几种甚至是数十种结构相近、性质相似的强心苷类成分，每一种苷又有可能伴生次生苷及苷元。此外，强心苷常与糖类、皂苷、植物色素、鞣质、水解酶等共存，从而影响或改变强心苷在许多溶剂中的溶解性。因此，在提取分离中，强心苷易受酸、碱或共存酶的作用，发生水解、脱水、异构化等反应，降低其生理活性。这些都增加了提取分离工作的难度。

三、综合题

先加亚硝酰铁氰化钠试剂（Legal），反应为阴性者为 A，余下 B、C 中再加入咕吨氢醇试剂，反应为阳性者为 C，反应为阴性者为 B。

模块十二　其他类化学成分的提取分离技术

一、选择题

（一）单项选择题

1. B　　2. C　　3. E　　4. E　　5. D

（二）多项选择题

1. ABCE　2. ABCE　3. ABE　4. ACE　5. AE

二、简答题

1. 答：鞣质具有收敛、止血作用。内服可用于治疗胃肠道出血、溃疡和水泻等症，外用于灼伤、创伤的创面，可使创伤表面渗出物中的蛋白质凝固，形成痂膜，保护创面，防止细菌感染。

2. 答：根据化学结构和性质，将鞣质分为可水解鞣质、缩合鞣质和复合鞣质三种类型。

3. 答：从植物中提取鞣质通常可选择乙醇、甲醇、水-丙酮、乙酸乙酯、含乙醇和水的乙醚等极性较大的溶剂。提取时宜用新鲜的植物原料，且应立即浸提。并注意控制温度和时间避免鞣质在水分、日光、氧气和酶的作用下结构发生变化。如运用组织破碎法，将原料药材粉碎后加溶剂在高速搅碎机内提取，是目前提取鞣质类化合物最常用的方法。

4. 答:(1)冷热处理法:鞣质在水溶液中是一种胶体状态,高温可破坏胶体的稳定性,低温可使之沉淀。因此可先将药液蒸煮,然后冷冻放置,过滤,即可除去大部分鞣质。

(2)石灰沉淀法:利用鞣质与钙离子结合生成水不溶性沉淀,故可在中药的水提取液中加入氢氧化钙,使鞣质沉淀析出;或在提取前药材原料中拌入石灰乳,使鞣质与钙离子结合生成水不溶物,使之与其他成分分离。

(3)铅盐沉淀法:在中药的水提取液中加入饱和的醋酸铅或碱式醋酸铅溶液,使鞣质沉淀析出,然后用通入硫化氢法、加入硫酸钠饱和水溶液或通过强酸性阳离子交换树脂的方法除去滤液中过剩的铅盐。

(4)明胶沉淀法:中药水提取液中加入4%的明胶溶液,沉淀完全,滤除沉淀,滤液减压浓缩至小体积,加入3~5倍量的乙醇,以沉淀过剩的明胶。

(5)聚酰胺吸附法:将中药水提取液通过聚酰胺柱,鞣质含有多个酚羟基而与聚酰胺以氢键结合而牢牢吸附在聚酰胺柱上,从而达到除去鞣质的目的。此法简单易行,除鞣彻底。

5. 答:因为鞣质是多元酚类化合物,显酸性。

6. 答:金银花中的抗菌有效成分是绿原酸和异绿原酸,属于有机酸。提取分离时不能加碱是因为结构中具酯键容易发生碱水解。

7. 答:蛋白质在高温、高压、紫外线等物理因素或强酸、强碱、乙醇、丙酮、重金属盐等化学因素的作用下,因结构和性质的改变而产生凝聚,溶解度降低,从水中沉淀析出,这种现象称为蛋白质的变性。利用这一性质除去中药中的蛋白质类杂质。

中药化学实用技术课程标准

（供中药制药技术、中药学、中草药栽培技术、中药生产与加工等专业用）

ER-课程标准

08检